第四級病毒

一對病毒學家與致命病毒的戰爭

Joseph B. McCormick
約瑟夫・麥科明克
Susan Fisher-Hoch
蘇珊・費雪賀區——著

何穎怡——譯

Level 4

VIRUS HUNTERS OF THE CDC

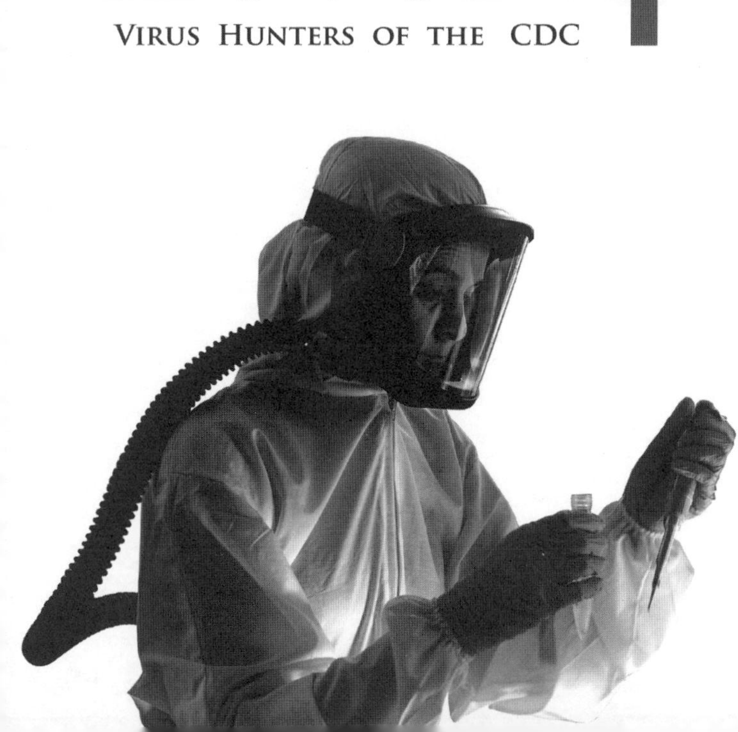

「在病毒的世界裡，我們才是入侵者。」

——約瑟夫・麥科明克（Joseph B. McCormick, M. D.）

「第四級」是在實驗室裡工作，生物安全分級的最高級，列入此類分級的多是具有高度危險或者不明的物質，有可能使操作的科學家染上致命疾病。處理「第四級病毒」，科學家須先受過嚴格的操作訓練，並徹底了解病毒可能導致的原發與續發作用、實驗室控制污染的安全設計。這些實驗室操作人員都必須在有經驗的科學家督導下工作，出入「第四級隔離病毒實驗室」的資格由實驗室主任控管。通常，這類的實驗室都是單獨一棟房子，如與其他單位同在一棟房子，也必須完全隔離。

在「第四級隔離病毒實驗室」工作，所有的工作人員均須穿上隔離衣，以維生設備供應氧氣。實驗室有特殊的設計，防止危險物質外洩。

——「第四級隔離病毒實驗室」定義，取自「疾病控制中心」與「世界衛生組織」編寫之《微生物與生物醫學實驗室生物安全手冊》（美國政府印製，一九九三年）

【出版緣起】

開創科學新視野

何飛鵬

有人說，是聯考制度，把台灣讀者的讀書胃口搞壞了。

這話只對了一半；弄壞讀書胃口的，是教科書，不是聯考制度。

如果聯考內容不限在教科書內，還包含課堂之外所有的知識環境，那麼，還有學生不看報紙、家長不准小孩看課外讀物的情況出現嗎？如果聯考內容是教科書占百分之五十，基礎常識占百分之五十，台灣的教育能不活起來、補習制度的怪現象能不消除嗎？況且，教育是百年大計，是終身學習，又豈是封閉式的聯考、十幾年內的數百本教科書，可囊括而盡？

「科學新視野系列」正是企圖破除閱讀教育的迷思，為台灣學子提供一些體制外的智識性課外讀物；「科學新視野系列」自許成為一個前導，提供科學與人文之間的對話，開闊讀者的新視野，也讓離開學校之後的讀者，能真正體驗閱讀樂趣，讓這股追求新知欣喜的感動，流盪心頭。

其實，自然科學閱讀並不是理工科系學生的專利，因為科學是文明的一環，是人類理解人生、接觸自然、探究生命的一個途徑；科學不僅僅是知識，更是一種生活方式與生活態度，能養成面對周遭環境一種嚴謹、清明、宏觀的態度。

千百年來的文明智慧結晶，在無垠的星空下閃閃發亮、向讀者招手；但是這有如銀河系，只是宇宙的一角，「科學新視野系列」不但要和讀者一起共享大師們在科學與科技所有領域中的智慧之光；「科學新視野系列」更強調未來性，將有如宇宙般深邃的人類創造力與想像力，跨過時空，一一呈現出來，這些豐富的資產，將是人類未來之所倚。

我們有個夢想：

在波光粼粼的岸邊，亞里斯多德、伽利略、祖沖之、張衡、牛頓、佛洛伊德、愛因斯坦、普朗克、霍金、沙根、祖賓、平克……他們或交談，或端詳撿拾的貝殼。我們也置身其中，仔細聆聽人類文明中最動人的篇章。

（本文作者為城邦媒體集團首席執行長）

【推薦序】

出生入死的病毒世界

洪其璧

繼《*Outbreak*》（中文譯為《危機總動員》）之後，年前檢疫總所吳所長聰能又送了我一本《*Level 4: Virus Hunters of the CDC*》。但因公事繁忙就不以為意地擱置一旁，直到放年假閒暇之時，順手拿起來翻閱之後，才發現這本書不但值得一讀，而且讀完之後竟有不忍釋手的感覺。也許前一陣子《危機總動員》的電影已經引起大家對疫情控制之重視，也認識到美國「疾病控制中心」以及軍方疫病感染控制單位以機動小組配合實驗室檢驗及醫院醫護相關措施，達到對疫病控制之目的。但《*Outbreak*》畢竟只是一本科幻小說，而且國內尚無類似美國疾病控制中心特殊疾病形態之組織與經驗，較難真正深入了解其中境況。而本書為作者以第一人稱真人真事記錄親身經驗之第一手資料，文筆流暢，內容精采，加上對當地風土人情，及公衛醫療架構之描述，令人彷彿身歷其境。較《*Outbreak*》一書，更能讓人了解要將一項疾病控制住，是多麼地不容易。尤其是對「浮現中之傳染病」（Emerging Diseases）如伊波拉、拉薩熱、愛滋病、漢他出血熱、克里米亞剛果出血熱等病毒引起的高危險性傳染病之疫情控制，更是相當困難的任務，其間涉及開發中及已開發兩種截然不同國家間嚴重疾病的傳染，以及第四級實驗室及病床之高度安全管制等問題。再者，他們的疫情調查工作人員為了工作出生入死，執著及徹底之精神也確實令人佩服。

本書介紹美國疫情控制之經驗，對我國疫情工作者當然是受用不盡，且對專業人員來說，涉獵原文書籍並不會有太大的困難，但對一般大眾可就不一定。日前和中研院生醫所何醫師美鄉閒聊間談及本書，已知有人在著手中譯。而且出身美國疾病控制中心流行病專業方案的何醫師，還扮演了重要的推動角色。感佩之餘，當何醫師要我提筆為本書寫序時，也就義無反顧地把以上讀後心得寫出來與大家分享。相信中譯本的出現，必定能讓更多社會大眾了解防疫工作的艱鉅及重要性。本書無論是以專業或以讀小說之心情來讀，相信都不會令人失望。願我國公共衛生相關人員，均能秉持與作者相同的精神，為疫情控制工作而努力與奉獻。也願我們社會大眾對傳染病的危險性以及控制不易，有一些基本的認識。進而取得全民防疫的共識，跟我們的工作人員相互配合，針對傳染病做好必要的防範與處置。這也許就是作者與譯者的苦心所在，也是個人衷心所期盼的心願。

（本文作者為前預防醫學研究所所長）

【推薦序】

萬里追獵病毒的世紀之旅

何美鄉

「我沒有專業醫師的執照。除了做現有的這份工作外，我別無是處。」

那是在一九八六年，我剛成為「疫情調查員」時，在麥科明克（Joseph B. McCormick）醫師辦公室與他第一次會面時，他半開玩笑地說。他個性直爽，腦筋靈活，對工作有極高的精力與興趣，那幾乎是每一位「疫情調查員」的特徵。

那麼，「疫情調查員」又是什麼呢？

在二次大戰時，美國聯邦政府招攬年輕醫師研究一些稀有的熱帶醫學，做為戰時應急之用。這個招攬年輕醫師的聯邦機構現在已演變成聞名的美國「疾病控制中心」。五十年來，他們每年都招攬一群年輕醫師，並以在職訓練方式，把這群醫師的專業知識，轉變成專精個別疾病的「疫情調查員」。在必要時這些「疫情調查員」必須遠赴世界各國，協助平息疫病的蔓延。「疫情調查員」之任期為兩年，因這類專業人才十分缺乏，所以任滿後，他們總是被搶雇一空。現在美國「疾病控制中心」訓練出來的「疫情調查員」遍布世界各個角落，幾乎在每一個重要的國際衛生組織都有前「疫情調查員」的脈絡。在當代疾病防治政策的訂定上扮演舉足輕重之角色。

在「疫情調查員」的訓練過程中，他們所學的十八般武藝原則上都是基於科學方法的應用：也就是邏輯與理性的選擇；但他們工作所面對的現實狀況卻常常是政治層面的考量：也就是藝術能力的最高發揮。此書作者之一——麥科明克，就是「疫情調查員」出身。他一輩子追獵病毒，馬不停蹄。是什麼東西深深吸引著這位醫師，使他難以自拔，無視於高薪的誘惑，放棄那平坦的行醫之途呢？

很明顯的，是專業知識與專業良心引導著「疫情調查員」的一生。這書上每一個故事的背後都交織著對自然生物奧妙的好奇，與對人類服務的熱中。世界上這樣有水準的善心分子，雖不在少數，但不同的是，作者是世界上少數幾位對這些極凶悍的新興病毒有第一手經驗的人。他們的工作時時觸及兩個迥然不同的境界：「理性的選擇」相對於「政治手段的應用」。此書將帶你進入前所未有的世紀之旅，是希區考克（Alfred Hichkock）驚悚電影故事在形形色色的人生舞台的現身。更令人捏一把冷汗的是，台灣的讀者仍不難在九〇年代台灣的衛生界體驗到書上所謂第三世界種種決策過程欠缺理性根據的蛛絲馬跡。

（本文作者為中研院生物醫學科學研究所兼任研究員）

【譯者序】

世紀末最後的感動

何穎怡

身為譯者，我對《第四級病毒》一書有著超乎工作關係所需的感情。此書再度讓我們領略到偉大的科學家也必定是個「世界公民」、悲天憫人的人道主義者。

《第四級病毒》講述的是世界上最神祕、最致命的伊波拉、拉薩、綠猴子、克里米亞剛果熱與愛滋病毒的故事。

來自美國「疾病控制中心」的病毒學家約瑟夫．麥科明克與蘇珊．費雪賀區夫婦，二十五年來深入非洲內陸的貧民窟、巴西熱帶雨林、巴基斯坦的遊牧山區，追蹤這些神祕且致命的病毒。貧窮的生活、腐敗的政治、動亂的內戰、在病毒面前無助卑屈死亡的無數人命，都未使他們受挫，他們決心要為人類尋找出打擊病毒的良方。

本書生動有趣地呈現了病毒學家的工作，像大偵探，也像犯罪學者，耐心地抽絲剝繭、不懈的毅力加上直覺、天分、運氣，方能見識到「第四級病毒」的真面目。

對醫療史感興趣的讀者，本書是瑰寶，作者以生動的口氣回憶「手搖離心機」、個人電腦誕生以前的打孔分類機時代，研究員在那種「恐龍時代」如何困苦地完成化驗、分析等艱鉅工程。

而如果是在非洲做研究，那就更辛苦了。多數地方沒有自來水、沒有電力、沒有公路，甚至連雙面膠、手電筒都沒有。研究者一方面要應付「巫醫迷信」，一方面要擔心叛軍攻擊，追蹤著來去倏忽的神祕病毒。

在這樣困苦的環境裡，麥科明克分離出人類最古老的愛滋病毒，費雪賀區則是「退伍軍人症」的研究先驅。夫婦聯手在非洲展開「雷巴抗病毒素」臨床實驗，成功地讓拉薩熱病患死亡率由百分之十六降至百分之五，更透過不懈的追蹤工夫，控制了美國境內可能爆發的伊波拉熱。

但是，開發中國家的落後、貧窮、交通不便、內戰動亂使許多病人缺乏就醫機會，只能在家中等死。根據聯合國最新統計，全世界現在每分鐘仍有三十個小孩因為等不到便宜的疫苗或因營養不足而死亡；公元二〇〇〇年，每天晚上有十億人餓著肚皮上床；南北半球貧富差距拉大，全世界最窮的五分之一人口僅控有不到全球百分之一．五的財富。（見聯合國教科文教組織出版《*Sources*》月刊）。

透過麥科明克夫婦悲天憫人的眼光，我們認識了世界上最黑暗的角落，了解「醫生不是上帝」的痛苦，即便他們窮其一生打擊病毒，戰火連連所導演出來的人類相殘、赤貧如洗的悲劇，都不能不使他們慨嘆「人類的疑問何其多，回應我們的只有巨大的沉默」。

譬如薩伊在一九九六年便因胡圖族與圖西族的種族衝突，產生了五十萬難民，戰況之激烈，連聯合國救援部隊都被迫撤出。又譬如中亞的石油爭奪戰，讓位居「跨阿富汗管線計畫」中心位置的巴基斯坦、阿富汗都捲入長年戰爭中，更不必提獅子山共和國的內戰了。

這些都是麥科明克夫婦曾經奉獻青春歲月，冒著被病毒擊倒的風險，致力行醫的地方。麥科明克曾慨嘆醫生每救回一個孩子，就不知道有多少孩子是救不到的；他也曾一針見血地指出，如欲改善底層人民的宿命，全球的人都應攜手共同對抗貧窮、人口暴增與土地資源的濫用。

身為譯者，我深慶能夠譯到《第四級病毒》這樣的好書，因為它不僅是一本通俗易懂的科普書，更是對人道主義者用青春歲月寫出來的人類浩歎。

或許，在科學「典範」可以瞬間炒作成「店販」的資訊氾濫時代裡，我們都需要《第四級病毒》這樣的書，來帶給我們一些世紀末最後的感動。

【作者序】
戰爭尚未結束

本書是我們追獵「第四級病毒」（Level-4 Virus）的故事。實驗室裡分離、實驗微生物時，有安全隔離防備分級，第四級是最高一級。這一級病毒十分致命，通常無藥可醫。在所有的「第四級病毒」中，最惡名昭彰的莫過伊波拉病毒（Ebola）與拉薩病毒（Lassa）。對大眾而言，這兩種病毒有著奇異的吸引力；對我們而言，病毒世界神祕複雜，科學家才剛開始解密而已。

本書旨在讓讀者一睹病毒在醫院、自然界與實驗室等不同場合裡的運作方式。不管我們是在落後地區設備不良的醫院裡搶救病毒性出血熱（Viral Hemorrhagic Fever）垂危病人，或在叢林裡、沙漠中追尋出血熱存活者，甚或穿上「隔離衣」在實驗室裡尋找新病毒時，我們都希望讀者加入我們的病毒追獵之旅，跟隨我們的足跡，從薩伊內陸追到塞內加爾、南非的荒漠，再到中亞內陸的喀拉蚩大城。

本書的目的不在對病毒性出血熱病做學術性的介紹與探討，而在介紹我們過去三十年來的工作及所見所聞。本書所描繪的人與事均為事實，只有病人的名字加以更改，以確保他們的隱私權。

過去三十年的努力，我們有時成功，有時失敗。歲月累增，我們也逐漸認知這場與病毒的戰爭尚未結束，每當我們稍有斬獲，就有新的戰役在新的戰場發生，新的疫情、新的病毒出現。

我們不能自欺欺人說，病毒陰險地躲在黑暗處，伺機偷襲人類。其實人類才是讓病毒肆虐的「元凶」，原本病毒靜悄悄地在自然界與自然宿主共存，直到人類侵入了它們的自然棲息地，人類才反過來成為病毒的受害者。病毒其實不會「主動從暗處現身大舉入侵」，而是人類因為人口成長，大肆擴張，侵入了病毒的自然棲息地，病毒才「被迫現身」。對病毒來說，選擇人類做為宿主，其實沒有好處，宿主死了，病毒也跟著死亡。

除了少數例外，病毒性出血熱病是赤貧者的專利，連鎖的感染經常起自第一個病例砍伐了原本病毒棲息的森林，或者獵殺了一隻帶原動物，然後就一個傳染一個，爆發成大流行。諷刺的是，西方醫學也是殺手，落後地區的醫師經常重複使用針頭不消毒，使得疫病擴大。

當然，這不是西方醫學的錯，西方醫學讓數以千萬計的小孩倖免夭折，讓人類平均壽命延長，但許多第三世界國家輸入西方醫學技術時，卻忽略了安全、衛生地使用這些器材、技術，因而爆發了疫病大災難。

很多第三世界的醫療人員受訓不足，在設備極端簡陋的手術房開刀，重複使用注射器、針筒不消毒，這些在西方世界會被病人控告「醫療失當」的情形，在第三世界卻讓病人死亡、醫師感染，最後對整個社區造成危險。很多時候，醫師不但無法救人，還成為疫病的幫凶，大部分的伊波拉熱病大流行就是如此。

當然除了「第四級病毒」外，許多病毒是以人類做自然宿主，伴隨著人口的過度成長，人類的生活空間日漸擁擠，讓這些病毒有了更好的傳播管道，譬如愛滋病、肝炎。這兩種疾病的擴散都和人類的活動改變有關，也和重複使用針頭、缺乏血液篩檢脫不了關係。

對病毒性出血熱病了解愈多，就會發現醫學、科學不是解決疫病的萬靈丹，我們必須通盤研究人口過剩、貧窮、都市化等問題，是這些因素將病毒從原始的棲息地逼出來的。如果我們不能及早設法，總有一天，人類在二十世紀末享有的健康、平靜，將只供憑弔。因為，我們才是病毒世界的入侵者。

我們夫婦倆共同創作此書，分別陳述自己的親身經驗，因此讀者將閱讀到不同的敘述口吻，有一些章節，是我們夫婦倆共同的經驗，我們也會互補觀點。

目次

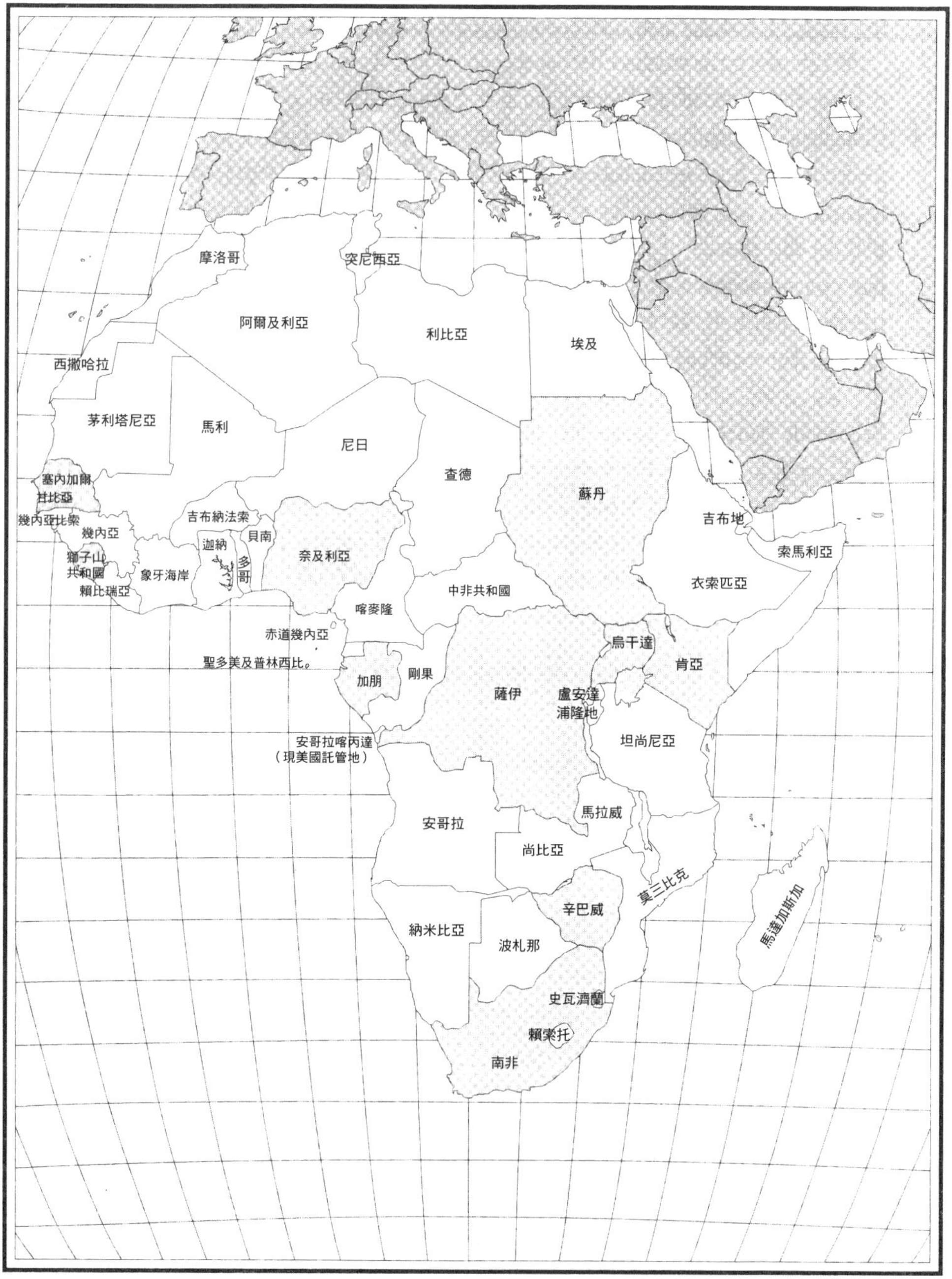
摩洛哥
突尼西亞
阿爾及利亞
利比亞
埃及
西撒哈拉
茅利塔尼亞
馬利
尼日
查德
蘇丹
塞內加爾
甘比亞
幾內亞比索
幾內亞
獅子山
共和國
賴比瑞亞
象牙海岸
吉布納法索
迦納
多
哥
貝南
奈及利亞
喀麥隆
中非共和國
吉布地
索馬利亞
衣索匹亞
赤道幾內亞
聖多美及普林西比。
加朋
剛果
薩伊
烏干達
肯亞
盧安達
浦隆地
坦尚尼亞
安哥拉喀丙達
（現美國託管地）
安哥拉
馬拉威
尚比亞
莫三比克
馬達加斯加
辛巴威
納米比亞
波札那
史瓦濟蘭
賴索托
南非

序曲

尼薩拉，一九七九年

當我和羅伊・拜朗（Roy Baron）在尼薩拉（Nzara）落地時，已近黃昏。夜色並未帶來喘息，天氣和我們飛離朱巴（Juba）時一樣酷熱。蘇丹南部的濕氣讓我們幾乎流光了每一滴汗，簡直沒法讓身體涼下來。

此地沒有自動導航系統，飛行員全靠視力飛行，當晚被迫留宿在此。只要想到停留在這個充滿病毒感染的地區，飛行員就坐立不安，但是沒辦法，除非他們想冒著屍骨不全的風險，摸黑飛回去。

他們被迫停留對我倒有好處，可以幫我帶東西去卡土穆（Khartoum）交給美國大使館運回美國。如果飛行員知道我託付的包裹是什麼，一定拒絕，因為那就是令他們想要連夜逃離的東西——伊波拉病毒（Ebola）。

我知道如何包裝病毒樣本，飛行員其實沒有感染的危險。這些樣本必須盡速送到美國亞特蘭大的「疾病控制中心」（Centers for Disease Control, CDC），好確定此次疫病的性質。近年，檢驗技術既精密又快速，甚至在採樣的田野場上就可以直接操作；但在一九七九年那種年代，我們想要確知樣本是不是伊波拉病毒，必須檢驗出抗體，或者是在細胞、組織培養上分離出病毒來，臨床觀察不足為憑。在這個黑暗大陸裡，感染性疾病處處可見，伊波拉病毒感染初期的症狀如高燒、頭疼、腹痛、喉嚨痛也可能是流行性感冒，即使像出血這樣明確的症狀，我們也不敢馬上判定病患是感染了伊波拉病毒。就算我們肯定樣本是伊波拉病毒，還得解決另一個疑問，它和一九七六年那次疫病大爆發是同一病毒株（strain）嗎？還是一個我們從未見過的病毒株？

我和拜朗一放下行李就開始整理採集血清樣本的器具，準備當晚去尼薩拉附近楊比歐（Yambio）市的醫院給病人採樣，採集結束後，還得想辦法保存這些樣本。首先必須將樣本的紅血球細胞和黃色血清分離開來，然後用遠自卡土穆帶來的乾冰冷凍起來，再打包好準備運寄。

一齣死亡舞蹈

到了楊比歐，我們赫然發現，所謂的醫院不過是燈光昏暗的土牆房，屋頂由茅草搭成，連窗戶都沒有。入口處簇擁著悲痛的病患家屬，他們的親人正在死亡邊緣掙扎。拜朗和我穿上隔離衣，它看起來像美國空軍的跳傘裝，差別在我們的隔離衣只是薄薄的塑膠布。接著我們戴上防毒面具，這玩意不但熱不可當、穿戴麻煩之至，而且每每把病患嚇個半死，如果他們沒先讓伊波拉整死的話。

走進茅屋，迎接我們的是一齣死亡舞蹈。昏暗的煤油燈光下只見十來個病人躺在草蓆上，有的痛得打滾，徒勞無功地和一口一口吞噬他們身體的病毒奮戰；有的身體僵硬，喉間嘎嘎作響，死亡離他們不遠。赤道夜間的悶熱本就難熬，隔離衣和防毒面具更是雪上加霜，使我們汗如雨下，幾乎無法呼吸。

我必須一手提著煤油燈，跪在地上檢查病患，拜朗在一旁整理我採集好的血液樣本。這是他第一次在開發中國家工作，更別提面對伊波拉肆虐，一定大為震驚。

罹患伊波拉熱病初期，大量出血並不多見，但是常有小出血。我必須檢查病人的眼白、鼻內，還有牙床，是否有出血症狀。昏暗的燈光使得工作困難，只有眼白、喉部上方的出血比較容易偵查。另一個症狀是瘀斑或疹子，雖然非洲人膚色黝黑，不容易看出這些症狀，但只要看一眼他們的喉頭，就證據確鑿。五天的潛伏期加上病發兩三天，伊波拉熱病患者的喉部就會嚴重發腫，連口水都無法吞嚥。他們的喉部看起來就像鮮紅的生漢堡肉，扁桃腺不時流出黃色的膿汁。

我們就像在中世紀行醫，沒有X光、血球計算、血液培養，除了所學與經驗，沒有任何診斷的依靠。儘管如此，我們還是一個病人又一個病人地看下去。

每一個病人都是不同的挑戰。有三個已經陷入狂亂，必須請護士或家屬壓住他們的手，才有辦法採血。全部檢查完畢後，我很確定其中七名感染了伊波拉病毒，剩下的幾個，我比較沒把握。這七名病患必須隔離開來。

骨董手搖離心機肩負重任

這時已是半夜十一點，二十個小時沒有闔眼，我累極了，可是工作還沒做完，我必須將紅血球細胞與血清分離開來。「疾病控制中心」的技術員如果收到紅血球與血清混在一起的樣本，一定會氣壞了，這會影響檢驗的精準度。此地沒電，還好我有先見之明，帶了一個老舊的手搖離心機來。但是這個老骨董只有兩個試管架，一次只能分離兩個試管的樣本，而我有十三管血液樣本要分離，每次至少要搖上十分鐘，血液樣本分離才勉強可以接受，這代表我至少得搖上一個小時才能完工。接著是將它們一一等分，包裝好放入乾冰內。才做了一會兒，我就發現我根本累到無法一口氣搖十分鐘，不時得停下來休息。

我就在一個搖搖欲墜的小木桌上分離這些樣本，沒法找人接手，因為試管有可能意外破裂，或者因我極度疲勞，不小心讓它們灑了出來，何必置別人於高度危險中？我穿著隔離衣，因為實在太熱，沒用防毒面具，只蒙上開刀用的口罩，由於我戴眼鏡，所以也沒有護目鏡。雖然我極為小心謹慎，但不代表我就沒有危險，我可能在毫不知情下感染伊波拉病毒，除非安全度過潛伏期。整整五個小時我才完工，此時已是清晨五點，刺檜上晨鳥啾啾迎接第一道天光。

我們住宿的官方招待所只有幾個房間，鐵架床上鋪著薄薄的棉墊，連床單都沒有。雖然天氣已不似夜裡酷炎，依然熱得叫人喘不過氣來，難以入睡。我勉強睡了一會兒，七點左右又起床，把珍貴的包裹送給飛行員。這樣的夜，只是序曲而已，正式調查才剛展開。

針頭刺破手指

我們的工作很清楚：決定疫區的範圍、確認所有的病例、隔離病人防止傳染。接下來的日子裡，我們要徹底查訪病患，設立自己的小型實驗室來檢驗抗體，才不必巴巴地等待結果從亞特蘭大送回來。

兩天後我又到楊比歐醫院，這次我決定不戴防毒面具。病患是一個來自伊波拉疫區的老婦，發著高燒、陷入狂亂，入院前就有抽搐的症狀，這是伊波拉熱病患的後期症狀，雖然沒有出血，但是看得出她病得不輕。

我蹲下來抽血，她翻滾得厲害，通常我會找人幫忙壓住她的手，但是她又老又弱，我想一個人就足以應付。我緊緊抓住她的左手，將針頭插進血管，正準備拉開注射筒抽血，突然間她用力扭動，力大如牛，完全不像個老病婦，針頭一滑，刺破了我的手套，接下來我就看到手套內有一滴鮮血——我的血。

我發現拇指根部已經破皮了。

我咒罵自己怎麼這麼不小心？我曾經替三百個拉薩熱病患抽血，從未失手。當下，我真想脫下手套放聲大哭，但是又有什麼用？雖然我馬上用消毒劑清洗傷口，但是大錯已鑄成，我只能繼續未完的工作，把老婦的血液樣本抽完。雖說我不是很鎮靜，但也沒有驚惶失措，只感到一陣噁心欲吐。我比多數人都清楚，如果被沾有致命病毒的針頭刺到，生存機率實在不大。

事實是，我稍早在薩伊（Zaire）所碰到那種致命病毒，死亡率可以說是百分之百。

當然，我現在是在蘇丹（Sudan），這裡的伊波拉病毒可能沒有薩伊病毒株那麼厲害。我也聽說英國研究者基夫．皮萊特（Geoff Platt）曾被灌滿伊波拉病毒的針頭刺破手指，但是痊癒了。他當時在波頓．唐（Porton Down）的「熱實驗室」（注一）裡給老鼠注射病毒，刺破手指後馬上用消毒劑清洗傷口，但是幾天後就病發了。事後還有同事問他，為何不壯士斷腕，當場把手指切斷？我不能期望於這個先例，更不能期望有特效藥，對付伊波拉病毒，沒有疫苗、沒有療藥。

「癒後血漿」是唯一希望

或許還有一絲希望，那就是當時被認為具有療效的「癒後血漿」（convalescent plasma），「癒後血漿」是從痊癒的伊波拉病患身上抽取的血漿。雖然當時在英國所做的「癒後血漿」療效實驗設計得很差，實驗數據也讓人無法信心十足，但這是我僅有的希望。為了防範意外，我隨身帶有一九七六年那次採來的「癒後血漿」，過濾得很徹底，噁心兮兮的綠色雜質都已去除乾淨。我得請拜朗幫我輸入這些血漿，除此之外，還有什麼辦法可想？

根據守則，碰到這種意外，我必須馬上搭乘備有田野採集場專用隔離室的飛機飛離此地。問題是那架飛機此刻停在歐洲；隔離室則儲藏在開羅的「美國海軍醫學研究所」（U.S. Naval Medical Research Unit）裡，就算我能飛離此地，也代表必須關閉這裡的研究站，因為其他同仁都沒有我的經驗，無法獨立作業，那麼過去的心血必將付諸東流。離開或留下，我不斷地盤算兩者不同的結果。

第一種結果：老婦死了，表示我可能已處於伊波拉熱病潛伏期，但是我應該還有足夠的時間離開。

第二種結果：老婦有可能感染了伊波拉病毒，但是活了下來，一旦檢驗出她的抗體，確定我感染了伊波拉病毒，就非得盡速進行治療，不管是什麼療法。

第三種結果：老婦根本沒染上伊波拉病毒，如果我逃著離開，豈不荒謬？總之，反正眼前「癒後血漿」是唯一可能的療藥，我在美國或在蘇丹熬過潛伏期，有什麼不同？何況，我根本沒法在發病前趕回美國。像我這樣的感染途徑，伊波拉病毒的潛伏期只有短短幾天而已。

最後一點考慮，如果我感染了伊波拉病毒，留下來會不會傳染給別人？還好，伊波拉熱病初期，除非透過血液，其他感染途徑機率很小。就這樣，我決定留下來。

當晚，拜朗替我輸入血漿，我們足足灌下一瓶威士忌，我幻想著烈酒也有療效，就算是幻想，也是一種安慰吧？酒瓶空了，沒事幹了，只能回到招待所的小床，躺在薄薄的棉墊上。

從那時起，我時時注意著那名老病婦，一天至少替她檢查兩次脈搏，抽血看有沒有抗體。雖然我一切作息正常，但是老病婦盤踞在我的腦海，她的命運就是我的命運。

注一：「熱實驗室」（hot lab）即「第四級隔離病毒實驗室」。一九六〇年代，碼柏葛（Marburg）病毒、拉薩熱病與南美洲出血熱病的現身，讓「疾病控制中心」設計了第一個「熱實驗室」，初期不過是個貨櫃。到了七〇年代，第一代「貨櫃式相連」實驗室誕生，是由不鏽鋼製成的

一個個房間連接起來，每個房間都只能由內往外開啟，有鑰匙的人才能進入（後來改成磁卡）。進出的人都須先換穿隔離衣、拖鞋與手術用手套，在熱壓消毒室消毒後才能進去。在這種古老的「第四級隔離病毒實驗室」做實驗，進入實驗室前必須將當天所有的實驗程序全部規畫好、所需物品也都準備好，如果忘了一樣東西，那天就報廢了。這種熱實驗室，每一個「貨櫃」都有一雙長及腋下的手套，如果你手太短，也就無法操作實驗。如果實驗需要從這個「貨櫃」跳到另一個「貨櫃」，你就必須從一雙手套跳到另一雙手套。沒多久，科學家就發現「貨櫃式相連」的實驗室太瘋狂，完成一項實驗要花上三倍時間。

七〇年代中，卡爾．強森（Karl Johnson）規畫了一種新的「隔離衣實驗室」，全新的概念是：需要隔離保護的不是實驗室，而是操作人員。操作人員穿上類似太空裝的隔離衣、戴上雙層手套、用氧氣管呼吸，這樣的設計可以讓實驗室人員靈活操作。隔離衣實驗室後來與貨櫃式相連實驗室融合，產生了一種L型的「第四級隔離病毒實驗室」，L型長臂的房間是病毒實驗室，人員進出都必須消毒，房間的設計為負壓力狀態，確保危險物質不會外洩。L型建築短臂的部分為實驗動物室。

沒多久，大家又發現L型實驗室空間太小，因為科學家經常都同時研究好幾種微生物，一口氣要操作好幾種實驗。L型實驗室的污染廢水處理系統不敷使用，科學家經常要排隊等實驗室。終於一九八三年，在研究愛滋病毒的迫切需要下，「疾病控制中心」斥資興建了一個新的「熱實驗室」，由我率領的「特殊病理部」負責設計，比舊的實驗室大上好幾倍。

在這個新的「熱實驗室」工作，每個實驗人員每天進入實驗室前，必須先檢查熱壓消毒室使用的萊沙消毒劑、備份氧氣還夠不夠，再檢查一下廢水儲存系統，一切OK後，在安全檢查欄上畫押，然後刷磁卡、輸入密碼，才能進入。

進入實驗室後，先脫光衣物、換上隔離衣，檢查氧氣管有無問題，戴上第一雙手套，檢查沒有破洞後，再戴上繫在隔離衣上的第二雙手套。然後呼吸進入實驗室前最後一口新鮮空氣，衝進熱壓消毒室，關上門，等到燈號亮了，消毒完全，就要趕快衝出來，否則第二道萊沙消毒劑又會噴下。

在「熱實驗室」裡工作，戴著面罩很難和同事溝通，必須先壓一下氧氣輸送管，減低氧氣輸送量，才能清晰聽到別人隔著面罩在對你嘶吼什麼。合作默契十分重要。

1 薩伊，一九八三／一九六五

當我在薩伊首都金夏沙（Kinshasa）「雅莫媽媽」醫院裡看到那位垂死女人時，憤怒與挫折的淚水不禁盈眶。她看起來頂多只有二十五歲，僵直的身體躺在骯髒的床上一動也不動，全身赤裸，連條蔽身的床單都沒有，蒼蠅不時在她耳邊嗡嗡作響。這間病房約有三、四十個女病人，其中數人的狀況和她差不多。這位女病人頭髮掉光、臉部浮腫、眼眶深陷、嘴部潰爛，布滿酵菌感染的舌頭一定令她吃足苦頭，就像現今許多末期愛滋病患一樣。她的皮膚鬆垮，像塊帆布般搭在骨頭上，上面布滿卡波氏肉瘤（Kaposi's sarcoma）的斑點。卡波氏肉瘤是一種皮膚血管癌，常見於愛滋病患。她身上的褥瘡就像一個個不斷流出膿汁的洞穴，雖是中等身材，但她現在頂多只有五、六十磅重而已。

她的身邊沒有親人也沒有朋友，這在薩伊文化中殊屬少見。非洲傳統，親人要陪在垂死的人身旁，以確保死者往生之途平順。通常，他們還會在特定文化象徵或者對個人具有特別意義的地方等待死亡，如此，靈魂才會受到祖靈的歡迎。我曾目睹不少非洲人死於糖尿病、肺結核、痲瘋甚至拉薩熱病，但身邊一定親人環伺，給他們支持。最常見的狀況是，親人會將末期病患帶回去往生，而不是死在醫院裡。

但此刻，在我眼前的是我在現代非洲從未經歷過的現象：一個被遺棄的年輕女人，孤獨地在醫院面對死亡。

怎麼會這樣？是怎樣的災難讓文化產生了巨變？

過去我在薩伊教書時，看多了貧窮與疾病，看過人們死於狂犬病與天花，也看過束手無策的母親眼睜睜看著孩子死於瘧疾，但從未見過眼前這種景象。非洲人絕不會在孤獨中死亡，至少我知道的是這樣。

雖然我常看到絕症病患，但眼前這個女人的痛苦依然深深震撼著我，她彷彿在告訴我混亂失諧的現代非洲危機。在所有的致命疾病中，愛滋病當然是文化分水嶺；但是，什麼樣的疾病會改變一個社會的傳統？這些年來，我在遙遠落後地區行醫的所學所知，都必須重新評估了。眼前的痛苦，我沒有解方，無法安慰，甚至無法懷抱一絲希望。

突然，她呻吟地睜開眼，雖然痛苦不堪，還是禮貌地說：「先生，您好！」臉上一閃而過的笑容，顯示她或許還有精力回答幾個問題。

我問她從哪裡來？「溫波那瑪亞（Wembo Nyama）。」她說。

我知道這個小城。一九六五年，我才二十一歲，讀完四年大學，又在比利時的布魯塞爾學習一年法文後，便迫不及待地來到溫波那瑪亞當地的一所高中教科學與數學。

轉眼二十年已過。

熱愛科學的農村小男孩

我成長於美國印地安那州的農村，如果有人說我長大後要去薩伊教書，我絕不會相信，我甚至沒法在地圖上找到薩伊，因為那時它叫作「比屬剛果」。我家遠離大都市，生活單純，母親希望我受好教育，但是我們家中從沒人上過大學。我高中同學，也只有五個人申請上大學。幸好我認識了葛維特牧師夫婦（The Colverts），葛維特太太曾上過南佛州州立大學，她鼓勵我也去申請那所學校。但是我哪來的錢上大學呢？幸好，美以美教會補助了我部分學費。

一九六〇年，懷著興奮與忐忑不安，我帶著小提箱搭乘灰狗巴士前往佛羅里達州，身上只有五十美元。

大學教育給了我答案也帶來疑問，令我更想拓展視野。我熱愛科學，修了所有物理、化學與生物學分。對一個熱愛科學的美國青年來說，當時時機很好，因為蘇聯剛發射了史潑尼克（Sputnik）人造衛星，威脅了美國的太空爭霸。兩國的競爭愈來愈激烈，一夕之間，科學教育經費激增。我申請到了「國立科學基金會」（National Science Foundation）的獎學金，讓我繼續深造物理，但就在我拿到獎學金的一剎那，我問自己：「這就是我想要的嗎？」

外面，是一個我全然陌生的大世界，就像同年代許多年輕人一樣，我也是個理想主義者，我相信只要有機會，自己一定可以改變世界。對一個充滿好奇與冒險欲的年輕人而言，剛成立沒幾年的「和平隊」（Peace Corps）是個好選擇。「和平隊」也的確想派我到偏遠地方，但是他們只有教英文的空缺，而我想教科學，並且用當地人民熟悉的語言來教。

再一次，美以美教會拯救了我，他們要找一個剛畢業、未婚的年輕人到薩伊教書。在六〇年代的薩伊獨立戰爭中，許多老師被殺或離境，需要補充新血。當我知道教會願意讓我教科學，而且會送我去布魯塞爾學習一年法文，我毫不猶豫地接下這份教職。

兩個月後，我帶著同一只提箱，坐上了往比利時的船，在那裡我接觸了全新的文化與生活方式，後來才知道非洲鄉村生活是另一回事。

抵達薩伊

和今日形成強烈對比，金夏沙在六〇年代可是一個運轉不息的城市，寬大的馬路棕櫚成蔭，車輛來往不絕。入夜，金夏沙燈火輝煌，你轉開水龍頭，就有水汩汩流出。也就是在金夏沙時，我聽說了溫波那瑪亞這個地方，一個位於薩伊卡撒省（Kasai）東部的小城鎮，也是我奉派去教書的地方。此時距離狂熱的馬克斯主義信徒盧馬巴（Patrice Lumumba）帶領薩伊獨立成功已經五年，盧馬巴曾就讀於我正要去教書的這所住宿學校，但因行為不檢而被退學。一九六五年，盧馬巴被暗殺，莫布杜（Joseph Mobotu）上校取得政權，直到今日他仍以強權統治著這個分裂混亂貧窮的國家。在薩伊獨立戰爭期間，溫波那瑪亞的這所學校關閉，一關就是三年，就在我抵達的前一年，才有兩位傳教士被殺。學校的重新營運代表年輕人有機會接受教育，也代表了我渴欲參與的復甦。

抵達溫波那瑪亞後，我才發現我的責任不光是教書，還要負責學生的生活起居。小小一間二十平方呎的房間，擠了十二到十五個學生，需要擴充校舍，但是沒磚又沒水泥，只能找到什麼材料就用什麼材料，大部分是窯烤的泥土。我還得張羅學生吃，學校沒有存糧，當地的市場也沒有足夠的食物餵飽兩百名學生，我變成一個在鄉間蒐羅食物的專家。當時薩伊的處境很苦（現在更苦），人們連餵飽自己都有困難，更何況施捨給學生。蒐羅食物需要藝術、外交手段與不小的決心。政局複雜，許多人逃難到森林，任由田園荒蕪，當我找不到食物時，只有請人到森林為我們獵點動物。

難忘的義工經驗

除了教書、蓋宿舍、找食物外，我還在當地醫院幫忙。這所醫院在內戰中嚴重受損，亟需整修。我成長於農村，精於各式雜工，我會修發電機，甚至還可以讓壞掉的X光機重新運作，雖然照出來的品質不是很好，但至少看得出來大腿骨是不是斷了。

在醫院做義工讓我有了難得的經驗。一晚我被人從床上拖到開刀房，一群醫師圍在手術台旁，手上拿著手電筒企圖完成腹部手術，原來發電機又壞了。我目眩神移地看著眼前的景象，那是我一輩子都不會忘記的畫面——手術台上躺著一個肚破腸流的女人，器官都攤在她的肚皮上。

一人高喊：「快一點！」

我擦擦臉走去修理發電機，原來電線短路了。

此後我常與醫師往來，因而認識許多侵襲溫波那瑪亞住民的疾病如狂犬病、天花、肺結核、瘧疾、霍亂等等，瘧疾尤其是此地孩子的大敵。一次，一個八月大的孩子因瘧疾與貧血住院，小兒科醫師艾斯里（Ray Isley）讓我看他的血液樣本，又稀又薄，不像一般人呈紅色，而是粉紅色。艾斯里為他輸血，站在病床旁，我想輸血一定會使他好一點，但是瘧疾造成的貧血終於奪走他的小生命，這是我第一次看到孩童死亡。

那是可怕的經驗：稀薄成粉紅色的血、僵硬的小身體。但這個經驗也使我深思，像艾斯里這樣的醫師，每救回一個孩子，就有多少孩子是他救不到的？一個醫師又怎能拯救陷於困境的全部人民？我不知道就是這樣的疑問，引導我日後進入公共衛生的領域。

申請美國的醫學院

在薩伊教學快滿一年時，我申請了美國的醫學院。跟隨艾斯里的經驗應當使我在入學考試上較具優勢，但是自薩伊申請進入美國的學校，可不是天天可以碰到的經驗。我也不知道該找誰幫忙，只能找溫波那瑪亞的醫師詢問。他們其中一人畢業於明尼蘇達大學，另外一個是肯薩斯大學，還有一位好友彼得．皮特森（Peter Peterson）是杜克神學院畢業生，他建議我申請杜克大學醫學院。最後我申請了幾所頂尖的醫學院，包括哈佛、史丹福、耶魯和杜克，他們全部回信說，由於薩伊境內沒有該校校友可以面試我，所以無法接受我的申請。

當時我和溫波那瑪亞的一位教師雪倫（Shannon）論及婚嫁（我們後來在一九六八年結婚），她有一個叔叔畢業於杜克大學醫學院，我把杜克大學的來信拿給她看，她馬上寫了一封措詞激烈的信給杜克大學的教務長席德．歐斯特郝（Syd Osterhout）。出乎我意料的，歐斯特郝回信表示將保留我的申請資格，但我必須在六月到該校接受面試。

政爭導致白人全遭軟禁

杜克大學和我都沒想到薩伊政局會產生驟變。六〇年代初期，莫布杜為了鎮壓卡坦加省（Katanga）的分離主義革命運動，從比利時找來傭兵。沒想到傭兵在領不到薪水後也叛變了，就在一九六七年四月底五月初，傭兵叛軍包圍金沙卡尼（Kisougani），占領了一些重要建築，包括一座電台。莫布杜以典型的手法回應，把全國的白人軟禁在家中，下令部隊到所有的學校、醫院等機構看守白人，不准白人離開住區一步，我們的學校也不例外。一天薩伊軍隊搭機前來，降落後就用鐵鼓鋪滿跑道，讓飛機無法起飛，然後進駐學校宿舍看管我們。

儘管如此，我們還是可以正常作息繼續教書。意外的，我們和這些士兵相處得不錯，分享食物與漫畫書，但是他們絕不讓我們離開住區一步。為了確保我們無法和外界聯絡，他們沒收了無線電，甚至拿走刮鬍刀及他們擔心是無線電偽裝成的電器用品。一週復一週地過去，我開始覺悟我是沒有機會到任何醫學院去面試了，沒有無線電，我甚至沒法讓杜克大學知道我被軟禁了。

六月來了又過去，我陷入絕望，最後在七月，經過十個星期的軟禁，我企圖說服士兵讓我進城。

我懇求他們說：「這有什麼害處呢？」他們沒答應。

講道理最後演變成爭辯，然後是斬釘截鐵的「不可以」。我憤而爬進吉普車往前衝，士兵揮舞著來福槍威脅。我像個白癡般笑著往前直衝，試圖表現得若無其事，心裡卻嚇得半死，掙扎著壓抑低頭閃躲子彈的恐懼感，只盼望他們不會拿我殺雞儆猴。

什麼事也沒發生。

終於飛去杜克大學面試

我一路開到卡坦加機場，企圖弄到一個機位。我很擔心有人會懷疑怎麼有一個「白佬」滿街亂走，還好沒有。整整花了三天的時間，我才搞到一個機位，整個過程就像買彩券，沒有規則可言，櫃台的人叫我天天來看有沒有位子，我就乖乖地一連三天帶著手提箱到機場報到。

等我終於說服櫃台給我一張機票時，已經是七月的最後一個星期了。到了金夏沙又有了更多的耽擱，直到八月第一個星期尾聲，我才飛到紐約。到教會總部領了薪水後就直奔杜克大學。第二天我向教務長歐斯特郝報到，解釋我為什麼無法早一點來面試，他聽得津津有味，答應幫我安排一次面試。同樣的，面試委員對冒險故事的興趣，遠大過考問我複雜艱深的醫學問題。校方說兩週後會有回音，如果他們答應收我，我就只剩一個星期可以準備入學。面試後我搭巴士返回印地安那州的老家，母親看到我又黑又瘦，簡直嚇壞了。這是我在薩伊烤了三年的太陽，僅以鄉下野菜過活的結果。

2 流行病學與馬鈴薯沙拉

杜克大學來信，我被接受了。

開學後，我開始浸淫在基礎醫學中，我在杜克大學也僅學到了這個。直到我發現在杜克大學學不到我真正感興趣的東西，第二年就向小兒科教授山姆・卡茲（Sam Katz）求教。

我告訴他：「我在非洲待過，將來也希望在開發中國家工作，你能不能告訴我，哪裡有一些選修課程是可以和我以前的經驗相輔相成？」

「你為什麼不跟著我的老友——波士頓公共衛生學院的湯姆・韋勒（Tom Weller）做一年研究？他所做的研究應當是你有興趣的東西。」

於是，我飛去波士頓拜訪韋勒博士。雖然已經步入中年，韋勒的臉上依然有著孩子的神情，非常友善。當時他是哈佛公共衛生學院熱帶醫學系主任，享譽國際的病毒學家，以分離出小兒麻痺病毒奪得諾貝爾獎。雖然他從未收過純醫學院的學生，但是他願意給我一個機會，我毫不猶豫地就在三年級時轉學至波士頓。

邁向公共衛生領域

韋勒博士非常崇拜「疾病控制中心」在公共衛生與流行病學上的成就，事實上，我們班上就有五個同學在那裡工作，他建議我考慮到該機構工作。大四那年我返回杜克大學，在實習即將結束時申請到「疾病控制中心」工作。

由於卡茲老師引發了我對兒童醫學的興趣，所以我實習地點選在費城兒童醫院，跟隨卡普醫師（Dr. C. Evertt Koop）。滿臉鬍子的卡普醫師看起來像個猶太牧師，最震撼我的是他與病童父母溝通的方式。他的病人大都病情嚴重，卡普醫師有本事用最簡單、最清楚的方式向父母解釋病情，讓他們清楚病童的風險，雖然他絕不會過分樂觀，但總在現實允許的範圍內，讓父母懷抱希望。他與家屬的相處方式，對我是一大啟發。

小兒醫學重視預防與公共衛生勝於治療，想想看，疫苗注射對孩子有多重要。看似繞遠路，事實上小兒科的訓練又將我更進一步推向公共衛生的領域。一九七三年，我做完小兒科住院醫生，就到「疾病控制中心」上班。

到「疾病控制中心」報到

一九七三年七月，我到亞特蘭大的「疾病控制中心」報到，接受「疫情調查員」

（Epidemic Intelligence Service）訓練。我被分發到「細菌疾病特殊病理部」（Special Pathogens Branch of the Division of Bacterial Diseases）受訓，為期一個月。但是不到一星期，一天當我在聽課時，部主任羅傑．費德蒙（Roger Feldman）把我叫出去，拍拍我的肩膀說：「我們要派你去亞歷桑那州的帕克印地安保留區，據說那裡爆發喉嚨痛的流行病，有可能是鏈球菌，但是我們不確定。」

我問：「什麼時候走？」企圖壓抑心中的興奮，這麼快就有機會一展身手，雖然不過是喉嚨痛的小病。

費德蒙說：「今天下午。」當時，已是上午十點了。

每年都會有一、兩個還在受訓的學生被叫出教室，賦予任務，因為總有突發疫情需要調查員，但是人手不夠，所以受訓學員也派上場。你需要經驗，如果沒有，那就到現場去學。

我簡直是樂翻了，不敢相信我的好運。我的第一個案子聽起來棒透了，溽夏裡的喉嚨痛。我得到的唯一訊息是，病患統統參加了七月四日的野餐，以我僅有的訓練，我甚至不知道人們也會因食物傳染喉嚨痛。

學員訓練教我們如何成為一個速成專家，找出所有可能的文獻，然後在趕往現場的途中讀它，此外，你還要找專家給你做簡報。不管病例多麼奇怪，通常你在「疾病控制中心」都可以找到一個專家。剩下的只能靠自己，你必須有追蹤訊息、消化訊息的直覺，並懂得合理地使用這些訊息。即使你的指導專家以前曾經處理過同樣病例，但是每一次的疫情特徵都會有一點不同，要靠你自己去解決，更重要的，在其中學習新東西。

找完資料後，接著準備調查器材，譬如藥用棉花、玻璃瓶、注射器、培養鏈球菌用的矽膠等等。忙亂中，你還要記得帶一、兩雙乾淨的襪子和內衣褲。

最重要的，你要攜帶「一號疫情報告」，這張紙證明「疾病控制中心」是應地方醫療機構或地方政府要求前往協助調查。「疾病控制中心」是聯邦機構，必須在地方機構要求下才能介入地方的調查工作，「一號疫情報告」同時也註明到了當地你應當和誰聯繫。到了現場，第一件事是建立起與「疾病控制中心」的通訊系統，中心裡才會有人二十四小時值班協助你尋找答案，或幫你做判斷。

菜鳥出征

身為疫情調查員菜鳥，你總是懷疑自己是不是夠格。我能找到病源嗎？我能消弭這次的疫情嗎？我能蒐集到正確的資料，進而尋求出解決之道嗎？我能得到地方人士充分合作嗎？

亞歷桑那州衛生局的一個代表前來迎接我，陪我前往帕克。帕克距離鳳凰城百哩，靠近加州邊界，雖然是個小城，但是地位重要，是附近數個印地安保留區的中樞。我見了當地的醫師，他說，國慶日野餐那天食物很豐盛，幾天後，許多參加野餐的人（不是所有的人）都得了鏈球菌感染的喉嚨痛。這是他找到的共同點，我的工作是找出參加野餐導致喉嚨痛的原因，並防止它再度發生。聽起來很簡單，實際做起來呢？

我馬上就會知道了。

我想起了在飛機上讀到的一份文獻，十年前也曾爆發過一次鏈球菌感染疫病，一些人在吃了遭鏈球菌污染的食物後，產生了喉嚨痛現象。這些感染之所以危險，是某些人（尤其是小孩）會產生併發症如風濕性心臟病、腎臟衰竭、嚴重的皮膚病或關節炎。

疫病調查有點像犯罪偵查，使用偵探技巧，循著線索小心蒐集資料。在流行病學中，我的嫌疑犯是「害蟲」，我必須找出它，查出它進入人體的方法。至於「害蟲」的犯罪動機？大概是在人體製造更多的「害蟲」吧！

除了「害蟲」，我還要面對「人」。你必須花時間向病患解釋你在幹什麼，說服他們合作。幸好在帕克沒有這種困擾，人們很關心疫情的發展，主辦野餐的人更是憂心忡忡。這是我第一次到印地安保留區，也是一次重要的學習經驗。要取得訊息，我必須先透過族中大老的幫忙，以免觸犯到族中領袖或老人。幸好，我在非洲的村落裡就學了與原住民相處的常識。

尋找馬鈴薯沙拉

照章行事，調查需要一個「控制組」，用以對照受感染與未受感染的人有何不同。食物中毒病例如果能對照出不同，通常也就可以找出感染源或感染途徑。因此我將參加野餐的人分為「病例組」（有症狀的人）與「對照組」（沒有症狀的人）。

接下來是準備問卷，問題要精確到每一題的答案可以劃分為簡單的「是」或「否」，問題與問題間要有邏輯連貫性，譬如你有沒有參加野餐？吃了這道菜嗎？吃了那道菜嗎？喝了這種飲料，還是那種飲料？

問卷措詞必須非常精確，才有助人們清楚思考。在帕克這種地區，這樣的病例特別容易得到錯誤的結論，有可能受訪者忘了當時的細節，也可能他認為你希望聽到某種答案，而給了你錯誤的訊息。有些事情你希望醫生知道，有些事情你又覺得不應該讓醫生知道。

同時我還得蒐集檢體——喉部拭子，我得費盡力氣說服他們讓我採取檢體。蒐集完畢後，放入矽膠中寄回「疾病控制中心」的實驗室，矽膠會讓細菌存活。實驗室收到後，將檢體塗在有細菌培養基的皿上，如果檢體裡有細菌，過不了幾天，就會大量繁殖成灰色的一團團，周圍有透明的光環。接下來的檢驗會查出它是哪一種細菌。

接下來我就挨家挨戶做問卷，把拭子放進病患的喉嚨裡。毫無疑問，野餐是共同因素，我的「病例」與「對照」之比較，很快就發現有感染的人統統吃了馬鈴薯沙拉，沒感染的人，沒吃。

現在我必須找到這些馬鈴薯沙拉，如果還有吃剩的話。我在社區中心的冰箱裡找到這些剩菜，小心包裹後寄回「疾病控制中心」。

累死人的打孔卡分類機

在帕克停留一週後，我飛回中心繼續第二步工作。在個人電腦誕生以前的時代，要將問卷的統計結果做出來，必須先將數據輸進打孔卡。「疾病控制中心」的六樓有一個ＩＢＭ的打孔卡分類機（card sorter），它根據答案的「是」或「否」來分類卡片。雖然打孔卡片分類機運作速度很快，但是要得到統計結果，得經過太多繁瑣手續。打孔卡片是這樣的，問卷上的答案如果是「是」，就在卡片打個孔；答案如果是「否」，就空白下來。如果問卷的設計是問題環扣問題，要得到統計結果的過程就愈加繁瑣。譬如說，我如果要比較吃過馬鈴薯沙拉的男女病患有何差異，必須先將卡片分類出吃過沙拉與沒吃過沙拉，再分類出男與女，再分類出有病沒病。這個過程繁瑣之至，不一會兒，卡片就攤得到處都是。不像現在我們只要將資料輸進電腦，下幾個指令，兩三秒鐘內答案就出來了。

實驗室答案出來了，馬鈴薯沙拉是罪魁禍首。顯然，做菜的人沒做好衛生工作，把鏈球菌帶進了沙拉，做好的沙拉又是放在一個封閉容器，擺到冰箱裡。由於冷氣很不容易穿透那個容器，容器中間的沙拉好幾個小時都還是溫的，給了鏈球菌一個快樂生長的環境。

我寫了「二號疫情報告」給帕克當局，建議他們丟掉剩餘的沙拉，感染的人要用盤尼西林治療。這些措施就夠了，沒多久，疫病就停下來了，我繼續回去接受學員訓練。帕克的經驗給了我最基本的訓練。不久後，我就發現自己不管是在奈及利亞追蹤老鼠，或是在蘇丹尋找拉薩病毒，還是在巴基斯坦調查病人有沒有接受疫苗注射，基本的技巧都和我當時追蹤馬鈴薯沙拉沒兩樣。

3 痛苦的孩子

巴西聖保羅市的愛米里歐．魯貝斯（Emilio Rebas）醫院只有五百張病床，卻擠進了上千名病患，有的病患躺在走道、地上、任何可以容身的角落裡。他們都是流行性腦膜炎（meningitis）患者，有一些病房住的全是兒童。

我真希望這不是真的，但是眼前所見卻是夢魘般的事實，有的孩子斷手斷腳，有的孩子缺鼻缺耳。

流行性腦膜炎是受一種腦膜的細菌感染，這種細菌叫腦膜炎球菌（meningococcus），病徵包括頭痛、高燒、噁心、嘔吐。嚴重的病例，尤其是孩子，還會全身痙攣昏迷。由於細菌會進入血管，造成貧血、休克，有些病患甚至必須截肢，因為細菌阻塞血管使血液無法輸送到肢體，組織因而壞死。雖然，存活者截肢比例約只有百分之十，但巴西病童因這種病截肢的比例實在太高了，整形外科與復健醫生都想盡辦法要幫助這些病患。

流行性腦膜炎導致的組織壞死，發作起來異常快速，一開始先是皮膚上有斑點，接著，皮膚開始變黑，然後就脫落下來——一根手指或者是一個趾頭，甚至鼻子或耳垂，有點像嚴重的凍傷。

此外，許多病童還飽受併發症腎衰竭的威脅，唯一辦法是腹膜透析術（peritoneal dialysis），但是連我都很少看過有人用這種醫療技術。腹膜透析術是取代已經無法行使功能的腎臟，用一根管子插進腹膜腔，注入液體，清洗血液中的毒素，再排出來。透析液體必須經常換新，所以非常累人。腹膜透析術主要目的在使腎臟有喘息恢復功能的機會，但是如果連續使用管子不更新，就有感染的危險。

腦膜炎球菌是一種小而圓形的生物，用革蘭氏染色法（Gram's stain）處理過後，它在顯微鏡下會呈現紅色。這種紅色的小球菌總是成雙成對出現，所以又稱雙球菌。腦膜炎球菌分好幾種，重要的有A型、B型和C型，巴西這次爆發的是A型。它是一種空氣傳染疾病，透過飛沫或鼻涕都可以傳染。這種傳染病特別危險的原因是，一個人感染了，就可能有十個人帶菌，卻不自知，一旦爆發，擁擠的環境、親密的人際接觸都讓它傳播得更快。

流行性腦膜炎讓巴西人心惶惶

就像十四世紀歐洲爆發黑死病一樣，巴西的有錢人競相奔逃出國，等疫情穩定後再回國，逃不出去的人就躲在家中，不准孩子上學。這場疫病擴大了巴西的貧富嫌隙，富人認為它是窮人的天譴，驚惶之下，開除了僕傭，認為可以減少感染的機會。失去工作機會，窮者更窮，不管怎樣，窮人都是首當其衝。

因為一九七四年的這場疫病，我來到聖保羅市，這時我已經做了兩年的疫情調查員，不是全然新手，但從未碰過真正的大場面。我接獲指示和「泛美衛生組織」（Pan American Health Organization）、巴西政府合作，評估疫情在大都市擴散範圍，找出遏止方法。當時，光是聖保羅一地，大約就有兩萬個病例，此外，巴西利亞（Brasilia）、貝洛奧里藏特（Belo Horizonte）等城市也都有疫情傳出。不只是大城市，小社區裡的醫院也人滿為患，據信，全巴西應有接近十三萬個病例。人們只要輕微頭痛，就奔去醫院，擔心自己得了流行性腦膜炎，讓醫師的工作更加繁重。

巴西的貧窮與人口密度過高，讓流行性腦膜炎散布得更猖獗。此地的貧窮與薩伊不同，在非洲，不管如何，總還有糧食作物生產，就算是乾旱，人們多少還有得吃。聖保羅市的赤貧則是超乎想像，貧窮就像瘟疫，把里約熱內盧、聖保羅大部分地方變成可怕的貧民窟、犯罪的溫床。聖保羅外圍的貧民窟，一年增加五十萬人口，大部分住民來自已經破產的鄉下，期望都市有較好的工作遠景。

貧民窟裡空間難求，典型的住屋是用紙板、鐵皮、粗麻布搭起來的小窩，簡單地用鐵絲綁一綁，裡面擠滿人。到處可見渾身泥巴、破破爛爛，身上長滿蝨子與寄生蟲的小孩。在貧民窟裡，沒有私人空間這回事，睡覺時人擠人像沙丁魚，地板髒兮兮，上面鋪了幾床墊子、幾把搖搖欲墜的椅子就是一個家，如果有張木頭床，上面還有床墊，就簡直是了不起。衛生設備可說是完全付之闕如，一下雨，貧民窟就成了排泄物飄盪的惡臭海洋。

無能的「泛美衛生組織」官員使疫情雪上加霜，他們完全不知道如何應付危機，也沒有興趣。那時「泛美衛生組織」的官員多是說西班牙文的拉丁美洲人，從沒想過應該學習巴西母語葡萄牙文，以便溝通，因此巴西人覺得被排除在決策圈外（我希望這個現象現在已經改善了）。我到了以後馬上學習葡萄牙文，希望除了和「泛美衛生組織」的人和平共處外，也能與巴西人維持友好關係。

疫苗控制疫情

儘管流行性腦膜炎來勢洶洶，幸好它是少數幾種盤尼西林控制得住的傳染病，問題是初期很難診斷誰得了這個病，誰沒得；一旦感染上了卻又發作快速，需要馬上治療。當時巴西舉國驚惶，什麼病看來都像流行性腦膜炎。

到了巴西首都，我與國立衛生實驗室的醫師合作，建立診斷此病的方法。這個工作需要野心、耐心，更需要隨機應變。譬如實驗室弄好後，卻發現少了一個恆溫器，沒法做細菌培養。「疾病控制中心」技師喬治．高曼（George Gorman）找來了一個木箱，放上燈泡和溫度計，就變出了恆溫器。假設恆溫器是暖房，那麼我們還需要花盆來培養細菌。我們用燭甕（它之所以叫燭甕，是因為它本來就是用來插蠟燭的）來做細菌培養，蠟燭燃燒後，甕內充滿二氧化碳，正是腦膜炎球菌最喜歡的環境，繁殖迅速。

我們很幸運，流行性腦膜炎疫苗剛上市沒多久，是洛克斐勒大學的高斯齊利區（Emil Gotschilch）在六〇年代末發明的，它是一種多醣類疫苗（注一），對A型與C型流行性腦膜炎十分有效。由於此次巴西的疫情多是A型，還有部分C型，我想疫苗應當有用。

巴西政府花了很大的工程推動疫苗注射，兩年間，就有六千到七千萬人接受注射，到了一九七四年，約莫百分之七十的人口都接受過注射。不幸的是，疫苗注射推動得太晚，還是有五千到一萬人左右死於那波大流行。

拉薩病毒現身

一九七六年，我在巴西的工作快結束時，我在「疾病控制中心」的上司比爾．菲歐基（Bill Feoge）打電話問我有沒有興趣在獅子山共和國建立一個田野工作站，研究一種新疾病。對許多從事公共衛生工作的人來說，菲歐基是熱情的導師，他誠實、熱情奉獻、直來直往，令官僚政客畏懼。

他說：「我知道你有在非洲工作的經驗，我不知道你有沒有興趣在西非研究一種新疾病？」我當然問是什麼病。

「拉薩病毒。」

飛往獅子山共和國

這個研究計畫的負責人是卡爾．強森，「疾病控制中心」的特殊病理部主任，當時他剛結束在巴拿馬的一項研究計畫，追蹤一種砂狀病毒「馬丘波」（Machupo），它的媒介是小老鼠，會造成嚴重的出血性高燒。拉薩病毒（Lassa）也是一種砂狀病毒（注二）。強森年近五十，六呎高，厚重的黑髮間雜著灰絲，鬍子剃得亂七八糟，他喜歡別人視他為革命家，而不是循規蹈矩的科學家，他特別喜歡穿著有低低口袋的非洲T恤。雖然他說話口氣溫柔輕鬆，實際上，是個精力旺盛的傢伙，一根菸接著一根菸（在那個時代，流行病學家好像特別喜歡抽菸）。一旦跟他處熟了，就會發現他喜歡參加派對，整晚不睡地和朋友聊天，幹掉一整瓶波本威士忌。他的睿智、魅力與熱情吸引了很多崇拜者。

強森馬上發現我根本不懂病毒學，但是我了解非洲，且熟知實驗室的運作，更重要的是，我也懂電腦，這是強森最欣賞的。當時，電腦在流行病學研究與實驗室資料分析上的重要性已日漸凸顯。一九七六年三月底，強森和我就搭機前往獅子山共和國。

夾在利比亞與幾內亞間，獅子山共和國約和加州一般大，人口近三百萬。它原本密布原始森林，但是濫砍與焚耕使樹木砍伐殆盡，僅剩矮矮的草原，也使這個國家陷入赤貧。該國十一個大族群共同使用一種混合語叫「克里歐語」（Krio），是一種洋涇濱語言，和其他西非英屬殖民地人所講的英文一樣，也和南卡羅來納州外海的小島住民語言有緊密關聯（這些小島住民的祖先多是當年逃亡的黑奴）。克里歐語是一種迷人且奇怪的語言，混合了法文、葡萄牙文、非洲語和當地方言。在克里歐語裡，如果你要強調正在發生的事，或者是有這種東西，你就說「得」；沒有這種東西，你就說「沒得」。譬如，「冰啤酒，沒得」，表示冰箱沒有煤油了，得準備喝溫啤酒。

克里歐語是一種只有現在式的語言，如果你想講一件過去的事，或者是將要發生的事，就要搞出複雜的長句子，這種語言反映出人們認為現在才是最重要的。不過，就算獅子山共和國人民「及時行樂」的態度由來已久，還是籠罩在明日就有可能死於拉薩熱病的陰影下。雖然學界是以奈及利亞的一個城市來命名「拉薩病毒」，但是獅子山共和國卻以拉薩熱病聞名世界，稱得上是拉薩熱病王國。拉薩熱病典型病徵是高燒、頭疼、嚴重的喉嚨痛、嘔吐、下痢，此外還有全身劇痛。拉薩熱病是玻利維亞出血熱的近親，正好是強森在南美洲的研究重點。

追獵拉薩病毒

我們必須趕快展開工作。當我們和該國的衛生部長碰頭時，他問：「什麼是CDC，是

不是殖民地開發公司？」（注三）

不是個好開始！

當我們解釋了此行的目的，衛生部長想知道「疾病控制中心」一年預算多少。強森說：「大概一億兩千萬美元吧！」

衛生部長張大了嘴，不敢相信一個機構的年預算比整個獅子山共和國的預算還多。他往後靠了靠，仔細打量我們兩人，決定和這麼富有的單位合作，應是有利無害。

幸好此地的美國大使館知道CDC是什麼，因為此地和利比亞的和平隊已經有人感染了拉薩病毒，他們希望趕快找出治療方法。我們第一步工作是尋找設立工作站的地點，大使館提供了一輛車子。我們先開去首都自由城（Liberia）東北部一百六十哩外的寶城（Bo），參觀完那邊的醫院後，又開去龐瓜納城（Panguna），「疾病控制中心」曾在一九七二年派了一支工作隊，在那裡研究拉薩病毒。龐瓜納城是個令人昏昏欲睡的小城，人口約一千人，當地的醫院由愛爾蘭修女管理，比寶城的醫院好得多，不但病床上有厚墊，牆壁漆著明亮的顏色，還有充分的照明。修女對我們頗有戒心，四年前醫院才爆發過拉薩熱病，她們可不希望外界老是將該醫院和拉薩病毒聯想在一起。儘管如此，她們還是熱情招待我們，提供了一頓有飯、綠色蔬菜，還有土雞、牛肉的大餐，最棒的，當然是「星牌啤酒」。

席間，修女和我們大談經營醫院的困難，她們需要乾淨的水，這個當然很難。她們還需要二十四小時不斷的電力供應，這個也是不可能。還有她們要去哪裡找熟練的工作人員？這些都是老問題，每次你到非洲鄉下，問題總是一樣。

我終於問，拉薩病毒呢？

修女們承認的確是有一些病例。

更致命的病毒現身了

我和強森繼續前往位於龐瓜納城東南方二十五哩處的錫巴威瑪（Segbwema），此地是醫學文獻上第一次出現拉薩病毒的地方，雖然那時尚未命名為拉薩病毒。根據我們在錫巴威瑪當地醫院的觀察結果，拉薩病毒似乎從未自這個城市消失。

離開錫巴威瑪後，我們認為工作站應當設在省政府所在地卡尼瑪（Kenema），一方面可確保有足夠的電力，一方面又靠近龐瓜納與錫巴威瑪，可以就近找到病患。

我們先飛回亞特蘭大準備設立工作站的配備，一個月後我一個人回到卡尼瑪展開工作。我必須解決一大堆後勤問題，譬如，我要住在哪裡？我要如何找到器材與合適的幫手？雖然病患很多，但是我找得到有效的療法嗎？

一個月後，當我才剛剛安頓下來，就接到了強森的電報，有一種比拉薩病毒更可怕、更致命的疾病出現了。

注一：多醣疫苗（Polysaccharide vaccine）是用腦膜炎球菌的多醣外衣分子做成，讓人體的免疫系統對這個外衣產生反應，日後此人如果真的感染上腦膜炎球菌，免疫系統就會發揮作用。

注二：砂狀病毒（Arenavirus）是一種負股核醣核酸病毒（Negative-Strand RNA Virus），病毒顆粒有一些細胞核酸醣小體，在電子顯微鏡下狀似砂粒，因而取名砂狀病毒。幼鼠是砂狀病毒的自然宿主，帶原幼鼠終生不會發病，但是牠們的尿液中含有高量病毒，人類身上的傷口如接觸到帶原老鼠尿液，就可能感染。最常見的一種砂狀病毒會造成淋巴球脈絡叢腦膜炎（lymphocytic choriomeningitis），是一種非常痛苦的疾病，但還只是「第三級病毒」（Level-3 Virus）。其他的砂狀病毒都是「第四級病毒」，非洲與南美洲的砂狀病毒都會造成出血熱，病徵為持續高燒、頭痛與身體痛，繼而嘔吐、下痢、出血。拉薩熱病人較不常見嚴重出血，但是南美洲的砂狀病毒疾病如阿根廷出血熱病（AHF）、玻利維亞出血熱病（BHF），都會如伊波拉熱病患與碼柏葛熱病患一樣，大量出血、血壓降低、陷入休克，嚴重肺積水，產生「成人呼吸困苦症候群」（Adult Respiratory Distress Syndrome, ARDS）。

注三：CDC是「疾病控制中心」的英文縮寫，正好和殖民地開發公司的英文縮寫一樣。

4　一位楊布庫護士之死

楊布庫（Yambuku）這個名字不久後即激起全世界的恐慌，但在我接到強森的電報前，我從未聽說過楊布庫。電報上說薩伊楊布庫爆發不明的出血熱病，數人死亡，疫情仍在持續擴大。由於強森人在亞特蘭大，只能猜測也許是拉薩熱病、黃熱病（yellow fever）、克里米亞剛果熱（Crimean Congo Hemorrhagic Fever, CCHF）或者是碼柏葛病毒。不管是哪一種病毒，可以確定的是，感染速度快且致命。病徵包括鼻子、牙床出血，有時其他部位也會大量出血。嚴重的下痢讓病人脫水，皮膚乾得像紙，眼眶深陷。大部分病人在數天內死亡，所有治療方法都無效，各種抗生素都沒用，補充病患水分流失的靜脈注射，也沒有效果。事實上，這種病毒使病患血管內膜變成可以穿透，靜脈注射反而「淹死」了病患。很多病人住在交通不及的偏遠地區，根本得不到治療。

拉薩熱病是一種病毒性出血熱，一九六九年首度在奈及利亞被確認，傳播至利比亞後再傳到獅子山共和國，但它從未跨出過西非。拉薩病毒會造成薩伊那種不明疾病的徵兆，譬如

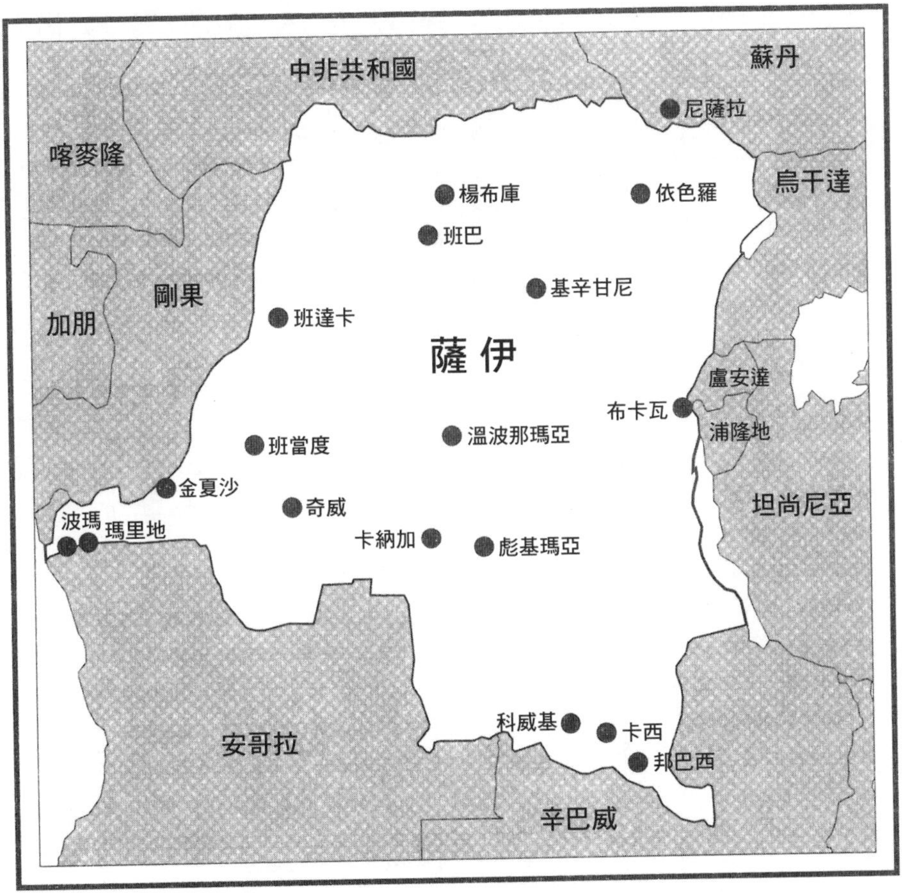

中非共和國
蘇丹
尼薩拉
喀麥隆
楊布庫
依色羅
烏干達
班巴
基辛甘尼
剛果
加朋
班達卡
薩伊
盧安達
布卡瓦
溫波那瑪亞
浦隆地
班當度
金夏沙
奇威
坦尚尼亞
波瑪
瑪里地
卡納加
彪基瑪亞
科威基
卡西
邦巴西
安哥拉
辛巴威

高燒、出血、浮腫、休克、痙攣等。俗稱「綠猴子病」的碼柏葛病毒是另一種可能，它曾造成德國碼柏葛地區數個實驗室人員死亡，因而取名碼柏葛病毒，它也會造成高燒、疹子、吐血和嚴重的下痢。在電子顯微鏡下，碼柏葛病毒和人類或其他動物的病毒完全不同。通常人類的病毒小而圓，或者是橢圓形，碼柏葛病毒卻呈長長的蛇形狀，有著奇怪的捲曲。由於碼柏葛病毒的長相實在奇怪，所有人說它是外太空產物。在三十一個感染碼柏葛病毒的人中，共有七人死亡。

但在一九七六年前，碼柏葛病毒只在一九六七年爆發過一次，後來再也沒有出現過，真是來時神祕去時也神祕。醫界相信碼柏葛病毒來自烏干達的一種綠猴，因為感染者都曾接觸過這種綠猴子的血液或組織。後來一位「疾病控制中心」的研究員曾到烏干達調查綠猴子是不是傳染源，卻無法得到結論。

致死率奇高的無名病毒

拉薩病毒與碼柏葛病毒都有很高的死亡率，大約是百分之十五到三十，但絕沒有薩伊這次的無名病毒死亡率那麼高。假設它不是拉薩也不是碼柏葛病毒，而是一種全新的病毒，要怎麼辦呢？

強森在電報中說：「如果薩伊當局准許我們去做調查，你要不要參加？」

再渴望不過了。我曾在薩伊教書，也曾在楊布庫那樣的村莊待過好幾年，而且我懂薩伊通用的法語。最重要的，我從未碰過這樣的挑戰，在這之前，我接觸過的病例多是細菌性疾病如鏈球菌炭疽、麻瘋和流行性腦膜炎，最近才開始接觸出血熱病的調查，幸好，獅子山共和國的拉薩熱疫情已稍見緩和，我可以飛去薩伊加入調查。

簡易「第四級病毒隔離實驗室」

那時薩伊政府還未答應我們去調查，一點也不奇怪，哪個政府會願意馬上承認對疫病束手無策？這會使觀光客卻步，嚴重影響國家經濟。不過薩伊的中央計畫經濟早使國家經濟陷入困境，更別提觀光事業，根本沒幾個觀光客。哪有觀光客會對貧困的老百姓、坑坑洞洞的馬路、空空如也的商店貨架感興趣？更何況教師、傳教士被叛軍殺死的消息時有所聞。雖然說薩伊現在是處於和平狀態，但那卻是一種死寂似的平靜。

強森答應隨時讓我知道楊布庫的最新動態，我們認為遲早薩伊政府會答應我們去調查，所以我也準備離開獅子山共和國。

流行病田野調查有時很難估算它所需要的經費，因為臨時狀況太多。而當奇怪的疫病是發生在遙遠的非洲內陸時，你更可以確定國會不會撥給很多經費，因為美國人民不必擔心第二天醒來感染上拉薩病毒。通常，「疾病控制中心」案例的研究經費多寡，和該疾病對美國人民的影響息息相關，影響愈大，經費就愈多。一直要到數年後伊波拉病毒在維吉尼亞州肆虐，美國境內爆發非洲病毒的噩夢才成真，不過，那是好多年以後的事了，當時，誰也無法預見。

雖然缺乏足夠的經費，離開獅子山共和國前，強森和我還是搞了個「第四級病毒隔離實驗室」，那是個田野實驗室（意指可以移動的實驗室），讓我們可以在不虞感染的狀況下處理病毒。它其實只是個簡單的密閉箱子，兩側各有一個可以伸進去的手套。雖然稱不上是高科技產物，但是技師做得很用心，架在一個四乘八的夾板上，這個田野實驗室隨時可以收在一個塑膠氣囊裡帶著走。這個塑膠氣囊還配備有一個抽氣唧筒，抽了氣，會使氣囊內部呈現負壓力狀態，確保即使氣囊破了，感染性物質也不會跑出來。抽出的空氣經過「高效率粒子過濾器」（high-efficiency particle filters, HEPA），可以濾出像病毒這樣微小的粒子。這個實驗室唯一的麻煩是手套很不好用，後來我們發現這些病毒不會透過空氣傳染，只要小心針頭別刺破手指，如此就不再用這種實驗室，讓雙手更方便。

護士瑪英嘉

十月十九日，當我還在準備前往薩伊時，強森與韋布（Patricia Webb）、英國波頓・唐實驗室的鮑溫（Ernie Bowen）、安特瓦普（Antwerp）實驗室的派汀（Stefan Pattyn）與葛文

（Guido van der Groen），都分別自楊布庫一位病人的血液分離出病毒。當時這種還未命名的病毒看起來和碼柏葛病毒有點像，絲狀、呈奇怪的旋轉，但對碼柏葛病毒試劑沒有反應，可能是碼柏葛病毒的親戚，但是卻比它致命得多，事實上是比任何已知的傳染病都要致命得多，而且繁殖速度驚人。

雖然沒有人知道，但伊波拉病毒已經向南推進到了薩伊的首都。一位在楊布庫醫院工作的比利時修女麥麗安（Myriam）住進了金夏沙的醫院，照顧她的非洲護士名叫瑪英嘉（Mayinga）。沒多久，瑪英嘉就出現了伊波拉熱病的初期病徵——高燒和頭痛。瑪英嘉聽過疫病的恐怖，在恐懼的驅使下，她拖著病痛的身體一家一家醫院求診，不敢面對事實，只盼望有一個醫生告訴她，她得的是瘧疾，沒什麼好擔心的。當她輾轉於候診室與門診時，她讓接觸過她的人都暴露於伊波拉病毒中，但她並不知情，病況日益嚴重。

最後，她放棄掙扎，住進吉利瑪醫院。醫生急急忙忙為她注射碼柏葛病毒的「癒後血漿」，希望能有療效。所有接觸過她的人都做了檢疫。諷刺的是，從她身上取下的血液，後來變成了她對人類的餽贈，因為今日我們對伊波拉病毒的所知幾乎全來自她的血液。

十月十九日那天，正當我要離開獅子山共和國的住處時，一輛貨車開了過來，司機交了一封美國大使館的信給我，那正是我等待許久的消息，薩伊政府已允許「世界衛生組織」（World Health Organization, WHO）到薩伊去調查，我必須馬上飛往金夏沙。

強人莫布杜的朋友克羅斯

強森比我早一步到達金夏沙，同行的是「疾病控制中心」新聘人員裘伊．布萊曼（Joel Breman），途中他們碰見了一位重要人物——「雅莫媽媽」醫院的主任比爾．克羅斯（Bill Close）。克羅斯約五呎高，有個大而圓的腦袋，給我的第一印象是緊張兮兮，菸抽個不停，說起法文來像個語氣尖酸、略微做作的巴黎人。他是典型烏托邦分子，六〇年代在道德重整運動感召下，前往薩伊行醫。當時薩伊仍在獨立戰爭，甚少有人願意舉家遷到戰火蔓延地，但是克羅斯並不是一般人，對克羅斯而言，薩伊正是發揮理想、追求刺激之所在，到今日仍不改其志。

克羅斯的想法是到卡坦加省為傷兵服務，他無意站在戰事中的任何一邊，只想救人。無懼於戰火，他有時就在槍口下為士兵開刀，這也給了他機緣認識莫布杜，成為朋友。莫布杜後來取得了政權，經常給克羅斯方便，也使「世界衛生組織」受益。有了克羅斯的協助，我們方便行事。在一個事事牛步化的國家，有了莫布杜的支持，可以不必理會繁瑣的公文流程；反之，觸怒了莫布杜，就要付出慘痛代價。

到達薩伊後，強森率領「世界衛生組織」的人員待在金夏沙；布萊曼則帶一支小隊前往北方數百哩遙的楊布庫。他們一去音訊全無，消失在內陸中。

困難重重的非洲飛行之旅

就在此時消息傳來，瑪英嘉死了，疫病已傳開，少有人相信她會是唯一的受害者。而我對這些一無所知，還在奮鬥著要由獅子山共和國前往金夏沙，這可不是件容易的事。當我好不容易到達獅子山共和國的首都自由城，面臨的問題是根本不知道有沒有飛機。搭飛機進出非洲各國就像一場賭博，隨時有料想不到的意外。現在，我們寧可從非洲搭機到歐洲，再由歐洲搭機到另一個非洲國家，快得多且舒服得多。但當時，我別無選擇，時間太緊迫了。非洲的班機時刻表是有名的靠不住，即使較可靠的奈及利亞航空、迦納航空，也得看他們什麼時候方便就什麼時候起飛。在候機室一等就是一天，並非罕事。更糟糕的是，獅子山共和國和許多非洲國家並無邦交，取得簽證倍增困難。

直飛金夏沙不可能，我必須先到象牙海岸的首都阿比尚（Abidjam），再飛到喀麥隆的杜阿拉（Douala），我沒有這兩個國家的簽證，必須懇求海關讓我過夜，還要看好我的田野實驗室。一切都得看海關人員要不要大發善心。

阿比尚的海關人員奇怪地看著我問：「來此有何貴幹？」我解釋我只需要過境一晚即可。「那你為什麼沒有簽證？」他又問。我費盡唇舌解釋因為象牙海岸在自由城沒有大使館，所以我沒法辦簽證，而且薩伊有疫病，我必須馬上趕往。隨即態勢很明顯，他要我給他一點好處，才肯放行。基於原則，我不肯賄賂他，身為美國政府官員，我不能「便宜行事」。我只是一直磨他，盼望搞得他筋疲力竭，至少能弄到一張床睡。最後他終於讓步了，但是心有不甘。

他堅持：「把你的護照留給我保管。」

我可不打算把護照交給他，美國護照在非洲是值錢的玩意兒，交給別人就是愚蠢至極，我把黃色的「世界衛生組織」疫苗注射卡交給他充數。他左看右看，最後決定這玩意兒夠正式了，也知道我日後在西非行動，還是需要這張卡，就揮揮手放行。

終於到了金夏沙

到了喀麥隆，老戲又重演了一遍。好不容易，我終於在十月二十三日到達金夏沙機場，一切都和我年輕時的記憶一樣，上演著吵嚷、收受賄賂的老戲，旅客像難民，重武裝而訓練不良的士兵讓機場氣氛更加陰暗可怖。雖然我也沒有薩伊簽證，但是我有「世界衛生組織」邀請我參加調查疫病的證明，並沒有受到刁難，機場的人都知道疫病正流行，只有在行李過關時，出了小插曲。

海關人員看到我的行李時說：「你可以幫點小忙嗎？」

他的暗示再明顯不過了，我只好告訴他，他拿那個田野隔離實驗室一點用都沒有，如果他要留關檢查，歡迎之至，我明天再請「世界衛生組織」的人拿公文來提關。他看起來有點垂頭喪氣，「搞點好處」的美夢破碎了，只好宣布放棄。

一出機場，強森的工作人員前來迎接我，才坐進車子，他就說：「壞消息！」

「疫情已經擴散到這裡來了，吉利瑪醫院已經展開檢疫工作。」他回過頭來對我一笑：「歡迎來到金夏沙，麥科明克醫師！」

5 戰鬥開始

出關三十分鐘後，我便置身於人群蝟集的街上，訝異於變化何其之大。雖然人們並未露出明顯的驚惶，但看得出來他們知道疫病傳開的消息。他們未必知道瑪英嘉是何許人，但保證聽過「有一個護士死於傳染病」的耳語。他們深信到頭來城裡每一個人都會被傳染，因此對陌生人特別敏感。不幸的是，你無法證明自己並未感染疫病。

「世界衛生組織」的隊伍駐紮在比利時政府資助的「熱帶醫學研究所」（Fonds Medical Tropical）內，位於一個教會裡，看起來像個客棧，又像個貨倉、汽車集中廠。它同時也是教會執行醫學計畫的中心，包括經營「雅莫媽媽」醫院。「雅莫媽媽」取名紀念莫布杜的母親，是全非洲最大的醫院，共有兩千張病床，每天最少接生一百個新生兒，在這種狀況下，克羅斯冒不起任何風險，於是，對醫院採取嚴格的檢疫措施，所有新來的病人都必須仔細檢查，一旦篩檢出伊波拉病毒，馬上住進特別病房。

雖然那時「雅莫媽媽」醫院還沒有伊波拉病患，但是吉利瑪醫院已經有一個病人死了，另一個人受到感染，那裡的二號病房被設計成檢疫病房，五號病房則做為接觸過伊波拉病患的員工專用。當時追蹤的結果顯示，至少有三十七人曾經接觸過瑪英嘉。一位南非醫師愛沙克森（Margarita Issacson）負責檢疫的工作，她是個瘦小的女性，一副大眼鏡遮住了半張臉。據說，她曾參加過以色列的傘兵部隊，發號司令頗有一套，不容反抗。醫院裡的恐懼氣氛極其明顯，病人的眼裡都閃爍著問號：「我得到伊波拉熱病了嗎？我快死了嗎？」

鐵腕貫徹隔離措施

這種狀況下，鐵血的愛沙克森醫師將醫院管理得井井有條，她不僅要照顧檢疫中的病人，讓他們有得吃，還要讓家屬知道他們的狀況，更重要的，要防止家屬闖入禁區。在非洲，一個人住院，形同全家一起住進醫院。病人無法仰賴醫院供給他食物，也無法仰賴醫護人員照顧他，這些責任通常都由家屬扛起來。因此，不准家屬探望病人，真是前所未聞。

每天上午，家屬擠在醫院入口，一等到院方的人出面，就蜂擁而上問，為什麼不准他們探望病人？誰能保證病人有足夠的東西吃？要是病況惡化，誰來安慰他？愛沙克森醫師總是親自接待家屬，一再保證她很同情他們的心情，「但是，你們不能見病人，除非我有把握你們不會被傳染，你不想也生病吧？」

不，他們不想！大家似乎有了共識。但是，第二天，同樣的請求戲碼再度上演，又一次，愛沙克森醫師重申禁令，檢疫隔離必須貫徹。

我到達金夏沙不到二十四小時，就奉命與「世界衛生組織」、薩伊衛生部的官員開會。我們全部聽命於強森的指揮，一來他是最有經驗的傳染病學家，二來他在拉丁美洲的經驗，使他知道如何在陌生的文化工作。對陌生文化缺乏了解，一個人絕對無法調和鼎鼐。

雖然強森是實際的調查負責人，但是通常是由衛生部長齊希拉（Dr. Ngwete Kikhela）主持會議。齊希拉曾在比利時與加拿大研究公共衛生，也會說英文，但是一牽涉到複雜的疫病控制或傳染病，他的公共衛生知識就不足以應付，完全仰賴「世界衛生組織」來幫忙解決他國家內的疫病，這也是我們分內的工作。

調查隊裡，權力角逐不可避免，尤其是比利時的研究者，畢竟他們曾統治過薩伊，遠較我們熟悉此地的政治與文化，理所當然，他們自詡為薩伊的保護者。問題是，他們的能力不足以領導研究，每當他們的意見不被接受時，就會嘟嘟囔囔地向法國隊員抱怨。當然，病毒不會耐心等待我們解決內部歧見，我們還是得加速步伐。我們知道有新的病例發生，但是有多少？又有多少人已經在檢疫隔離中？防止疫情擴散，我們是不是已經採取了必要措施？

調查小隊失蹤了

還有一個大麻煩，布萊曼率領的那支小隊一去無音訊，到底發生了什麼事？他們應該早就到了楊布庫才對。我們只知道他們在離開金夏沙後，飛往楊布庫南邊八十哩遠處的班巴城（Bumba），但那已經是五天前的事了，此後就沒消沒息。令我吃驚的是，沒有人知道該如何和他們聯絡。我細想了一會兒後，知道只有一種方法。在非洲，傳教士有一套自己的情報傳遞系統，薩伊也不例外，如果你要找人，你就去找傳教士。幾經調查，我發現楊布庫附近有一個傳教士的工作站，他們有一個無線電，天天與金夏沙的同事聯絡。第二天，我就去金夏沙的傳教士處，等在無線電旁，一與楊布庫的傳教士接上線，我就拜託他們尋找布萊曼，請他們與我們聯絡。我相信傳教士一定可以傳來些消息。

十二小時後，好消息傳來，布萊曼聯絡上了，所有的隊員也都安全無恙。那時我還不認識布萊曼，但後來我們成了親密的工作夥伴。他是個六呎高的巨漢，一臉鬍子，低沉的嗓音像個電台夜間節目主持人。喜歡冒險的個性，使他放棄了密西根州衛生官員的工作，加入了偏遠地區的調查隊。他曾經在前法屬西非治療天花病多年，對非洲相當有經驗。當第二天布萊曼用無線電和我通上話，他終於告訴我發生了何事。

「薩伊空軍將我們丟在班巴，」他說：「飛機一到了機場，飛行員連引擎都沒關，就叫我們下飛機，馬上轉頭飛回去。」

所以，他們徒步前往楊布庫，沿途他們每經過一個村落，就順便查訪有沒有人染上伊波拉。雖然他們沒有查到新的病例，但顯然村人都知道有疫病流行，有些村子還有自己的檢疫隔離措施，陌生人不准進入，離村多日的返鄉人，也要觀察數日後才准許回家居住。歷經多年與天花的奮鬥，村人知道隔離措施的重要。

楊布庫醫院人去樓空

當布萊曼抵達楊布庫時，看到的是一個陷入混亂的城市。醫院已經關門大吉，工作人員中十人就有一人染病。有辦法的人早就逃離，留下的人則在恐慌中度日。克羅斯曾在他後來出版的小說《伊波拉》（*Ebola*）中詳細描述楊布庫的故事，雖是小說體，卻是所有描寫一九七六年這次疫病的作品中最正確、最完整的一本。布萊曼說，他懷疑楊布庫的醫院可能是疫病源頭，因為缺乏消毒器具，針頭又重複使用。布萊曼說：「我們仍陸續聽到新病例，但不敢確定是不是同一種病毒株的伊波拉。醫院已經關閉，人們都躲在鄉下的村子裡，我們更是沒法搞清楚全貌。」

相互嘆息後，我答應布萊曼會安排空軍派機到班巴把他們接回來，這可不是一件容易的事。對薩伊空軍來說，伊波拉病毒可是空氣傳染的，只要呼吸到班巴的空氣，你馬上倒地而亡；更何況，我也沒法向他們保證，布萊曼的隊員全部沒有感染，只好找克羅斯幫忙。

雖然我與克羅斯只是初識，對他卻是深具信心，他簡直是行政天才，否則無法管理「雅莫媽媽」醫院。在一個貪瀆腐化的國家，他鶴立雞群，拒絕忍受效率不彰與懶惰。當初讓他一股腦兒投入戰火區行醫的理想熱情，至今不變，換作別人，面對這種壓力與挫折，早就掛冠求去了。所以當他與莫布杜會面後，說空軍會派機去接布萊曼一行人時，我毫不訝異。雖然如此，空軍的飛機到達班巴後，飛行員還是拒絕下飛機，並要求布萊曼一行人遠離駕駛艙，愈遠愈好。

到達金夏沙第四天後，傳來更多的壞消息，顯然在楊布庫爆發伊波拉熱病之前，距離它東北方五百哩遠處的蘇丹南部就有疫情傳出，病情聽起來和伊波拉很像。這兩邊的疫情有沒有關聯？要是有關，很可能它是源自蘇丹？如果是，那麼它一定是沿著兩國唯一的通路傳入薩伊。我們必須派人走一趟，沿著通路，看有沒有伊波拉病情傳出，以確定兩者的關係。我繼而一想，為什麼不自己跑一趟呢？

孤軍深入不毛之地

強森和隊上的人都不反對，可能是沒有人想去吧！我現在要去的地方堪稱是世界上最陌生的國度，外界對它幾乎一無所知。

我找來了一份米其林（Michelin）地圖，心想多少總有幫助，後來我才發現製圖者一定是個樂觀主義者，相信「信心就是道路」。地圖上的警語令人喪膽，上面寫著：「沒有清楚的路徑，單人開車十分危險，一定要有導遊，最好配有航空器材。」說得倒容易！更有趣的是，地圖下還有一句話：「本圖所繪地界，不能作準。」對一個素有盛名的地圖製作者而言，這樣的自白，無疑是一大挫敗。

當我出發探險，強森和其他隊員則專注在楊布庫調查還有沒有其他病例，如果一切進行順利，或許可以成功地將伊拉病毒封鎖在該地。同時間，另一支由比利時紐文郝夫博士（Dr. Simon van Nieuwenhove）率領的「世界衛生組織」調查隊，則在交通較為便利的賀特省（Haute）展開調查，因為那裡有鐵路大眾運輸系統，如果伊波拉病毒傳到那裡，蔓延速度將會非常快。不過，幸好伊波拉病毒在薩伊有兩個「天敵」，一個是如果它要傳播到賀特省，首先必須跨過我要去的不毛之地；第二，它必須克服薩伊鐵路局足以和蝸牛比美的速度。絕無虛言，一次我們託鐵路局運送一桶柴油，它始終沒送到。

出發前，我們在「熱帶醫學研究所」內是天天開會，一大堆困難亟需克服。我日日在為籌足設備奮戰，我們需要小玻瓶、注射器、橡膠手套、吉普車和汽油。北邊根本沒有汽油，我必須裝足汽油帶著走。薩伊一九六〇年獨立之後，經濟就陷入困境，到了一九七六年，簡直可以說是掉到谷底，原因是三年前薩伊政府沒收私人產業，全部收歸國營，讓經濟整個崩盤。就像大部分的非洲農村，薩伊的內陸也沒有電力供應，到一九七六年，你連蠟燭這樣的民生物資都買不到。大部分的地區也沒有啤酒可買，啤酒可以視作是非洲經濟景氣的指標，啤酒沒有了，代表景氣跌到了谷底。

骨董級的軍用物資

雖說首善之都金夏沙情況稍好些，但還是沒法買到所需的物資。幸好，克羅斯幫忙張羅了一些，美國大使館也提供了一些真空包裝的軍糧，得用鑰匙才能打開。這些軍用物資簡直稱得上是骨董，有的年份可以上溯到一九四五年或更早，大概那一年的軍用物資特別經久耐用吧！

另一個問題是如何和隊上保持聯繫，以免重蹈布萊曼的覆轍。再度，傳教士的情報系統發揮了功用，比利時的傳教士提供一個「戈勃克牌單旁帶發送接收器」，只要用十二瓦的電池就可以操作。天線則插在我的吉普車上，升起來足足有四十呎高。令我興奮萬分的是，這玩意真的可以用，至少在金夏沙測試時沒問題，到了目的地後還管不管用，就不知道了。

就在我即將出發前幾天，消息傳來，楊布庫的疫情消退了，但伊波拉病毒是不是完全消失無蹤，不知道。極有可能病毒是潛到鄉間，我們必須在它擴散前趕快派第二支隊伍過去。

十月三十日，三支隊伍齊聚在機場，看著機場人員將三輛吉普車、四十桶汽油、數箱軍糧和其他重要物資裝上飛機，我感到既緊張又興奮，我從未從事過這樣的冒險，雖然不知道前途是什麼，但是等不及要上路了。

不幸的是，我們必須等一等。

當時我們全部穿上跳傘裝，等著起飛，結果，什麼動靜也沒有。引擎沒有啟動，飛機也沒有滑行，啥動靜都沒有。我們等了等還是沒有動靜。好一會兒，終於真相大白，一位司令官走過來告訴飛行員，除非他上司的朋友（很可能根本就是他的親戚）也上了飛機，否則我們別想起飛。他還堅持我們順便幫他載點東西到班巴。沒有人敢反抗他，這種事在薩伊司空見慣，有權的人絕不會忘了濫用權勢。

為神祕病毒命名「伊波拉」

好不容易，我們終於起飛了，三個小時後抵達班巴。一下飛機，人群蜂擁而上，大部分是小孩，張大嘴巴看著我們卸貨。班巴是個小城，飛機到達可是件大事。

第二站是基辛甘尼（Kisangani），它非常接近赤道，天色暗得很快，我才剛剛卸下兩輛吉普車，夜色就淹沒了整個城，幸好，我在當地一個天主教堂找到住宿的地方。一進門，我就看到長廊上掛滿了殉難傳教士的照片，全是十年前被叛軍殺掉的。這些照片提醒了我，病毒不是這個地區唯一的危險。

而這個病毒不可能永遠沒有名字，命名的榮耀落在強森的身上。雖然，取名叫楊布庫似乎是天經地義，但是強森不希望世人永遠將伊波拉病毒與這個可憐的小城聯想在一起，在仔細查看地圖後，他發現楊布庫城有一條小河，叫作「伊波拉」，就這樣，命名大事底定。

6 伊波拉的軌跡

基辛甘尼居民似乎對疫病毫不知情，我決定把隊伍留在該處，獨自前往東北邊一百二十哩處的依色羅（Isiro），它是基辛甘尼與蘇丹邊界間最大的一個城，陪伴我的只有司機。想到這位司機的個性與脾氣，我倒寧可一個人前往，他沉默寡言到幾近聾啞，而且擺出一副替我開車是件倒楣差事的模樣。除此之外，他還是個爛司機，在泥巴路上橫衝直撞，彷若參加大賽車。如果我指責他兩句，或拜託他小心一點，他就給我那種「我開車干你何事」的狠惡眼神。我別無選擇，這個二十來歲的年輕人，自小在薩伊南部一個牧師家庭長大，聽說對這裡的地形與風土人情都很熟。雖然我很懷疑他能幫我多少忙，但是那份米其林地圖那麼靠不住，我也只能期待上天保佑我全身而返，不會出車禍死在途中。

雨季使道路狀況更加惡劣，泥土變成泥漿，一不小心就深陷濕地。這裡的泥土是鐵鏽色般的鐵礬土，濕透時和冰凍的湖面一樣滑，在這種狀況下，我們的時速最多是十到十五哩。和其他薩伊的內陸道路比起來，這條通往依色羅的道路還堪稱是「高速公路」，至少在地圖上找得到它，而且還有兩條前人留下的清楚輪胎痕跡。

濛濛水氣間，大草原像個半睡半醒的夢，猴子、羚羊、狒狒一聽到引擎聲便四處逃入草叢中，尖叫聲遠遠傳來。群鳥一下子蔚集在我們車頂，瞬間又升竄至灰暗的天空，終至不見蹤影。剎那間，萬籟俱寂，只剩吉普車的引擎聲，還有不停落在車頂的雨聲。

在地球這個角落裡，醫療設施幾乎不存在，連醫事人員都沒幾個，頂多只有配藥員會帶著簡單的藥品分發到各村落去，如果要問疫情，大概只有他們最清楚。我也查訪了村落的頭目和教師，雖然他們都很熱切地提供資訊，但是我還是需要翻譯。翻譯的過程總不免有一些漏失，更麻煩的是，我面對的是一個文盲社會，這裡的人民認為外國人有「特殊法力」，我幾乎無法確定我得到的是正確資訊，還是他們想討好我，說些我想聽的話。

譬如我問：「你知不知道有誰發燒、出血病倒了？」

回答會是：「當然有，這種事常發生。」

如果你再追問下去，他們馬上會加上一句「不過最近沒聽說有人得這種病」。此外，我也沒法確認他們描述的病例是不是伊波拉熱病，畢竟在非洲生病死亡殊屬平常，年輕力壯也不例外。急著探聽消息，直到很晚我才想到我們從離開基辛甘尼後都沒有進食，難怪司機一直給我臉色看。當我建議到下個村落市集找些東西吃時，他終於露出一天以來最積極的態度。

三十年歷史的軍用食糧

但是下個村落根本沒有市集，店鋪裡空空如也，幾乎我們所到的每個村落都是如此。我原本就料想這個地區很貧困，沒想到卻是一貧如洗，顯然，人們種的只夠自己吃，根本沒有多餘的可賣。在這之前，我從未想到要開軍用存糧來吃，這些擺了三十年的東西能吃嗎？萬一不能吃，我們又買不到食物，怎麼辦？

我們把車子停在路旁，大雨傾盆也就沒有下車，我拿出兩罐罐頭，司機一臉懷疑地看著我打開它們，連我都沒什麼信心。我給他一罐火雞肉，自己吃雞肉，我的那罐裡還有起司、花生。我小心翼翼地嚐了一口起司，還不壞；又吃了雞肉，出人意料的，味道還不錯。我向司機點點頭叫他放心大膽吃，他原本一口都不敢吃，對我的話也沒什麼信心，實驗性地吃了一小口後，表情顯然還算滿意，我希望此後他會對我稍有信心。

飲用水是另一個頭痛問題，雖然大雨下個不停，但是河水、井水我們都不敢喝，擔心已經污染了，只好用碘化片消毒。碘化片的味道實在可怕，使我絕對深信它的消毒能力，沒有任何細菌在忍受它的惡味後，還能有精力作怪。

抵達依色羅時已是黃昏，我急著測試無線電管不管用，我把天線升了起來，轉來轉去，只聽到兩個傳教士在對話。無視於司機奇怪的眼神，我迫切地對著無線電喊著：「我是『世界衛生組織』的麥科明克醫師，有人聽得到我嗎？」

一片死寂！

我調了一下天線，再試一次，還是沒有回音，只有吱吱喳喳的靜電聲，不管我怎麼試，還是一點回音也沒有。回想當初我拿到無線電是多麼興奮，又是多麼確信我一定可以和外界聯絡，現在發生這種狀況，簡直手足無措。如果我不趕快把無線電修好，可能永遠也不會有人知道我的下落。當晚我在極度沮喪與孤獨中入眠，擔心我在跋涉數百哩後仍找不到疫病的蹤跡，雖然我確知蘇丹境內有疫情，但是我沒有入境簽證，很有可能，我生平第一次的病毒追蹤之旅，到頭來連一點成績都沒有。

與世隔絕

第二天我們在依色羅城仍是一無所獲，沒有人聽過任何像伊波拉熱的病例，沒辦法，我只能繼續往北走。下一個目的地是五十哩外的唐古村（Dungu），兩地間的通路僅是一條小徑。自從薩伊脫離比利時殖民統治後，整個北邊的道路橋樑設施完全沒有人照料，沿路我們看不到其他車輛，誰會發神經跑到這杳無人煙的地方？他又能去哪裡？

我開始懷疑薩伊、蘇丹兩國疫情間有任何關聯。在這個偏僻的角落裡，人們不是步行就是騎單車，行動範圍也就是這兩種工具一天之內所能到達的範圍。兩國邊界交通如此不便，疫病要傳播也很困難。尤其伊波拉病毒潛伏期只有幾天，病人不可能徒步或騎單車跨越邊界，將病傳到另一個國家去。我的查訪證實我的疑問，沒人聽說過兩地間有任何貿易行為。

這個地方與世隔絕，人們看到我彷若見到外星人似的，一進入村落，小孩便蜂擁而上，大部分的孩子從未見過白人，有的甚至尖叫著跑開。

一旦人們從震驚中恢復過來，便很願意與我攀談。在非洲，人際接觸需要時間，尤其是鄉村地區，你必須先噓寒問暖，詳盡交換兩家的近況、身體健康等等，才能進入主題，即使是問路，都有可能先來個兩小時的「前奏曲」。而且根據我的經驗，你也不能抓住第一個人就問，這是違反風俗的，你必須先找到在部落裡「有權威」的人。

在唐古村外，我讓司機把車停下來，再試一次無線電。

「我是『世界衛生組織』的麥科明克醫師，有人聽得見我嗎？」

我等了一會再試一次，這次我聽到一個小小的聲音，我轉了轉頻道：「我是麥科明克醫師，你聽得見我嗎？」

「是的，我聽得見。」一個小小的聲音回道。

原來我是和百哩外布尼爾村（Bunia）的傳教士通上話了，我拜託他幫我和金夏沙的「世界衛生組織」人員聯繫，告訴他們我現在仍是一無所獲。他很願意幫忙，我簡直是樂壞了，我和總部的聯繫總算沒有完全被切斷。

會漏水的「渡輪」

我們住進唐古村裡的教會，受到熱情的款待。這裡全靠私人發電機發電，否則你就得和鳥兒一樣早睡早起。村民通常晚飯後就上床睡覺，炊煙已熄，黑暗淹沒大地，天空突然亮起萬點星光。此時在夜空下散步，最妙不過，萬籟俱寂中，你會覺得非洲村民和自然融為一體。這種神聖的感覺，或許可以撫慰他們飽受貧困疾病折磨的心靈吧？

就像大部分的非洲人，我也清晨即起，四處尋找伊波拉病毒的蹤跡。再度，一無所獲。我也沒有找到薩伊與蘇丹的通路間有任何貿易行為，唐古村的人幾乎哪兒都不去，有什麼地方好去？去了，也沒有什麼事好做。

離開唐古村我繼續往蘇丹邊境前進，前往阿巴小村（Aba）。到阿巴，必須先搭「渡輪」渡過尤里河。這個美其名為渡輪的東西，是在四艘漏水的獨木舟上面覆蓋厚木板組成，吉普車上去了都岌岌可危，遑論五噸重的卡車，所以有人臆測兩地的疫病是靠卡車傳染，根本不可能。吉普車上了渡輪，渡輪就搖晃得厲害，雖然擺渡人一再保證沒問題，我和司機可不敢坐在車裡。沿路我們就站在木板上，心驚膽戰地看著擺渡人用鐵罐舀出獨木舟中的漏水。

奇蹟似的，我們居然平安到達對岸。在非洲，我老早就學會一件事，事事到頭來都有解決之道，但絕不是你原先設想的那一個。

與老鼠共存的義大利神父

唐古村的傳教士說，走陸路到阿巴村很困難。他們錯了，不是困難，而是完全不可行。橫在我們面前又是一條河，這一次，連恐怖兮兮的渡輪都沒有，上一次的暴風雨不知把它沖到哪裡去了。橋，根本沒有。不得已，我們只好改道去度拉瑪（Doruma），它是最靠近蘇丹邊境的村鎮了。教會裡兩位義大利神父熱情地接待我們，他們已經很久沒有訪客，我們用法文混合著義大利語、西班牙語與英文交談。

晚餐是典型非洲食物——棕櫚油煮的米飯、青豆和蛋，此外，還有為我們特別烘焙的麵包，吃起來又酸又苦，神父們似乎毫不在意。他們抱歉說沒有啤酒，只能用開水款待，幸好是煮沸過的，我們得以倖免再嚐消毒碘化片的可怕味道。飯後，我們在爐火旁喝睡前酒，雖然我已經非常習慣棕櫚酒的味道，但是兩位神父的棕櫚酒大概是用機油和硫磺酸做成的，當其中一位神父點起菸斗時，我幾乎擔心會起火燃燒。

當我止不住打瞌睡時，神父帶我去「臥房」，那是一間放有行軍床的儲藏室，床邊擺滿一箱箱已經發芽的馬鈴薯、數袋麵粉，還有一罐罐麥片。我發現那些麵粉根本就受潮了，難怪麵包吃起來又酸又苦——黴菌作怪。

極度疲勞，我隨即沉入夢鄉。

沒多久我就被吵醒了。一陣陣吱吱喳喳聲讓我無法入眠，到底是什麼東西？努力睜開眼睛，我赫然發現麵粉、馬鈴薯堆中老鼠橫行，我決定只要牠們不來打擾我，我也不打擾牠們，繼續睡覺。第二天辭行前，我向神父說儲藏室裡有老鼠，他們毫不在意，或許他們把老鼠當作另一種蛋白質來源吧？在非洲，很多人吃老鼠，甚至認為是美食。

在吃了一頓咖啡與「酸苦」麵包的早餐後，我問他們有沒有聽說有伊波拉病患？沒聽過。那麼蘇丹境內呢？也沒聽過。這時其中一個神父說：「你為什麼不到尼薩拉看看？」

「我當然想去，但是我沒有簽證，怎麼入境呢？」我說。

一位神父說：「那沒問題，我認識一個大頭目，他可以安排，或許還可以安排一個『善說者』幫你忙。」「善說者」是指村中懂法律、受過教育、懂得翻譯的人。

當天神父們陪同我去找大頭目，果如所料，大頭目不僅提供了一個「善說者」同行，還寫了一封信讓我通關，為了讓這封信看起來更正式，大頭目還蓋上私人印戳。當晚，我又打開無線電傳訊到金夏沙，告訴他們我將在明日進入蘇丹邊境，雖然到目前為止，我還未找到伊波拉病毒的蹤跡，但這一切即將改變。

7 廢棄的醫院

離開唐古村時我已經在路上七天了，現在我有一個較好的夥伴，這名「善說者」是個和氣的年輕人，還是個老師，通法文，也熟知林嘎拉（Lingala）語與桑地（Zande）語兩種方言，更棒的是，他熟知這附近的地理環境。

號稱「薩蘇邊境公路」是一條小路，奇少的輪胎痕顯示沒有多少人走這條路。邊界關防沒人看守，一根木條橫在路中權充關卡，絲毫沒有阻擋人們入境的意思。我們抬起木條就進入蘇丹國境，走沒幾哩，看到一輛故障的卡車，旁邊坐著一個年輕人。他說，車軸壞了，車主回金夏沙去想辦法（走路至少數千哩），他是車主雇來看車的。他已經看了五個星期了，眼看短期內車主也不可能回來。但有什麼關係呢？反正他住這附近，好歹這也是一份工作，不然，也沒別的事好幹。

往前十哩終於碰到關卡，是個小小的營區，一個指揮官帶著幾名小兵。指揮官是個滿臉鬍鬚的大塊頭，看到我們大吃一驚，大概是很少人打從這裡經過。現在就要看大頭目的信管不管用，雖說最壞不過是被迫打道回府，但是，我也將失去調查伊波拉病毒蹤跡的機會。

我表明身分後，把大頭目的信交給指揮官，大頭目的用印與封緘讓他印象深刻，他抬起頭來說：「歡迎來到蘇丹，一起喝杯茶？」

我們三人隨他進入營區，所謂營區，不過是幾間鐵皮小屋，充滿懶洋洋、昏昏欲睡的氣息，他指示小兵為我們倒來半溫半熱的茶，問道：「來此有何貴幹？」

我說，聽說蘇丹境內有疫病爆發，會造成高燒、出血。看他的神色，我曉得他知情。「那是尼薩拉的疫病，現在，疫情已經擴散到這一區的首府瑪里地（Maridi）。」他說，尼薩拉傳出疫情後，不到數個星期疫病就傳到了瑪里地。他問：「我還是不明白，你要去尼薩拉做什麼？」

我說：「我是一個流行病學家，我的工作是找出這個病的來源。」

顯然他從來沒聽過，他說：「尼薩拉現在不需要醫生，你要救的人，全都死光了。」

小城尼薩拉

尼薩拉是一個約三千人的小城，自英國殖民時代以來都靠一個棉花工廠維生，它是全城唯一的經濟來源，也是伊波拉熱病的源頭。

當我抵達尼薩拉時，表面上看來小城一切如常，人們照舊幹著自己的營生，並未驚惶失措，但當「善說者」趨前問一個人醫院怎麼走時，那人臉色大變，做了個奇怪的手勢，嘟囔了一下，就走開了。

我問：「他有說醫院在哪裡嗎？」

「善說者」說：「就在前面街上，但是他說我們不應該去，那是個不好的地方。況且現在醫院裡已經一個人都沒了。」

我問：「他有說為什麼嗎？」

「我問了，他不肯回答。」

好奇心驅使，我叫司機開往醫院。他不想去，他不想靠近任何接近醫院的地方。

醫院是個一層磚房，門沒上鎖，裡面空無一人。幽暗的玄廳後面是空蕩蕩的病房，酸味撲鼻而來，那是排泄物混合著乾涸血液的味道。這是醫院僅有的病房，原先可能是男女病人混住；所謂的病床不過是一床床鐵架，病人必須自備床墊。我大聲叫了叫，只聽到自己的聲音迴響在空房裡。

穆罕默德醫師

正當我打算離去時，一陣腳步聲傳來，一個壯實的男人朝我走來，白色的醫師服髒污不堪。他說：「我是穆罕默德（Mohammed）醫師。」

自我介紹後，我問他醫院裡的人呢？他說：「全跑光了，護士、病人全跑光了。」

「但是你沒走。」

「我能怎樣，我是個醫生呀！」

「為什麼大家全跑光了？」我問。

「病人死得那麼快、那麼多，他們擔心自己也會死，我不怪他們。」他的語氣就像個打算與沉船一起殉職的船長。

他說，總共有十三個人感染上這種他從未見過的怪病，其中七人死亡。他又憤怒又迷惘地說：「我一點辦法都沒有。」我問他還有這樣的病例嗎？他說沒有，五個星期前就絕跡了，「但是瑪里地還有，當局已經實施了封鎖，任何人都不准進出。」（後來我才知道，封鎖行動也讓「世界衛生組織」的人無法進入瑪里地，最後只好轉往南邊的朱巴城。）

「這個病有什麼症狀？」我問。

「病人無法吞嚥，全身劇痛，眼睛裡的血管破裂，牙床流血，高燒不退。」

「誰是你的指標病例？」（即第一個病例）

穆罕默德醫師說是一個棉花廠的男工人，就住在城外的社區，因為高燒、頭疼、喉嚨痛、腹疼、下痢、便血住進醫院，七天後就死了。他很可能是蘇丹境內第一個伊波拉病例。

就在我要離去前，穆罕默德醫師說：「我忘了說一件事，我讓一個病人轉去瑪里地，那裡的醫院比較好。」

他一定看到我臉色大變，急忙問：「有什麼不對？」

「沒什麼。」我說。

我不想讓他更難過，把病人轉往瑪里地，很可能就是疫病擴散的原因。諷刺的是，如果疫病沒有擴散到瑪里地，尼薩拉的疫情也不會有人知道。通常發生在偏遠地區原住民身上的病，沒有人在乎，一直要等到疫病傳到大城市，侵襲了有錢人甚至外國人，尤其是美國人，才會引起人們重視。如果有錢的西方人沒有受到感染，像尼薩拉這樣的疫病也就沒沒無聞。

尋找指標病例

就同大部分非洲病患一樣，指標病例也是由家人照顧，就在他死後不久，他的哥哥也感染了，他比較幸運，活了下來。奇怪的是，指標病例的妻子成日與先生接觸，卻一點也沒感染，後來的血清檢驗也證明了她真的沒受到感染。

和醫生談完話後，我們前去拜訪指標病例的妻子，她已經帶著兩個孩子返回娘家居住。她大約十八、九歲，頂多二十出頭，根據非洲未亡人習俗剃光頭，以示對亡夫的哀悼，整個訪談過程她一臉木然。非洲習俗非常奇特，有人死亡或垂危時，家人親友齊集屋外，大聲嚎哭、用力捶打胸部，有的部落，親人還用灰燼塗抹臉部以示哀戚。這樣的儀式持續數小時之久，西方人看來不免覺得過分甚至惺惺作態，但這是非洲文化的一部分，絕無作假。一旦哀悼過了，他們馬上恢復冷靜，和先前的哀痛形成強烈對比。或許這樣的儀式提供了一種滌清作用，人們盡情發洩痛苦，然後，日子還是要過下去。

查訪未亡人，我們想知道她的先生到底從哪裡感染疫病。她不習慣訪談，有點緊張，更糟糕的是，非洲太太常是先生一出了大門，就完不知他的行蹤。我想知道在他病倒前去過哪些地方？被蟲子咬過嗎？曾去打獵嗎？吃過污染過的東西嗎？打過針嗎？

種種限制讓我幾乎無法建立這位病人的病史，但我還是篩檢出幾種可能。首先醫院本身就可能是傳染途徑，那裡的針頭重複使用，也沒有檢疫隔離措施，其他人可能是這樣感染上的。接著我又得知一項讓伊波拉病毒傳播更迅速的習俗，此地風俗，家人親自處理死者入殮，入殮後，所有親人都要到棺木前親吻死者以示親愛。下葬前，死者身體必須完全滌清，洗屍工作由家屬為之，死者體內殘留的尿液排泄物全部要吸出來。伊波拉病患的排泄物裡不免含血，這就是傳染管道。後來我也得知就是透過這種管道，伊波拉病毒在瑪里地傳播開來。

走訪棉花廠

接下來我必須清查疫病是不是有一個共同來源，還是由指標病例傳染給所有人？我查訪了另外四個病患的家屬，發現他們都和指標病例接觸過。但是這樣的證據還是不夠，我決定到棉花廠一訪，看看它會不會就是伊波拉病毒從自然界的宿主傳到人體的地方？

雖然棉花廠經理想要幫忙，但他也茫無頭緒。有趣的是，雖然此處的棉花運到朱巴，再由尼羅河運到卡土穆，但是從未運到薩伊。經理也沒聽說薩伊有什麼東西出口到此地來，他還覺得這個問題很可笑。

棉花廠是幾棟磚房與木房，工人宿舍就在工廠外，中間只用鐵絲網隔開來。原先可能種滿鮮花的草地，現在雜草蔓生。這棟工廠是典型的殖民時代建築，約有五、六十年歷史了，大部分窗子都沒玻璃，有的糊上破紙，有的任它空蕩蕩，少數幾扇還有玻璃的窗子也是積灰盈寸。廠房光線很差，部分燈泡根本不亮，高高的屋頂上掛著一動也不動的風扇。

廠內有兩個驚人景象，一是骨董紡梭機震天作響，這裡的機器簡直可以送進紡織博物館；第二是混在棉花纖維、灰塵味中，有一股很不容易辨識的怪味。我仔細搜索來源，眼睛轉向屋頂。陳年屋頂早就由白轉灰再轉黑，部分地方完全腐朽了，我馬上知道怪味的來源。

蝙蝠。

熱帶非洲的屋頂常是蝙蝠窩，入夜，這些夜行動物成群飛出覓食，當屋頂腐朽了，蝙蝠糞就滴到地板上，熱氣讓它混合著棉花纖維味、灰塵味，發出無以名之的怪味。我在非洲待得夠久了，知道蝙蝠是一種無害的動物，以前，我們常戴著棒球手套抓蝙蝠，純是好玩，不會傷害牠。非洲居民對蝙蝠習以為常，覺得沒什麼好擔心的；就我來說，我不禁懷疑蝙蝠在這次伊波拉病毒傳染中是不是扮演了某個角色？

8 與死人同行

蝙蝠的糞便會是伊波拉病毒的寄身處嗎？若是如此，伊波拉病毒當初又是怎麼跑進蝙蝠身體內的？我們必須假設伊波拉病毒對蝙蝠完全無害，只會對人類或其他靈長類造成傷害。這並非不可能，後來的研究發現病毒在不同物種中有著不同的適應性。問題是，我們無法證明蝙蝠是元凶，因為薩伊的病人並沒有與蝙蝠接觸的證據。不過，蝙蝠在非洲無所不在，這也不能證明什麼。

證明病毒來源，必須對蝙蝠進行詳盡化驗，但我手頭缺乏設備，隨後趕來的「世界衛生組織」小隊倒是蒐集了一些蝙蝠，但是取樣不正確，不但無法分離出伊波拉病毒，也無法證明蝙蝠和伊波拉熱病有什麼關係。由於病毒從自然寄主傳染到人體的例子並不多見，我原本就認為兩者關係很難建立。一九七八年，強森一行人還到草原去尋找各式蝙蝠，試圖建立兩者的關係。此外，「美國陸軍傳染病醫學研究院」（United States Army Medical Research Institute of Infectious Diseases, USAMRIID）的金恩·江森博士（Gene Johnson）也曾徹底掃蕩一處蝙蝠洞穴，同樣一無所獲。

我也懷疑伊波拉病毒是不是由蘇丹傳播至薩伊的？如果是蝙蝠傳染，一隻蝙蝠絕無法竟功。兩地交通不便，也不可能有人從尼薩拉長途跋涉把病毒帶到楊布庫。此外兩地沒有貿易往來，棉花廠的產品是由朱巴運到卡土穆或者是奈洛比（Nairobi），並不出口到薩伊；從薩伊也沒什麼東西好進口到尼薩拉。

離開尼薩拉前，我留了一份備忘錄給唐・法蘭西斯醫師（Don Francis）。法蘭西斯是我的好朋友，當時在蘇丹研究天花，前幾天聽無線電對話，我知道他加入了「世界衛生組織」的調查隊，雖然現在調查隊還卡在朱巴，但遲早他們會趕到尼薩拉來。在那份備忘錄中，我指出了指標病例是誰，詳述疫病爆發經過，如果他們想訪查存活者或醫師，可以和誰聯絡等等。我想這樣一份備忘錄應是相當完整的，同時，它也證明了我是第一個到達疫區的調查者。後來，法蘭西斯說他很訝異也很高興我留下了完整的紀錄。

大雨中的車禍

尼薩拉的調查過程雖有趣，但是我實在找不到兩地疫情相關的證據，頂多只能採些檢體，捕捉一些我懷疑是寄主的動物，但是沒有檢驗配備也沒用，所以我決定回到楊布庫，然後往北到中非共和國。當我們離境十五哩後，赫然發現路上橫著一棵大樹，封住整條路且無法繞道，也沒有工具鋸開它。這棵樹為何倒在路上？沒有人知道，只知道它已經倒在那裡好幾個月了。不過，就算沒有大樹擋路，居民說我還是無法前往中非共和國，因為前面有一條大河。渡輪呢？沒有！

所以我只好回頭到別的地方尋找伊波拉病毒。大雨下個不停，公路變成危險濕滑的紅泥漿，司機不以為意，依舊橫衝直撞，我們半路搭載了一個便車客，這個便車客似乎也不擔心路況。我則愈走愈擔心，到非洲鄉下行醫，病毒與子彈是我心甘情願接受的風險，但是車禍？我一再提醒司機改用高速四輪傳動，馬耳東風，他依然故我，絲毫不想改變開車的習慣。才出了畢利小村（Bili），我們就因轉彎車速過快，整輛車子打滑了起來，綠樹、棕沙、紅泥在車窗前飛舞，彷若一部轉速過快的電影。我聽到後座汽油桶碰撞的聲音，沒綁緊的行李全都飛了出去，吉普車一直打滑著前行，最後整輛車終於翻倒路旁。

當我張開眼時，赫然發現自己四仰八叉地仰望著天空，壓在我身體下的是司機，耳邊傳來陣陣尖叫，是那個便車客！

我抖顫著爬出車外，雖沒受傷卻站不住，司機比我還辛苦，狀況最糟的是那個便車客，他痛苦地尖叫著：「我的脖子斷了！」即使我還頭昏腦脹，也看得出他誇大其詞，脖子斷了的人通常沒法叫。我檢查了他四肢能不能動彈，狀況還好，但是他真的很痛苦，我擔心他是神經受傷，仔細檢查後，發現他可能是肌肉痙攣。不管我怎麼安撫他都沒用，他堅稱自己快死了，陷入歇斯底里。但是車子不弄好，我也沒法送他就醫。

回到楊布庫

鄰近村人跑出來看怎麼一回事，幫我們把吉普車翻轉過來。車子損傷還不算嚴重，只是車頭凹了，窗子破了。現在我要想辦法把傷者弄上車，他還是尖叫個不停，沒法移動，雖然外表看起來沒事，他還是有可能傷了脊椎。我翻了翻醫藥箱，不敢相信裡面居然有凡林（一種鎮定劑），我替他打了一針，不多久，他就昏沉沉地打起瞌睡來。我用襯衫做了個頸箍固定他的脖子，讓他平躺在吉普車後座。當我聽說，這人的親戚就住在二十哩外，連忙將他送了過去。至於車子，後來修了兩天才能再上路。

接著，我們去楊布庫北方八十哩遠的阿布麻玻子（Abumombozi），當時曾謠傳薩伊疫病的指標病例曾搭車前往阿布麻玻子，所以我想知道此處是不是也有病例。一位醫師說他沒聽說有疫病，倒有幾個病人出現斑疹傷寒的症狀。這位醫師會不會把伊波拉熱病和斑疹傷寒搞混了？楊布庫最早的幾個病例不也是誤診為斑疹傷寒？但是我無法證明，因為沒有新的病例，舊病例又沒有留下檢體。

我回到楊布庫時，隊員們還忙著在鄉下採取血液樣本、查訪有多少人曾暴露於伊波拉病毒中。他們急著想知道我此行的結果，兩地疫情到底有沒有關聯？當我說沒有關聯時，他們很失望。我說：「從一地到另外一地，要經過四個不同部落的行政區，而且，人們也沒有長途旅行的動機。」他們有點懷疑我的結論，畢竟兩地同時間爆發疫病，很容易讓人聯想兩者相關。三年後，我的結論才被證明是對的。

與死人同行

我回到班巴住在天主教堂，等著搭軍機回金夏沙。第二天上午十點我前往機場，令我訝異的是，飛機居然已經準時等在跑道上了；更令我吃驚的是，一群人團團圍住飛機，大部分是臉上塗了灰燼的女人，搥胸頓足大聲嚎哭。等我走近一瞧，才發現飛機裡停了好幾具棺木，我不敢相信，我居然要和一群死人同行。

我問一個似乎知情的人：「這些是伊波拉熱病死者嗎？」回答是：「他們是飛行員，駕直升機的，飛機摔下來了。」這人看了看我，決定要不要再多透露一點：「天氣不好，」後來彷彿覺得這個解釋不夠充分，又加上一句：「而且飛機又沒油了！」

「謝謝！」我轉身離開。

那個人又加上一句：「而且，他們喝醉了，喝得爛醉。」

後來我才知道，本來我們有一個同事皮亞（Peter Piot）要搭那輛直升機的，當他看到飛行員醉醺醺，就決定不上飛機比較明智。後來，我和皮亞在薩伊一起研究愛滋病（皮亞現主持聯合國愛滋病專案），我很好奇他是否經常想起那次的千鈞一髮。

軍方花了好多天才找到已經發臭的屍體，此刻機內的惡臭可想而知。我當然希望同行的是另一批人，但是沒得選擇，只好穿過那些哀傷欲絕的女人，上了飛機。整整兩個小時，我穿著跳傘裝坐在死人堆中，聞著令人欲嘔的惡臭，回到了金夏沙。

數週後，軍機載著一批貨到金夏沙，那是六百個楊布庫居民的血清樣本，準備送往「疾病控制中心」化驗伊波拉病毒抗體。那時我們無從知道，在那些小玻瓶中，隱藏著一個與伊波拉病毒無關的祕密，這個祕密就像阿拉丁神燈裡的精靈，被緊緊鎖在「疾病控制中心」的冰箱裡，直到十年後，我們才掌握了足夠的知識之鑰，去解開那個謎。但那時，一切都已經太晚了。

9 了解拉薩病毒

在一貧如洗的獅子山共和國裡，三十出頭的卡瑪拉（John Kamara）是一個特例，他畢業於該國最高學府佛洛灣大學，回到錫巴威瑪的聖靈中學教授歷史與法文。卡瑪拉頗受學生愛戴，視他為模範，畢竟在這個小鄉村，受過高等教育的人太少了。他不僅是個老師、諮詢對象，更是大家的好朋友，可以在課堂上解開學問之謎，也可以下場一起踢足球。

身體壯實的卡瑪拉很少生病，因此當他在一九七七年二月某個半夜，突然因為身體不適醒了過來，還覺得很奇怪。他的皮膚發燙、有點輕微頭痛，心想雖然白天踢了一場球，肌肉也不應該這麼痛。不過，他下午才到鄰村探望家人，路況不佳又塵土四揚，可能是長途旅行的勞累吧？他翻過身，試著再入睡。

第二天，他覺得更糟了，頭痛欲裂，肌肉痠痛得不得了，他很確定自己是發燒了。卡瑪拉從小看多了瘧疾，發燒嚇不倒他。在非洲，如果碰到發燒、頭痛、肌肉痠痛，第一個判斷多半是瘧疾。他寫了一張請假單給學校，吃了一些阿斯匹靈和四片氯奎寧，這是治療瘧疾的

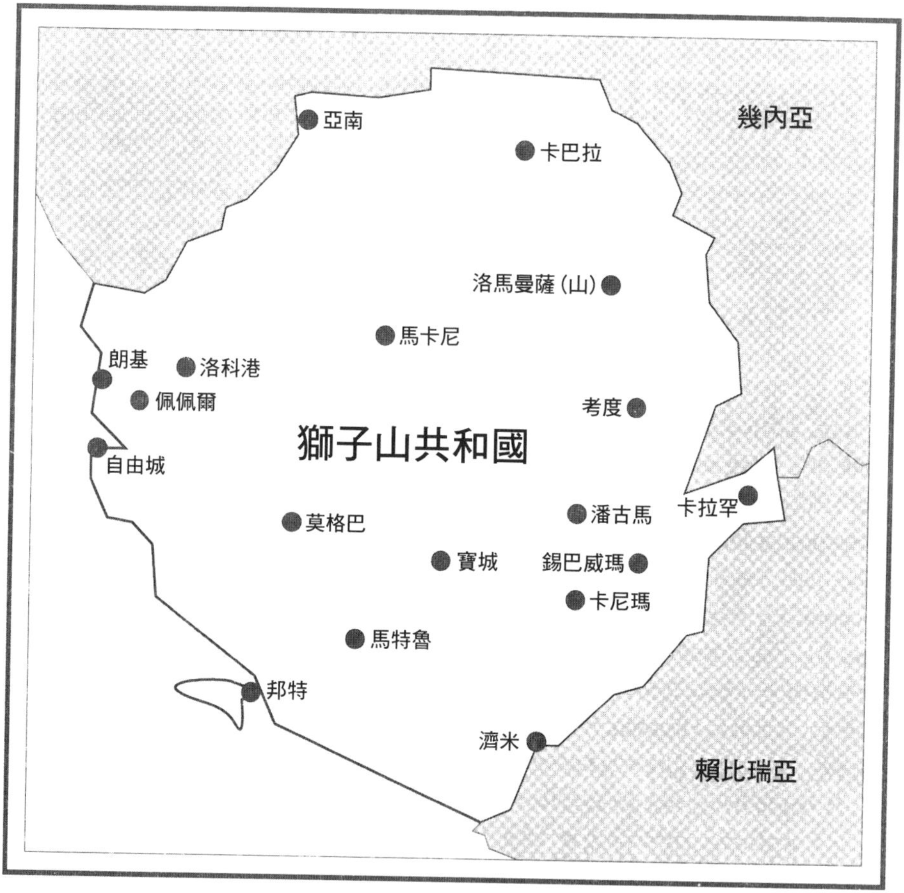
幾內亞
亞南
卡巴拉
洛馬曼薩（山）
馬卡尼
朗基
洛科港
佩佩爾
考度
獅子山共和國
自由城
卡拉罕
莫格巴
潘古馬
寶城
錫巴威瑪
卡尼瑪
馬特魯
邦特
濟米
賴比瑞亞

標準方法，然後上床睡覺。到了下午，他覺得稍好一些，但是肌肉痠痛已經移轉到下背部，而且還有一點喉嚨痛。

晚間病況持續惡化，卡瑪拉的體溫一直爬升，喉嚨痛與肌肉痛加劇，他懷疑自己可能不是得了瘧疾。第二天狀況更壞，卡瑪拉住進了尼克森紀念醫院，伊莎貝爾．金恩（Isabelle King）醫師馬上知道他得的是什麼病。

拉薩熱病！

成立拉薩病毒研究實驗室

一九七六年十一月，結束了薩伊的調查工作後，我又回到獅子山共和國繼續未完成的拉薩病毒研究。我的任務是建立一個拉薩病毒的長期研究計畫，要先找到住處，然後把實驗室搞起來。我大費周章弄到發電設施，接著是修葺、油漆嚴重漏水的屋頂，好不容易才把當局配給我的房舍變成一個像樣的實驗室。

接下來的工作是把亞特蘭大運來的器材弄到實驗室裡，這些器材理論上應當已經安全地到了港口的倉庫，但這只是理論而已。雖然我想不出除了我以外，獅子山共和國還有誰會操作這些器材，但對一個赤貧的國家來說，任何東西都可以「資源回收」，報廢的汽車擺在路旁，瞬間就屍骨無存，宛若荒原裡遭群獸啃噬一空的屍體。所以我必須趕往港口監督這些器材裝上貨車，否則不是儀器被弄壞了，就是一些儀器被「遺忘」在倉庫裡，沒有裝上車。

到達港口，經理說東西已經到了，但是我現在不能檢查它們。兩天後，港口員工通知說，我原先雇用的卡車後座不夠大，儀器箱子放不進去，我只好改雇另一輛卡車，又花掉我兩天的時間。

儀器到手，現在要想辦法找電源。雖然我在薩伊教書時有足夠的電工經驗，但這次我沒有時間搞，只好雇用一名電工，我想只要盯緊他，應該沒問題。當他說電已全部接好時，我就把一個一百一十伏特的顯微鏡插上電，卻慘遭電擊，顯然電流接錯了。我又試了幾樣電子儀器，再次「享受」了幾次電擊滋味，這下我知道一定是基本的裝接錯誤。雖然電工一再保證是照我教的方式做的，但是充滿電流的手指令我不得不懷疑他。

我檢查了斷路器盒子，發現所有中性線、有電線都裝對了，但是地線全部纏成一團，我很有耐性地向他解說地線是幹嘛的，應該怎麼裝，最後他終於裝好了。現在，我至少可以放心大膽地坐下來，不用擔心慘遭電擊。

尋找實驗室助手

我還需要實驗室人手，不僅要專業，還要對拉薩病毒免疫，因為我們要研究的拉薩熱病自然宿主是一種樹鼠，大小約在小鼠與美國家鼠間。這些樹鼠在胚胎時就感染拉薩病毒，但終其一生都不會發病，含有病毒的尿液會傳染病毒給人類。拉薩病毒在樹鼠體內複製，騙過老鼠的免疫系統，讓牠以為這些病毒不是外來的侵略物。欺騙免疫系統的能力是許多病毒能夠不斷在人體複製的法寶，像魔鬼一般聰明，譬如造成愛滋病「人類免疫不全病毒」（HIV），就會讓感染者終生為它複製，到現在我們仍對它束手無策。

當年對付拉薩病毒唯一的方法是抗體，雖然有了抗體並不保證你不會再感染上拉薩病毒，但是卻有可能讓你再度感染時，病況不會太嚴重。我的工作人員成日要接觸含有大量病毒的老鼠，預防措施是必要的。

此地要找到有拉薩病毒抗體的人，不難；但要有抗體，還要精通方言蒙地（Mende）語與克里歐語，外加基本醫學常識，可難了。獅子山共和國東部省份的人，頂多只受過一兩年教育，應徵的人當中，最高學歷不過高中畢業，略微識字、懂得簡單的算術。很快的，我就發現根本找不到符合條件的人。獅子山共和國的醫藥人員分為蘇聯受業和西方受業兩大系統。在西方受教育的醫師回國後，都到首都自由城為政府工作，步步高升，然後等著領豐厚的退休金，根本不可能到窮鄉僻壤執業。

蘇聯受訓的那一派醫師，返國後就到公家醫院服務，派到鄉下地方行醫。理論上，這些醫師應當都在自由城的醫院實習過才派駐鄉下，不過實習只是讓有能力的醫師留在首都，沒有能力的淘汰到鄉下。這些鄉下醫師大部分畢業於莫斯科的「魯麻邦友誼大學」，那個學校的課程表，馬克斯教條比解剖課還多。這些蘇聯系統的醫師對待病人只比屠夫略勝一籌，沒多久，就連沒有知識的村人都知道對公家醫院要敬而遠之。

不幸的是，人們沒什麼選擇，有時垂危的病人得坐上好幾個小時的「噗噠噗噠」，只為到遙遠的、較好的、教會經營的醫院去。「噗噠噗噠」是一種多用途的藍色卡車，既是貨車也是公車，永遠擠得像沙丁魚罐頭，塞滿乘客、貨物、禽畜、農作物，每到一站，就吐出一堆人來。擠不上車的乘客，就攀在車門上、車屁股上，堆不進車子裡的貨物無限量地往車頂堆高。搭乘「噗噠噗噠」就像拿老命開玩笑。

棕櫚酒大王坎迪

儘管我找不到合格的醫師，還是有一堆人應徵，簡直成為本地最大的雇主。衛生部推薦了一些人，面談之後，你猜怎地？他們都號稱是衛生部某官員的「親戚」。我知道凡是他推薦的人，不用都不行，因為這些人錄用後，顯然要「厚謝」這位衛生部官員的。情勢棘手，我不能得罪衛生部，後續的工作還要他們的協助。

解決辦法是雇用了遠超過我所需的人手，中間有一些是我真正要的，其他全是那位官員的「親戚」。我告訴他們現在是試用期間，試用過後，最適合的才留下來。這樣一來，大家有面子。

接著開始訓練，讓他們接受測驗，了解他們的程度，最後留下來的是一批年輕人，全部是高中程度，沒什麼工作經驗。沒有工作經驗也好，才不會染上壞習慣。我從最基本的要求做起：每天準時上工，指定的工作要做完。諷刺的是，在那個年代裡，這樣簡單的要求，獅子山共和國還沒幾個公務員做得到。

工作人員中有幾個傑出人物，有的和我們一起工作了十三年，最棒的是約翰・坎迪（John Kande）。他是個矮胖男子，伴隨著他對棕櫚酒的熱愛不減，一日胖過一日。他留著一臉漂亮的鬍鬚，成日戴著太陽眼鏡，性格隨和愉悅，女人都為他著迷。

棕櫚酒是非洲名產，是棕櫚樹的樹液發酵成酒精。採擷棕櫚酒的工人，身上只掛著一條竹編帶子，赤腳爬上高高的棕櫚樹頂，用一個瓢子採取樹液。棕櫚酒呈白色，滋味甚佳，喝多了，也會醉得厲害。

坎迪精通好幾種方言，但是精通棕櫚酒工人專用的林巴語（Limba），確保工作小隊天天都有新鮮棕櫚酒可喝，才是他大受歡迎的原因。棕櫚酒新鮮最重要，最好是上午採的，晚上就喝掉。到了第二天，它的味道就會變得像煤油。

坎迪個性隨和，能言善道，交遊廣及頭目與重要人物，他隨時奉獻新鮮的棕櫚酒，讓大人物們相信我們的研究是重要的。有的人或許有本事搞到新鮮的棕櫚酒，有的人或許與大人物交往密切，只有坎迪，身兼兩者之長。如果說坎迪有什麼缺點，那就是他常在酒後與人幹架，因而不時出入監獄。不過他交朋友的本事，可以讓村裡的長老或頭目馬上把他保了出來。

坎迪是一個了不起的老鼠技師，開發了自己的老鼠殖民地，大量供給我們研究。他最大的成就是在一九八九年協助工作人員拍攝了一支紀錄片，要在老鼠的天然巢穴裡拍攝影片極為困難，所以坎迪架設了一個小小的老鼠攝影棚，把老鼠微量麻醉後，供工作人員拍攝。拍攝過程有幾隻老鼠麻醉過量，像喝多了棕櫚酒，暈頭轉向地從桌上跌了下來，還得把牠們撿起來放回去。

鑽石礦小城卡尼瑪

我得幫實驗室人員安排住處。獅子山共和國的習俗是不留陌生人過夜的，長時間留住更是前所未聞。在他們的習俗裡，任何不是出生在本村的人，都是陌生人，值得懷疑小心，他們可能會把不祥的惡靈帶進屋內。一個人如果不是心存不良，怎麼會離開自己的家？

不過，卡尼瑪（Kenema）這個北方鑽石礦小城倒是個例外，大批的「陌生人」湧進來，尋找世上最好的鑽石。鑽石是獅子山共和國少數的天然資源，大部分的鑽石礦屬國家所有，但是只要有「某某在叢林裡找到一個鑽石」的謠言傳出，第二天，村子裡就擠滿人，把樹木砍伐一空。以往鬱鬱蔥蔥的原始林，現在紅土畢露，取而代之的是發財夢挖出的坑洞，成群打著赤膊的人站在洞中，揮汗如雨，企圖一夕致富。有的人的確是發財了，但絕大部分的鑽石都落入黎巴嫩商人手中，他們控制了此地大部分的鑽石買賣，很多都被走私出國。

發財夢讓小村一夕之間擠滿人，也常一夕成空。如果別的地方傳出有人找到鑽石，第二天，所有的淘金客就飛奔而去。這樣的大遷移，讓我們追蹤拉薩病毒感染分布十分棘手。

找房子的事還算順利，這裡的村民並不期望大筆財富，只希望改善惡劣到極點的經濟狀況，一點點的錢，就足以奇蹟似地改變村民「不留宿陌生人」的習慣。所以當我們表示願意付房租時，很順利地就為員工找到了住處。

現在我決定正式展開拉薩病毒監視通報計畫，這時距離我自薩伊回到獅子山共和國已經四個月。我的工作人員要正式面對拉薩熱病患了。

而他們絕對不缺病人，病人多得是。

我原猜想病人很多，萬萬沒想到多成這樣，第一個月就有三十個病人。當時我不知道一、二月乾季正是拉薩熱病流行期。這三十個病人中後來有九人死亡，對我及員工而言，都是一次心酸的教育。

重建隔離照護措施

我們的計畫有兩個重點：實驗室有沒有用？疫情調查系統效率有多高？我選了兩所教會

醫院做研究，一個是錫巴威瑪的尼克森紀念醫院，一個是龐瓜納的教會醫院。我們希望能更精確地研究出拉薩熱的病徵，我的員工必須追蹤病人完整的病史，記錄下頭痛、肌肉痠痛、喉嚨痛等病徵發作時間，也確保醫師為病人量體溫、檢查眼睛有否出血、尿液有沒有蛋白質與帶血。他們把血液樣本帶回實驗室，在那裡，我們用從「疾病控制中心」帶來的試劑檢查樣本有沒有抗體。我們一再重複同樣的流程，用離心機把黃色的血清分離開來，然後混進試劑，放在顯微鏡下觀察。

陽性反應，陽性反應，陽性反應！

我的工作人員非常奮力工作，不光因為他們知道要好好工作才能保住飯碗，也因為他們初嚐工作成就的滋味，更重要的，生平第一次，他們感到自己的工作是重要的。當我們愈認識拉薩病毒，我們就面對了更多悲慘故事，死了母親，死了父親，死了孩子。我們還有好多事要做！

龐瓜納醫院裡的拉薩熱病患大都來自鑽石礦區，醫院裡的修女、員工簡直拚了命在照顧病人，但是不夠，她們讓拉薩熱病人和其他病人合住同一間病房，感染過的廢棄針頭也沒有專門處理的地方，醫院裡簡直找不到消毒劑，即使是處理危險的樣本，她們也懶得戴手套。我必須說服這些修女，除了上帝賜予的信心外，最好還要有一點消毒措施。

在修女的協助下，我們展開了隔離照護措施。在非洲偏遠地區，空調與防毒面具簡直是匪夷所思。對非洲居民來說，空調就是開得大大的窗子；而在一個講究儀式的文化裡，面具經常引起邪靈的聯想。即使愛爾蘭修女也不清楚我們要這些東西做什麼。她們被瘧疾、下痢、瀕臨死亡的孩子、貧血症搞得筋疲力竭，認為拉薩熱病沒什麼。我告訴她們其實不然，醫院裡成年病人中約有百分之三十是得拉薩熱病，高居成年人死亡原因第一名。龐瓜納醫院曾經爆發過拉薩熱病，數名員工因而死亡，但是員工流動率太高，人們的記憶力又是如此地短暫。

由於醫院沒有足夠的單人病房，所以我們用簡單的布簾屏風隔開病人，雖然這些屏風擋不住病毒，但至少提醒病患、醫護人員這種病是會傳染的，越過這個屏風，一切請小心。

我們在每一個隔離病人的床前擺一個小桌子，桌上是外科手術口罩、一雙乾淨的橡皮手套，還有一碗漂白劑用來清洗用過的口罩和手套。我們在附近的市場只能買到家用漂白劑，拿來和清水一比十稀釋，就是很好的消毒劑。手套浸泡漂白劑，在太陽底下晾乾後可重複使用，用過即丟是醫院負擔不起的奢侈，但是人工很便宜，所以我們雇用了一個專門清洗手套的工人，除非手套刺破了，不然它可以重複使用八到十次。因陋就簡使我們的實驗地點清晰可辨，遠遠就可以看到晾衣繩上掛滿了手套。多年來，這樣一套簡單的方法一直確保我們的安全，最後連「世界衛生組織」都通告建議非洲的醫院，面對出血熱病例甚或「人類免疫不全病毒」時，都必須使用這套安全措施。

相較於龐瓜納醫院有寬大、明亮的病房，老舊的尼克森紀念醫院就顯得陰森抑鬱，照明不佳，四壁陰暗，廁所總是不通，外帶時常缺水，醫院裡排泄物異味衝鼻。尼克森醫院雖然也和龐瓜納醫院一樣，有各種分開的病房，但是拉薩熱病人實在太多，單人隔離病房不夠，於是，簡單的隔離措施再度派上用場。

成立老鼠調查小隊

我們的工作不只是調查疫情、研究預防措施，還要消除病媒源老鼠。我們成立了一支老鼠調查小隊，除了坎迪外，還有一位哺乳動物學家約翰．奎普（John Krebs），他獲得美國國家衛生研究院的資助，上級是亞當．謝林頓。據傳幾年前，亞當的老婆和一個嬉皮跑掉了，或許如此，他和老嬉皮作風的坎迪完全處不來。

坎迪的嬉皮作風包括頭頂禿了，就以滿臉鬍鬚來補償；酷愛冒險，急於發現他從未見過的老鼠新品種；對田野工作永不疲倦，可以躲在樹林裡數天，只為抓一些老鼠來化驗有沒有病毒；也包括對任何新鮮文化都極感興趣，尤其是熱愛本地食物——棕櫚油烹煮的米飯配上花生和魚醬，撒上大量本地特產的皮里皮里（pele-pele）紅辣椒粉，他百吃不厭。這樣一個瀟灑不羈的人，似乎觸怒了奎普的神經，總是對他挑剔不已。儘管如此，坎迪還是完成了許多令人敬佩的成果，他對本地老鼠數目的估算、分布區域，尤其是和人類接觸途徑的研究，都使我們對本地拉薩熱病的擴散途徑，有了比較清楚的圖像。他對老鼠研究之精，讓當地居民都詭稱他為「阿拉塔博士」——克里歐語「老鼠博士」的意思。

不管他多麼努力，坎迪就是無法說服奎普接受他的研究結果，奎普對坎迪的仇視愈演愈烈，天天留備忘錄指控坎迪工作不力、捏造數據。我和坎迪並肩工作許久，知道這些指控不實，相反的，我從未見過任何研究者比坎迪更小心、更重視數據的準確。我一直不知道奎普的毛病在哪裡，後來才聽說他的研究成果一直沒法發表，再加上對坎迪原本就有的不滿，於是爆發成這個樣子。這些情緒雖可理解，但不可原諒，畢竟許多人性命繫於我們的研究。

〈啊！拉薩，壞東西〉

除了應付內部問題，我們還要面對不同文化的人情世故。每當老鼠小隊要到村裡放置捕鼠器時，就必須先和村裡的人充分溝通。這個工作通常都落在坎迪身上，他的高度說服技巧能讓村民充分了解，如果有誰放走那些老鼠，誰就是瘋了。

鼠隊研究計畫有三個重點：村內哪幾種老鼠最多？每一戶人家平均有多少隻老鼠？這些老鼠中有多少帶有拉薩病毒？我們先將每一戶都編號，繪製地圖，坎迪再根據地圖上的編號隨機取樣。到村落捕鼠的時候，我們總是開著一輛黃色的鈴木卡車，車身繪有拉薩病毒的辨識圖像，那是一個圓形病毒，裡面圈著一隻老鼠，還有一個非洲縮小圖，大老遠，人們就認得這個圖像。後來只要我們開車經過村落，人們就會唱〈啊！拉薩，壞東西〉，這是當地衛生教育單位推廣拉薩熱病防治做出的社教歌曲，還登上了暢銷排行榜前十名呢！

鼠隊進了村子就開始搭營，兩個帳棚，一個用來住人，一個用來關老鼠。接下來，隊員就到抽樣出來的家庭放置捕鼠器，捕鼠器分兩種，一種會殺死老鼠，一種不會，後者是用來捕鼠做化驗的。通常我們每家放十個捕鼠器，第二天，再去收老鼠。死鼠放入塑膠袋焚毀。至於活鼠，我們設計一種捕鼠器可以連接塑膠袋，一打開捕鼠器，老鼠就竄進塑膠袋，裡面擺滿沾了痲醉藥的棉花球。一等老鼠昏死過去，我們就一一抽血檢查拉薩病毒與抗體。一旦確定哪一隻老鼠帶原，就在解剖後留下牠的器官供分離病毒用。所有我們蒐集來的資料，全部輸進電腦資料庫中。

基林賽被關進塑膠隔離室

為了了解老鼠如何傳染病毒，我們到罹患拉薩熱的病人家中捕捉老鼠，拿來和家中無人罹病的老鼠比較。我們想要知道滅鼠是否讓罹病率下降了，這個部分的研究由「疾病控制中心」一位英籍研究員狄克．基林賽（Dick Keenleyside）負責。他樣樣都好，只有一樣毛病，就是怕死了拉薩病毒，每天，他一回到實驗室就抱怨喉嚨痛。這樣的恐懼並非不合理，畢竟他天天和老鼠接觸。終於，他由倫敦轉機回美國時發生了恐怖經驗。

顯然，他在飛機上和乘客聊起了在獅子山共和國研究拉薩病毒，一踏進海關馬上被謹慎、恐慌的英國移民局官員扣押起來，送去科伯．伍德醫院檢疫。這個古老的醫院有一個塑膠隔離器，是用一個不透氣的大塑膠罩子，連床一起罩起來，任何有傳染病嫌疑的病人，都要送進去做檢疫。對基林賽而言，這種隔離檢疫完全不必要，因為拉薩病毒不會透過空氣傳染，但是英國海關既然花了那麼多錢搞了這個東西，捨不得不用，所以一些從非洲回來的旅客，只要抱怨頭痛或輕微發燒，都會被關進去幾天。

基林賽抗議說他根本沒病，但沒效；要求海關與「疾病控制中心」聯絡，沒人理他；他甚至搬出「人身保護法」、「大憲章」都沒有用。「人身保護法」是英國在十二世紀通過的法律，意在限制國王違反正義濫捕人民，這是英國最神聖的法律了，還是擋不住海關官員。一直要到「疾病控制中心」的檢疫部代表和英國方面通了電話，確保基林賽沒有危險，他們才把他放了出來。看來，面對致命的傳染病，不是只有非洲人才會迷信、失去理性。

設路障成為全民運動

我們的麻煩不光是拉薩病毒，還有動盪不安的政局，這也是我們在非洲走到哪裡都要面對的問題。獅子山共和國的動盪泰半來自兩大族群：蒙地族與泰恩族（Temne）的長期仇恨。蒙地族分布於東部與南部省份，泰恩族則在西部與北部省份。獅子山共和國的兩大黨也以這兩族做基礎，因此表面上看來是政治爭議者，其實骨子裡還是兩大族群的衝突。一九七六年底七七年初的大選，全民議會黨（即泰恩族的黨）的領袖史帝芬（Siaka Stevens）選舉舞弊，逕自宣布為總統，將當時的總統逐下位來，引起了爾後各地大小不斷的衝突，有的衝突非常靠近東部省首邑卡尼瑪與南部省首邑寶城。

以蒙地族為主的卡尼瑪城人口僅二萬五千人，一次武裝衝突死了十二人，開始實施宵禁，晚間六時以後就不准離城，宵禁措施觸怒了泰恩族掌權的政府。當時我們剛開始研究計畫，足足四、五個月的宵禁讓我們工作倍增困擾。我們經常在外出時碰到路障，有的是軍人，有的是中央政府的，還有的，根本搞不清楚是什麼來路。臨檢者有的全副武裝卻一身酒氣，對司機索賄的興趣遠大過政治考量。亂糟糟的局勢，讓任何有槍桿子的人都藉機掠奪。

政治僵局終於在一次激烈衝突後解決，蒙地族與泰恩族的武裝部隊在寶城展開激戰，三百多人喪生，絕大部分是蒙地族人。兩邊人馬坐下來談出一個折衷方案，既然總統來自一個與泰恩族結盟的小部落，那麼兩位副總統，就一個蒙地族、一個泰恩族。停火協議達成後宵禁取消，但不表示路障就沒了。路障已經成為生活一部分，你永遠不知道哪天出門在什麼地方會碰到路障，有的是當地司令官下令，有的則未經任何人允許，想設就設，設路障變成全民運動。有時我們會碰到幾個毛孩子在路上擺個路障、地上挖個洞，然後等在路旁，一有車子經過，他們就跳出來要你留下買路錢修路。這就是獅子山共和國教育下一代的方式！

10 靈魂與離心機

如果我們想知道某些村落罹患拉薩熱病比例有多高，必須以人口普查資料做基礎，才能分析出哪些人比較容易感染，以及為什麼。通常一般政府都會有人口普查資料，但是獅子山共和國卻不然，它上一次普查是二十年前英國殖民地時代的事了。所以我們必須自己做普查，到抽樣出來的村落做家戶拜訪，調查每家有多少人、性別、年紀等。此地家庭都是三到四房、泥牆泥地、鐵皮屋頂。鐵皮屋頂是白人殖民遺跡，伴隨著經濟惡化，鄉下地方，傳統的棕櫚葉屋頂又逐漸回來了。

我們本來就預期每家人口很多，但是沒想到多成那樣，鑽石礦附近村落，一戶人家可以擠上四、五十個人。挖礦採輪班制，十二小時一班，一班人去上工，另一班人就回來睡覺，因此不分時刻，屋裡總是擠滿了人。這和以農耕為主的村落大不相同，傳統農村裡，村民白天下田，屋子裡就沒人。毫無疑問，這樣的起居工作模式，影響了拉薩病毒的感染比例。靠近鑽石礦的村落，常是感染比例最高的。

到底有多高？實在很難回答。在這種流動率高的村落做調查，簡直就是統計社會學的噩夢。只要挖寶美夢破碎，淘金者馬上移到另一個地方，在我們調查的村落中，有的人口數曾在幾週內倍增或減半。錫巴威瑪附近一個村落，原本只有兩千五百人，自從傳出有人挖到幾個大鑽石後，第二天人口就增加了一倍。這些人搶挖鑽石，不幸挖到鬆泥，礦坑塌了，死了十五到二十個人（確切死亡人數不詳，因為始終沒有找到全部屍體）。意外發生後第二天，村落又為之一空，因為人們相信這地方被邪靈詛咒了。

調查罹病率是一回事，治療又是另一回事。我們每到一處，都被充滿期望的病人包圍，認為我們可以救他們一命，日復一日，我們深陷在束手無策的沮喪中。

遇見卡瑪拉

也就是在這時我們碰到了卡瑪拉，幫他退燒、打點滴防止脫水，但他還是一天比一天痛苦，躺也不是，坐也不是，什麼姿勢都痛，無法下嚥，也無法入睡。發病第八天，他的臉與脖子整個腫起來，那真是可怕的景象。拉薩熱病患會因為血管功能壞了，體液全部流到頭、臉、脖子的組織，產生嚴重水腫。雖然卡瑪拉還能回答問題，但是答非所問，我們知道他已經產生腦病變，緊接著，將是抽搐與不可避免的死亡。

卡瑪拉發病期間，他的妻子始終陪侍在側。雖然我們一再安慰她，但是她看到丈夫的臉，也看到他眼中的恐懼，知道不妙。她懇求我們想想辦法，我雖然沒把握，但是猜「癒後血漿」大概是唯一的辦法。

這也是我為什麼大老遠從「疾病控制中心」帶一個離心機來此的原因，我們用它分離捐血者的紅血球與血清，紅血球注射回捐血者體內，含有抗體的血漿則用來治療拉薩熱病人。這套血清免疫療法源自南美洲，用來治療朱寧出血熱病（Junin）很成功。朱寧出血熱病只出現於阿根廷，也是透過老鼠傳染，死亡率很高，和拉薩熱病很像。更重要的，朱寧病毒也是一種砂狀病毒，可能是拉薩病毒的親戚，如果「癒後血漿」對朱寧病毒有效，對拉薩病毒也應該有效。

我們在製作「癒後血漿」上碰到了麻煩，離心機是有的，但是不能用，因為線沒有裝對。我簡直恨不得踢自己一腳，我為什麼不在離開亞特蘭大前檢查一下？獅子山共和國哪裡去找一個知道什麼是離心機的人，更別提會修理它！

但我要卡瑪拉和其他病人坐著等死嗎？當初我把實驗室放在卡尼瑪，就是因為它位居龐瓜納醫院與尼克森紀念醫院間，會有很多拉薩熱病例可以研究，但是我必須先讓離心機能夠啟動才行。

充當電工修理離心機

我拆開機器檢查，發現原先把機器改裝成兩百二十伏特的技工忘了把定時器裝進去，這種機器的設計是定時器沒有開動就不會運作。我整整花了一天的時間才找出毛病，又花了一天的時間才修好它。此地沒有電工，我就是電工！

下一步苦工是把這兩個各重約六百磅的笨重機器運到兩所醫院去，不但此地沒有這麼大的貨車，我們還必須確保壓縮機在運送過程中不會鬆動到，否則極有可能壓破冷凍管，一旦裡面的冷媒外漏，不但有污染的危險，也會失去冷凍效果。我們又花了很多時間找到結實耐震的卡車，想辦法用繩子盡量固定機器，然後祈禱它們運到醫院後可以運作如常。

機器終於運到了醫院，龐瓜納那台運作得很好，尼克森紀念醫院的那一台卻壞了。我的噩夢成真，我到哪裡去找一個會修冷凍式機器的人呢？就算找到，他會修離心機嗎？

離開「疾病控制中心」前，我曾和一個電工討教過如何修理冰箱、換裝冷媒，我極力回想這和修理離心機是不是同一個道理呢？我再度拆開機器，發現果然冷凍管在壓縮機接頭處破了，我把破裂處割掉，重新焊接，花了好幾個小時才完工。它看起來是可以動了，但是溫度可以低到我們要的標準嗎？當我看到一陣冷氣自管子冒出，簡直樂壞了，現在我們可以製作血漿了。

修理機器不是唯一的麻煩，還有通訊與電力。此地供電極不正常，要用電，得自己發電；要對外通訊，要自己用無線電想辦法。龐瓜納與尼克森紀念醫院，每天都只有幾小時的供電，手術房優先，輪不到實驗室，更何況醫院的發電機還不時故障，零件又難找。所以我想辦法搞了幾台發電機放在兩地的實驗室裡。想想看，有自己專用的電耶，簡直是了不起！

設法建立補給運輸線

建立補給運輸路線更困難，在「疾病控制中心」運來的東西中，最重要的是拉薩病毒試劑，要命的，它偏偏出了問題。第一批試劑由泛美航空公司從亞特蘭大轉到塞內加爾的達卡再轉到自由城，不知怎的，這批試劑在達卡失蹤了。這給了我們一個寶貴教訓，我們需要一條可靠的運輸路線。最後我們聯絡荷蘭航空公司，他們每週四晚上有一班機到離自由城不遠的朗基（Lungi）機場。荷航的航線是由亞特蘭大轉阿姆斯特丹到自由城，我們的樣本也將循這個路線回到亞特蘭大做病毒分離。我們雖然可以在田野實驗室裡處理樣本，但是分離病毒是另一回事，它需要在無菌的環境裡做組織培養，更何況拉薩病毒屬於「第四級病毒」，只能在「疾病控制中心」的實驗室裡處理。

研究病毒最終途徑一定是病毒分離，不但可以測知樣本中有沒有病毒，還可以算出多少。如果我們要記錄病毒擴散範圍，尋找治療方法，一個病人不是抽取一個樣本，而是數個樣本。更複雜的是，這些樣本不能用平常的冷凍包裝運回亞特蘭大，必須用乾冰冷凍。不過卡尼瑪沒有乾冰，自由城也沒有，最近的一個地方是象牙海岸的首都阿比尚，和獅子山共和國還隔了個利比亞。我們拜託阿比尚的美國大使館幫我們寄點乾冰來，打開後，根本沒有乾冰，全部昇華光了，只剩二氧化碳。顯然，阿比尚這條線行不通。

只好又拜託可靠的荷航，他們說如果我們事先預約，乾冰可以在星期四晚上送到，但是第二天，我們就得將包裝好的樣本送上回程飛機。靠美國大使館的幫忙，我們排出一個路線，讓乾冰從朗基機場及時搭渡輪到自由城，不至於昇華光了。第二天，我們又匆匆送貨趕飛機，因此每個星期四晚上，簡直是人仰馬翻。最後沒辦法，我們只好在大使館的地下室裡擺一個大冰箱，也幸好，大使館不虞缺電，可以儲存樣本。每當星期五荷航飛機一起飛，我們就全體癱垮在自由城的海灘上，那是獅子山共和國最美麗的地方之一。

卡瑪拉死了

不管我們做了多少努力，克服了多少困難，對卡瑪拉來說都來不及了。他的高燒持續不退，痛楚日益加深。當時我們對拉薩熱病所知不多，所以還抱持著一點希望。發病第八天，他一度明亮深邃的眼睛已經渾濁呆滯，充滿了絕望。當我再靠近一點，可以看到眼白裡有紅點。

他的眼睛開始出血了。

他的妻子再也受不了，一再衝了出去，旋即又回到病床邊握住他的手。

第九天，卡瑪拉時而只有定向障礙，時而陷入狂亂，雖然我們對拉薩熱病了解不多，但也懷疑有多少病人可以熬過這個階段，他不行了。卡瑪拉的妻子似乎感受到我們的絕望，變得異常冷靜，接受了最壞的事實。這是醫師最感卑微的一刻，我們自以為是可以扭轉生死的神，其實卻渺小無力。

卡瑪拉陷入昏迷，當病毒侵占了他的腦袋，他的身體一連串猛烈抽搐，接著是休克，測不到血壓，然後心肺停擺。

卡瑪拉下葬的那天，全錫巴威瑪城的人都來給這位明師、摯友送別。什麼世界會奪走這樣的好人？他的妻子一個人怎樣扶養兩個年幼的孩子？他年邁的雙親又怎麼辦？誰來教育他們的孩子呢？當他們有了疑問，現在又能找誰呢？

疑問飄盪在空氣中，回應的只有巨大的沉默。

11 神奇子彈

在確定拉薩病毒試劑貨源不缺後，我們愈來愈接近可以用「癒後血漿」治療病人的階段了。第一步工作是確定兩所醫院裡有多少拉薩熱存活病人，他們體內的抗體數量多高（即每毫升血清中有多少單位的抗體）。數量愈高者我們愈感興趣，這種「癒後血漿」療效較高。捐血者必須已經完全康復，最好是已病癒三到四個月，一方面確保捐血不會影響他們的健康，同時也確定他們體內已經完全沒有拉薩病毒。此外，我們還要過濾B型肝炎病毒。

當年我們對愛滋病、人類免疫不全病毒、C型肝炎病毒一無所知，不知道除了B型肝炎病毒會透過血液感染外，還有其他病毒也會，如果我們知道，就不會那麼大膽地使用「癒後血漿」。幸好，當一九八〇年代我們開始在獅子山共和國追蹤「人類免疫不全病毒」時，除了幾個來自自由城的妓女、數個自蘇聯返國的學生外，我們並沒有發現其他帶原者，可能是當時愛滋病才剛自中非共和國傳入獅子山，因此我們可以大膽假設七〇年代接受「癒後血漿」的人並未受到愛滋病感染。如果說血清免疫法是一種危險療法，拉薩病毒也一樣危險，除了卡瑪拉外，第一個月還有八個病人死於拉薩熱病，我們必須想出一套方法。

蒐集血漿的工作簡直是一場噩夢，首先我們必須找出可能的捐血者，這不容易，他們大半已返回自己的村落，如果他是個不時遷移的挖礦者，更是無法尋找下落。找到了捐血者，如果他答應捐血，我們要為他準備交通膳宿，贈送兩週份的鐵質補充品及兩磅米答謝。每一個捐血者要足足花掉我們一天的時間及不少錢。

白人巫師

我們花很長的時間說服捐血者，整件事情遠超過村人的教育水準所能理解，他們泰半是文盲，對醫藥唯一的認識就是巫師給的藥粉藥水，如果巫師無效，再去找「白人巫師」。除此，我們還要克服另一項迷信，非洲人深信血液含有魔法與神力，被別人抽走了，可以反過來用來對付他們。有好長一段時間，他們謠傳白人喝人血、吃人肉、製造神祕配方殺死敵人。不知道我們是幸運，還是我的隊員實在是舌粲蓮花，居然有一半病癒者同意捐血。

血清分離後，還得將紅血球再注射回捐血者體內。這時，可笑的情況發生了！捐血者無法分辨我們抽出來的和我們注射回去的東西有什麼不同，愈發確定我們是在施法術。我不知道這整個過程，是使他們深信「白人巫師」本來就是要把他們騙來施法呢？還是他們現在更加堅信「白人巫師」法力比較高，因而對我們深感敬畏。或者，兩者都有吧！

製作「癒後血漿」耗費我們所有的資源，而且耗時。獅子山共和國沒有血庫，需要輸血，通常直接找病患家屬親戚，儘管如此，輸血還是得花不少錢。如果我們沒有經費來源，如何推廣「癒後血漿」？讓有錢人注射昂貴的「癒後血漿」，讓窮人等死不是我們的初衷。最終我們還是需要實用、便宜、方便的療法，我們下定決心要找出一種抗病毒的藥來。

抗病毒的藥不但少，而且通常毒性很強，殺死了病毒也會連帶破壞病人的活體細胞。我們理想中的藥是一種類似抗病毒的盤尼西林，便宜、安全、方便服用，最重要的，藥效持久穩定，禁得起長時間運送到非洲來，以備不時之需。我們想要的簡直就是「神奇之藥」。

神奇之藥「雷巴抗病毒素」

就在這時我收到強森的信。強森就有這種本事，一封短箋就可以徹底改變我的命運，先是伊波拉病毒，現在是這個！

強森說猶他大學發明了一種新藥「雷巴抗病毒素」（Ribavirin），似乎對RNA（核醣核酸）病毒有效，拉薩病毒就是一種RNA病毒。假如說DNA（去氧核醣核酸）是生命的藍圖，告訴細胞應當變成眼睛、手、腳，那麼RNA就是信差，把基因的信息傳給核醣體。核醣體就像個小小的蛋白質工廠，製造生命所需的抗體、荷爾蒙與酶素。不過很多病毒不是利用RNA當信差，而是基因。「雷巴抗病毒素」之所以令人興奮，是它可以干擾病毒的ＲＮＡ製造蛋白質。

強森說他和「美國陸軍傳染病醫學研究所」的彼得．詹寧（Peter Jahrling）已經在組織培養的拉薩病毒試驗過這種藥，詹寧還進行猴子實驗，實驗數據看起來不錯。而且這種藥已經使用在人體上，用來治療嬰兒的病毒性肺炎，非常成功。最棒的是它製造容易，成本便宜，在室溫下很穩定，雖然未必適用於獅子山共和國的高溫，但是我們可以放在冰箱裡。

這可能就是我所需要的「神奇子彈」，我感到異常興奮，但還是要等它對拉薩病毒的實驗結果出來後，才能用在病患身上。此外，我還要得到獅子山共和國「醫療規範委員會」（National Ethical Committee）與美國方面的同意，所以我們必須加快步伐。

申請臨床實驗曠日費時

首先我們必須準備一份詳盡的臨床實驗議定書（protocol），強森與太太派翠西亞．韋布幫忙完成了美國部分，然後這份議定書還要經過獅子共和國的「醫療規範委員會」、「疾病控制中心」的「人體實驗審查委員會」（Human Subjects Review Committee）、美國「食品藥物管理局」（ＦＤＡ）通過，這可不是個簡單的工程。議定書必須詳盡解釋人體實驗的必要性、實驗的方法，以及徵詢病人同意實驗的所有程序，絕不容許拿活人當天竺鼠。

這就麻煩了！議定書的前提是，病人完全清楚醫生打算做什麼、實驗的目的何在，而且同意接受藥物實驗。此間大部分病人是文盲，只會說方言，還懷疑我們施巫術，怎麼可能解釋得清楚？我當然可以找人用蒙地語翻譯，但是蒙地語裡可沒有「臨床實驗」、「異常反應」這些字眼，怎麼辦呢？

我們只好簡化解釋過程，告訴他們「雷巴抗病毒素」是一種新藥，還沒有在拉薩熱病患身上試過，但是已經證明對人體無害。而且拉薩熱病無藥可醫，「雷巴抗病毒素」是唯一機會，但不保證有效。由於大部分病人不會簽名，我們用按拇指印取代，或者是在同意欄裡畫個「×」。

獅子山共和國的「醫療規範委員會」還比「疾病控制中心」的「人體實驗審查委員會」好溝通，他們知道自己無能為力，而拉薩熱病患需要治療。有趣的是，獅子山共和國「醫療規範委員會」還是拜此次藥物實驗所賜，才由衛生部長瑪西亞．戴維斯（Marcella Davies），與繼任的貝蒙．威蓮絲（Belmont Williams）成立的。當時美國方面要求此次實驗需獅子山共和國的「醫療規範委員會」通過，但是獅子山共和國並沒有這樣的機構，威蓮絲一了解狀況後，馬上找來一群醫生，聘請他們為委員，成立了委員會，通過這項實驗申請。

人體實驗就緒

無論如何，在此地進行人體實驗是一種困擾，不但要保證過程合法正確，還要確定沒有

「剝削」文盲，占他們便宜。直到現在，這在開發中國家仍是個困擾，你要怎樣讓那裡的人民了解實驗是什麼？實驗的風險又是什麼？

獅子山共和國方面還頗能接受我們以手印或畫押代替簽名，因為那是沒有辦法中的辦法。美國方面就比較沒有辦法接受，委員會中沒有人曾在偏遠地方工作過，他們習慣以美國標準行事，阻礙許多亟需實驗的療法，尤其是在非洲、亞洲，當地許多醫生甚至不敢告訴病人他得了愛滋病，因為沒有病人負擔得起的藥品。

得到「人體實驗審查委員會」同意後，我們還有「食品藥物管理局」那一關。用「雷巴抗病毒素」治療拉薩熱病是全新療法，我們需要「食品藥物管理局」核發的「調查中新藥許可」（Investigational New Drug Permit）。申請這項許可不會太困難，因為「雷巴抗病毒素」用來治療其他疾病，已證明對人體無害，可以仰賴藥廠的資料與數據證明，不必自己做冗長、昂貴的實驗。美國的「食品藥物管理局」不只對美國境內核發藥物許可，許多沒有審查機構的國家，都參考美國「食品藥物管理局」把關過的藥品。

一切就緒時，我們已經在此工作了十八個月，對拉薩熱病也有較多的認識。我們發現住院病人中約有百分之十到百分之十五是拉薩熱病患，死亡率約百分之十六。我們現在也較能判斷什麼病人熬得過拉薩熱病，怎樣的病人又比較可能會死，譬如肝酶素含量（AST）就可以做為一個指標，AST較高的人，死亡率高過指數低的人。

分成兩組實驗

根據人體實驗規定，我們必須將病人分為兩組，一組服用「雷巴抗病毒素」，一組用「癒後血漿」，所有肝酶素含量超過標準的人，一定要接受治療，因為他們比較危險。一般做臨床實驗，會有一組「控制組」，這一組病人只給他們服用「安慰劑」（看起來像藥，其實不過是糖水的東西），目的在騙過研究者，以免研究者的偏執影響了實驗結果評估。問題是，控制組使一半的病人得不到治療，拉薩熱病患可禁不起「安慰劑」實驗。所以我們決定用以往未接受過治療的病患資料做控制組，來做比較。

「癒後血漿」有療效嗎？「雷巴抗病毒素」會有用嗎？我們不知道。畢竟在這之前，從來沒人試過直接殺死這麼猛爆的病毒。我們用隨機方式將病人分為兩組，分別採用不同療法，服用「雷巴抗病毒素」的那一組病人，護士小姐必須確保病人完全將藥丸吞嚥下去，如果吐了出來，就要再餵一顆。有的病人喉頭腫大，無法吞嚥，我們還得拆開膠囊，將藥粉融化在水中餵他。十五歲以下的小孩不參加實驗（後來，我們曾單獨對小孩子做實驗），孕婦也排除在外，因為我們擔心會傷及胎兒。

這雖是一場高風險賭博，但是所有病人都表現出如釋重負、感激不盡的神情。終於我們拿出了一套方法來救治他們，至於我，只能屏息期待。

病人不斷湧進來，有的病勢已經沉重到無法簽署同意書，我們只好請家屬簽署。有的病人就醫時已經發高燒、渾身劇痛、喉頭腫大、扁桃腺冒出膿汁。有的病人嘔吐不止，手足顫抖，神智昏聵。有的病人則牙床、內臟出血，不但吐血，陰道與肛門也都便出血來。有的病人則出現拉薩熱病嚴重病徵，頭頸腫大，血壓奇低。

這些還不是最嚴重的，最嚴重的是那些已經陷入昏迷、不斷抽搐的病人，進入嘔吐、昏迷、出血階段的病人幾乎都無法存活。在我們的經驗裡，那些會抽搐的病人一定沒救。

「癒後血漿」證明無效

我們又持續「癒後血漿」實驗兩年，一次又一次，我們將寶貴的血漿注入病人體中，但是病人還是死了。所有的工作人員都十分沮喪，我們是那麼地盡力，又懷抱了那麼大的期望。現在我們才知道，當時就算有血漿，也救不了卡瑪拉一命。

但這只是臨床實驗，不應該在實驗階段就驟下斷語。只能不停地做，等所有的資料數據完整後，才知道有用沒有。

在我看來，服用「雷巴抗病毒素」的那組效果似乎比較好，雖然不少病人仍然死了，但是有一些我們原先以為熬不過去的病人，居然活了下來。是「雷巴抗病毒素」的功用？還是運氣？要查明真相只有仔細分析數據，在個人電腦還沒有問世的時代，我們只能將實驗數據送回「疾病控制中心」。一九七九年當我回去「疾病控制中心」後，我馬上先學會使用電腦，接著分析那批實驗數據。

結果呢？更多的失望！

初步分析，這兩種療法統統沒效，冰冷的數字擺在眼前，連「雷巴抗病毒素」都沒有療效。但是我不死心，思考得愈久，我愈覺得應該有另一種方法分析這批數據。我把病歷分成兩批，一批是就醫時才剛剛病發，另一批是就醫時已經進入疾病後期，也就是我把就醫時間列為變數。結果我發現「癒後血漿」那組病人沒有差別，但是服用「雷巴抗病毒素」那組出現差異。注射「癒後血漿」的人，不管是在發病的哪一個階段治療，死亡率都一樣。但服用「雷巴抗病毒素」的那一組，如果是在發病七天內就醫，存活率大過七天後才就醫的人。我們終於發現了一線曙光。

但是樣本數太少，差異不夠顯著，必須再做更多的試驗。此外還有一些疑問，譬如劑量高一點，治療效果會不會好一些？如果採用靜脈注射，血液中的含藥量會較高，比較可能殺死躲藏在肝臟、脾臟的病毒，效果會不會更好？

「雷巴抗病毒素」靜脈注射實驗

我想試用靜脈注射「雷巴抗病毒素」，不過有一個問題，我必須重新來一遍煩人的申請流程。還有，除了墨西哥以外，我要到哪裡去弄「雷巴抗病毒素」注射劑？美國「食品藥物管理局」絕對不會同意我使用墨西哥製藥，因為他們對藥品製造過程有一定的規範，墨西哥絕對不在這個標準內。

這一次，我可是準備了一份巨無霸的臨床實驗議定書，足足花了我八個月的時間才通過所有的關卡。順利通過的原因，一來是我們已經證明了口服劑有效；第二，我們也證明了它對人體無害。至於如何取得合格的「雷巴抗病毒素」注射劑，可是頗費周章，一家美國藥廠終於答應專門為我們的實驗生產一些。到了一九八二年，我們終於可以用「雷巴抗病毒素」靜脈注射治療病人。基於人道因素，也因為口服劑證明有效，這一次我們取消了控制組，所有的病人都接受注射。

在我返回「疾病控制中心」後，派翠西亞．韋布接下了我在獅子山共和國的工作，我仍不時回去看看。韋布曾在玻利維亞、中美洲做過研究，以驚人的行政效率為拉薩熱病防治計畫注入新意，她把實驗室從卡尼瑪移到錫巴威瑪的尼克森紀念醫院，靠著我募來的基金，我們終於可以在尼克森紀念醫院裡直接做病毒分離，不用再送到亞特蘭大。也就是韋布任內，我們試驗了「雷巴抗病毒素」注射劑。

阿曼都的奇蹟

每當有病人住進來時，我們總是警告自己不要過於樂觀。我曾看過一個病患阿曼都（Ahmadu），大約只有十七、八歲，他的父親大老遠帶著他從龐瓜納搭乘「噗噠噗噠」前來就醫。那時我們已經停止與龐瓜納醫院的合作，因為醫院的領導階層一換再換，現在的院長認為根本沒有拉薩熱病這回事。

阿曼都剛發病時，曾看過巫醫，吃了兩三天的藥水、藥粉與接受施咒後，病情不但沒有起色，還更見惡化。心急如焚的父親說：「我們必須到錫巴威瑪去。」阿曼都是他唯一的兒子。

阿曼都抵達後，技術員馬舍里（James Masserly）馬上幫他抽血，護士長古布拉（Coolbra）填寫阿曼都的病歷表格。手續完成後，阿曼都被抱進病房，他全身上下赤裸，只裹了一床被單。

接著馬舍里進行兩項化驗，一個是用分光比色計（spectrophoto meter）測量阿曼都血清內肝酶素的含量，另一個是用螢光顯微鏡（fluorescent microscope）檢查他體內病毒數量。我們發現阿曼都的肝酶素指數高達三百二十五，令人沮喪的指標。一般AST指數標準為四十，根據我的經驗，AST指數超過一百五十的拉薩熱病患，通常都很不樂觀，阿曼都的指數是兩倍於此，簡直糟透了。

螢光顯微鏡放在一個小亭裡，這個木板小亭是由兩個和平隊隊員為我們搭建的，門上掛著鮮艷的布簾，讓木板小亭看起來像個算命館，但是只要能夠徹底遮光就好，因為螢光顯微鏡必須在暗中觀看。或許這個小亭長得像算命館不是個巧合，顯微鏡下正是阿曼都的命運。

塗上螢光劑後，他的細胞在顯微鏡下呈一團團的光泡，阿曼都的病毒數量並不高，顯示他仍在拉薩熱病初期，但是AST指數過高，我們必須趕緊為他治療。

護士長古布拉馬上準備「雷巴抗病毒素」注射劑，此時阿曼都已經全身冒汗、嘔吐不止、嘴中出血。古布拉找到血管開始靜脈注射。整個過程，阿曼都的父親都目瞪口呆地看著，古布拉提醒他照顧阿曼都時不要碰到血，必須戴上口罩和手套，並在用完後以漂白劑清洗。

古布拉沒法待太久，他還有十四個拉薩熱病患要照顧。

靜脈注射持續六小時，阿曼都仍然病勢沉重，看起來像進入了拉薩熱病的末期。但是第三天韋布巡房時，赫然發現阿曼都的床上是空的，男孩的父親坐在旁邊喝熱茶。

派翠西亞問：「阿曼都呢？」

男孩的父親吞下了一口熱茶，綻開笑容，用手指指窗外，韋布發現阿曼都正好好地坐在戶外一棵樹下，點滴架在旁邊，三個家人正在餵他吃東西。

父親說：「阿曼都，吃飯。」

真是個奇蹟，這孩子本來應該是沒救的。

「雷巴抗病毒素」救人無數

我們繼續用「雷巴抗病毒素」治療約一千五百名拉薩熱病患，死亡率由百分之十六降至不到百分之五。每當我們開著畫有拉薩病毒圖樣的卡車出去時，人們會從屋裡跑出來，熱情地握著我們的手，我不記得那些臉孔了，但是我知道他們都是我們治癒的病人。

到了一九八五年，我們的臨床數據顯示，靜脈注射「雷巴抗病毒素」對拉薩熱病患有效，尤其是發病不到一星期的病人，一開始注射，病毒數量就迅速下降，血液中的病毒消失。到了臨床實驗的後期，只要及早治療，沒有救不活的拉薩熱病人。當我們在《新英格蘭醫學期刊》（*New England Journal of Medicine*）發表研究成果時，我們成為第一個用藥物成功制伏猛爆型病毒的人，同時列名此項研究成果的還有伊莎貝爾．金恩、派翠西亞．韋布、克特．史奎納（Curt Scribner）、巴布．奎溫（Bob Craven）、戴安．班耐特（Diane Bennett），後四人負責策畫此項計畫。

當然也有失敗的例子，多數是延宕就醫，連「雷巴抗病毒素」都救不了。還有一群人也讓我們束手無策，不知如何治療，因為是兩倍風險——她們肚子裡還有一個小生命。

12 卡蒂亞圖

年僅二十一歲的卡蒂亞圖（Kadiatu）已經是兩個孩子的母親，肚子裡還有一個三個月大的小生命。她住在獅子山共和國最大的鑽石礦區東加非德（Tongo Field），先生是個礦工，他們和其他二十個礦工共享一個住屋。就和多數人一樣，他們帶著一夕致富的美夢遠從他鄉移民到此地來。

雖然卡蒂亞圖沒有定期做產前檢查，卻一點都不擔心，她前兩胎都是順產，這一胎應該也不會例外。卡蒂亞圖正值年輕力壯，生活不虞匱乏，和待在家鄉務農比起來，此地的礦工收入算不錯的，雖然屋裡擠滿人，但房子實在不算小，食物堆滿貨架，有的吊掛在屋簷下防老鼠。老鼠到處都是，但哪兒沒有呢？

一天醒來，卡蒂亞圖突然覺得有點虛弱和頭疼。雖然肌肉痠痛，但是她沒有躺在床上的好命，她有太多事情要做，要準備早茶、餵孩子，還要為一大夥人準備豐盛的早餐，讓他們在礦坑裡有足夠的體力。那天早晨，卡蒂亞圖如常地做著雜務，卻感到精神不好。當她做完事後，居然累到必須躺下來，而且一下子就睡著。

醒過來時，她下背部刺痛、發著高燒，現在她沒有體力步行四分之一哩去汲水，所以拜託一位表親幫忙。晚飯呢？誰要來準備晚飯？她沒有力氣舂米，也沒有力氣準備配羊肉吃的樹薯，幸好同屋的人願意幫忙。卡蒂亞圖心想，休息個一天，明天她一定可以恢復正常。以前她不是沒有發冷發熱過，總是休息個一兩天就好了。哪個人沒有發燒的經驗呢？卡蒂亞圖想，她可能得到瘧疾了。

到龐瓜納醫院求醫

當晚卡蒂亞圖持續高燒不退，先生阿布度（Abdul）急得去找配藥員。這是個繁榮的小鎮，配藥員並不難找，他們通常身兼醫師。配藥員給了四片專治瘧疾的氯奎寧藥片，告訴阿布度要讓卡蒂亞圖全部服下。

雖然卡蒂亞圖還有辦法吞下這些藥片，但是止不住想吐。阿布度深信太太服藥後會好些，便逕自上工去了。收工後，他發現卡蒂亞圖不僅沒有好轉，還更惡化了，熱度比先前更高，喉嚨痛，開始嘔吐，連一口水都吞不下。阿布度決定第二天送卡蒂亞圖到龐瓜納醫院。

阿布度不禁想，阿拉為什麼要懲罰他？

就像絕大部分的夫拉（Fula）族，阿布度也是個虔誠的穆斯林。他難道沒有一天至少祈禱一次？他難道不是每週五到清真寺膜拜？無論如何，他明天就去找「白人巫師」，他們一定有辦法可以救治卡蒂亞圖。

第二天一早，阿布度帶著卡蒂亞圖搭乘「噗噠噗噠」，到龐瓜納足足有二十五哩遠呢！他們運氣不錯，司機旁邊正好有一長條椅沒人坐。

此時，卡蒂亞圖已經痛苦萬分，尖銳的痛楚自四面八方而來，噁心欲吐，喉嚨腫痛得連口水都嚥不下，卡蒂亞圖感到全身都要焚燒起來了似的。更糟糕的是，肚子劇烈抽痛。不可能吧？她的預產期至少還有兩個月呢！

每當車子震動，卡蒂亞圖的痛楚就加深一分。小小的卡車裡現在擠了二十四個乘客，車頂上還有四個人，他們帶了一大堆農作物上車，還有一隻山羊、幾隻雞，卡蒂亞圖忍不住吐了出來，連忙用裙子接住嘔吐物。司機沒有發現她病了，發現了又怎麼樣？車子不會為她而停。生命是困苦的，只能不斷走下去。卡蒂亞圖安安靜靜，只想早一點到達龐瓜納醫院。

就在汗臭、嘔吐物的穢氣中，他們顛顛簸簸地到了龐瓜納，沿途客人上上下下，二十五哩的路程，他們足足坐了三個小時的「噗噠噗噠」才到。

拉薩熱病孕婦

阿布度拜託司機將車子停在醫院門口，因為卡蒂亞圖走不動了，只能讓丈夫背著進門。

雖然卡蒂亞圖幾近神智不清，但還是知道自己陣痛了，修女連忙將她送進待產室，助產士一看就知道卡蒂亞圖得了拉薩熱病，正常人得了這種病就已經夠麻煩了，孕婦，尤其是即將臨盆的，更慘。助產士從經驗判斷，知道她的孩子是保不住了。

助產士很有經驗，先將卡蒂亞圖與其他病人隔離開來，用來隔離的東西不過是個掛著布簾的鐵架屏風，提醒其他病人及醫護人員這裡躺著的是傳染性病人。這是僅有的安全措施，沒有人戴手套或口罩。

卡蒂亞圖現在除了痛，什麼感覺也沒有了，肚子、喉嚨、背部和肌肉都痛得受不了，腋溫高達華氏一百零四度。此地沒有人量舌溫，病人不知道那是什麼，你把溫度計放進他們的嘴裡，有可能他們就會把溫度計咬成兩段。測量肛溫也不可行，尤其在男女混合病房裡。腋溫比實際體溫要低個一兩度，如果卡蒂亞圖的腋溫是華氏一百零四度，那就危險極了。

幾個小時過去了，卡蒂亞圖開始陰道出血，陣痛次數減少，到後來索性停止了。胎兒心跳愈來愈緩慢，助產士估算他頂多只有二十七週大，生下來，也沒機會存活。全獅子山共和國都沒有早產兒保溫箱，只有任其自生自滅。或許如此，助產士不願幫卡蒂亞圖引產。

卡蒂亞圖的情況愈來愈壞，手腳冰冷濕黏、血壓一直下降、呼吸急促、逐漸陷入休克狀態，肺部積滿水，這是致命的病毒性出血熱常有病徵。阿布度心急如焚地站在一旁，但是卡蒂亞圖現在只會大口喘氣，完全沒有意識了。

亟需輸血

卡蒂亞圖亟需輸血，但阿布度的血不行，他是B型陽性，卡蒂亞圖則是O型陽性。龐瓜納沒有血庫，事實上，整個獅子山共和國都沒有血庫，你要輸血，找親戚朋友提供。阿布度與卡蒂亞圖的親人都在遠方，他們是隻身前來尋找鑽石，幸好阿布度在龐瓜納還有一些朋友，總有一個人的血型適合卡蒂亞圖。阿布度花了三小時才找到一個O型陽性的朋友，一起回到醫院準備為卡蒂亞圖輸血。

這時卡蒂亞圖已經陷入昏迷與休克，血壓低到完全測不到，氧氣無法輸送到腦部與腎臟，很快的，腦部與腎臟失去功能。同時間，卡蒂亞圖開始持續性地出血，雖然量不是很大，但是已經聽不到孩子的心跳了。

助產士連忙去請院長愛琳（Eileen）修女，愛琳修女當下決定要趕快幫卡蒂亞圖引產。反正胎兒可能已經死了，不引出來，只有讓媽媽也活不了。愛琳修女一方面叫護士準備引產，一方面囑咐一旦阿布度帶著血回來，就趕快幫卡蒂亞圖輸血。

一位護士幫卡蒂亞圖注射垂體催陣素，然後連忙把她推進產房，那裡有儀器可以監督她的狀況。護士又幫她打點滴，希望讓血壓回升。就在此時，助產士看到卡蒂亞圖的嘴唇已經開始發青。

阿布度提著一袋血回來，被眼前的景象嚇得目瞪口呆。醫院驗過血型無誤後，連忙為卡蒂亞圖輸血，現在陣痛愈來愈密集，雖然大家嘴裡不說，但是每個人心裡都明白這個孩子是活不了的。

終於胎兒混著羊水、血水被催生出來，可憐的小東西身體僵直，通體死灰。助產士又回去照顧病婦，完全忘記她接生時並沒有戴上手套。

死在產房裡

接下來的一個小時裡，卡蒂亞圖的體溫急速下降到華氏九十五度，呼吸速度依然很快，嘴唇發青，手腳更冷。助產士注意到卡蒂亞圖手腳輕搐，這是個壞兆頭，沒多久，卡蒂亞圖就開始大力抽搐，使盡吃奶力氣想要呼吸。

卡蒂亞圖並沒有掙扎太久，她缺乏與病魔奮鬥的力氣，就算全身劇痛沒有讓她乏力，高燒與早產的陣痛也耗盡了她所有的力氣。她的身體逐漸僵直，輕嘆了幾聲，痛苦終於結束了。護士用被單罩住她的身體，筋疲力竭地離開病房。

助產士向阿布度宣布死訊。阿布度沒法接受，怎麼能呢？阿拉真神到底要怎樣呢？他已經把妻子送來「白人巫師」處，她應該得救才對。他花了這麼一大筆錢，卡蒂亞圖還是死了。現在根據伊斯蘭教信仰，他必須再花一筆錢，趕在太陽下山前將卡蒂亞圖的屍首運回去。他的父母住在幾內亞，無法前來幫忙，年幼的孩子又該怎麼辦？以後誰來燒飯、汲水、整理家務呢？或許他應該回去幾內亞？但是回去了，又有什麼工作機會給他這個既不會讀又不會寫的人呢？

拉薩熱病孕婦的救星布萊思

麥可・布萊思（Michael Price）是個來自英格蘭的婦產科醫師，或許是渴於冒險，更或許是信仰驅使他為人群奉獻，他在一九八五年來到錫巴威瑪行醫。布萊思是個安靜內省型的人，不管是在診所、開刀房或產房都十分勝任，但是他深感挫折，為什麼感染拉薩熱病的孕婦，死亡率會那麼高？有什麼挽救措施嗎？

布萊思開始研究這個問題。

當時，我們已經發現罹患拉薩熱病的孕婦，十個有九個會保不住胎兒。我們同時也發現胎盤是病毒的生長工廠，「疾病控制中心」甚至還發現胎盤是孕婦體內病毒數目最多的地方。布萊思對這些數據深感吃驚，開始自己做研究，所有他經手接生的出血熱病早產兒，他都會化驗有沒有拉薩病毒。此外，也仔細研究以往的病歷，有的是懷孕末期得了出血熱病的，有的是得了出血熱病，但是保住胎兒的。

結果令人大吃一驚，布萊思發現懷孕不到六個月的女人，如果得了拉薩熱病，雖然不少人會流產，但是至少可以保命。但如果懷孕超過二十六週到二十八週，胎兒幾乎都胎死腹中，母親的存活率也大為降低。在布萊思的二十七個研究案例中，如果母親在懷孕末期流產（不管是自然流產或人工流產），存活率都大大提高。

這些數字不容懷疑，末期流產的拉薩熱病孕婦存活率是百分之五十，而孩子還留在子宮內的女人，存活率不到百分之十。後來，為罹患拉薩熱病的孕婦做人工流產成為標準流程，因為孩子存活的可能性也很低。不過，有時布萊思會為孕婦做剖腹產，母子均安的例子也是有的。

如果卡蒂亞圖晚三年才得病，而且是由布萊思來照顧她，或許她還有機會活著走出醫院大門。

13 重返尼薩拉

在獅子山共和國做了三年研究，我於一九七九年七月底返回美國「疾病控制中心」，想要好好重享家庭生活，誰知消息傳來，伊波拉病毒再度爆發了。「世界衛生組織」傳來的消息片片斷斷，只知道此次爆發地點在尼薩拉，也就是一九七六年爆發伊波拉病毒的同一個城市。鄰近小城楊比歐也傳出疫情，死了好幾個人，實際感染人數多少，沒有人知道。尼薩拉北邊的蘇丹首府卡土穆再度發布隔離令與禁運令，禁止人民與貨物進出尼薩拉，不僅使得疫情資訊蒐集益發困難，也使尼薩拉地區人民生活更加困苦。

根據我們對付猛爆型致命疾病的經驗，最重要的是迅速反應，我們在星期四晚上接獲「世界衛生組織」的消息，二十四小時內便要組隊完成，在星期五晚上搭機，以便週六上午可以到達日內瓦與「世界衛生組織」的人開會。在這之前，我找出了積塵已久的地圖，試圖找出楊比歐的位置，這並不容易。

此外，我們最有經驗的人員正好到約翰尼斯堡參加一個出血熱病學術會議，除了我之

利比亞
埃及
沙烏地
阿拉伯
瓦地哈發
蘇丹港
查德
蘇丹
亞特巴若
北卡土穆
奧圖曼
卡薩拉
卡土穆
瓦瑪達尼
艾爾法西亞
卡司迪
艾爾烏巴以德
尼亞拉
瑪拉卡
衣索匹亞
瓦爾
中非共和國
瑪里地
尼薩拉
朱巴
薩伊
烏干達
肯亞

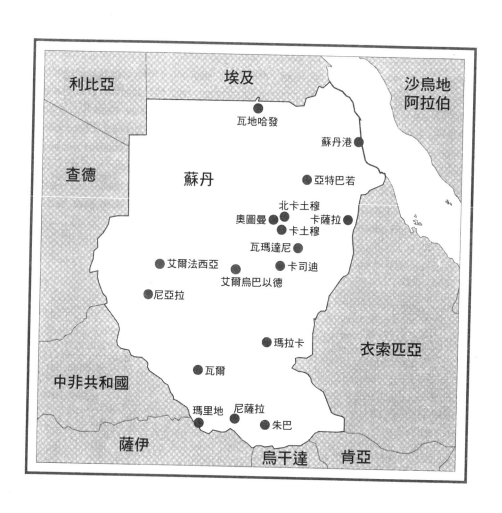

外，我不知道還有誰可以加入調查隊。

我向萊爾・康拉德（Lyle Conrad）請求支援，他是「社區流行病研究服務處」（Division of Field Services in the Epidemiology Program Office）的頭頭，一張笑臉、灰白鬍子，令我想起亞曼希（Amish）派信徒（孟諾教派的一支，強調回歸樸實自然的生活），或許是自小在酷寒的南達科塔州長大，讓他有一副吃苦耐勞的長相吧！只要在「疾病控制中心」待過的人都知道康拉德，他是最早（一九六九年）到奈及利亞研究拉薩病毒的人，非常了解對付傳染病的急迫性。我問他有誰可以參加這支調查隊？這個人必須適應力強、有冒險心，願意在原始甚至危險的狀況下工作，而且可以馬上啟程。

調查員到了共產主義天堂

我與康拉德都深知挑錯人選的下場。一九七六年，一位奉派到薩伊的疫情調查員，突然對病毒性出血熱病不感興趣，半路跑了回來。「疾病控制中心」的工作合約並未明載員工必須面對伊波拉病毒，所以他有權利不去，麻煩的是，他拖了那麼久才說不想去。另外一次，我要求中心派一個會說法語的人到幾內亞來，接手我主持的拉薩熱病全國調查計畫，他們派了一個資歷不到兩年的疫情調查員。我到位於首都庫那刻利（Conakry）的衛生部與他碰頭時，訝然發現他身穿T恤、皮短褲與皮靴，腰間還配了一把大刀。我呢？穿了短袖襯衫，還打了領帶！後來我發現他是個激進的共產主義信徒，幾內亞當時是共產主義國家，他一定以為自己到了共產主義天堂了。和我同樣西裝領帶正式打扮的衛生部長，忍不住調侃他是要到村落行醫呢？還是要去打戰？政治狂熱不能取代工作能力，計畫進行到一半，幾內亞政府就請我們這位同事走路，他們自己獨力完成了後續計畫。

我們禁不起同樣的錯誤，這一次我們要一位全力以赴的同仁。康拉德並未讓我失望。他說：「我有一個理想人選，是個爬山高手，主力研究免疫學，一定可以成為你的好幫手，他的名字是羅伊・拜朗。」

此次任務可沒有高山峻嶺需要他攻頂，不過聽起來是個不錯的人選，直到康拉德又加上一句：「他從來沒有在國外工作過，多照顧照顧他。」

不但如此，他也從來沒有參與過大型調查！不過這是「疾病控制中心」的傳統，疫情調查員總是邊做邊學。有了康拉德的推薦，他就是夠好了。

打包配備的祕密武器

現在要整理配備，我們有一個祕密武器——「特殊病理部」的海倫・英格嫚（Helen Engleman）。講到替遠行的調查隊打包配備，她絕對是舉世無雙。虎背熊腰的英格嫚，以前在海軍做事，來到「疾病控制中心」後，令許多檢驗師為之喪膽。她的辦公桌上堆滿寫滿數字與記號的便條紙，只有她才看得懂；此外，辦公室裡煙霧瀰漫，菸灰缸裡的菸蒂都滿了出來。英格嫚有雄厚低沉的嗓音，連她的上司都畏懼她三分，觸怒她，你就是自找死路。

不是蓋的！英格嫚打包行李的本事真是無與倫比，可以把一卡車的東西全部塞到一個手提行李箱中。除了針筒、注射器、試劑、顯微鏡玻片、樣本小玻瓶外，她還準備了許多你在非洲找不到的必需品，如雙面膠、奇異筆、紙、鉛筆等等，統統塞進兩只皮箱中。這一次我們沒帶那個可摺疊的田野隔離實驗室，因為我們知道伊波拉病毒不會空氣傳染，更何況，那個附在實驗室上面的橡皮手套，也實在是麻煩得不得了。奇怪的是，我們居然沒帶手電筒，還以為哪兒都買得到，我應該有先見之明才對。

再一次，我們又沒有時間弄蘇丹簽證，「世界衛生組織」只好幫我們搞了一個聯合國護照和簽證，等我們到了日內瓦再去領。拜朗和我週五下午搭機去紐約，在甘迺迪機場轉機到日內瓦，我最擔心的莫過於行李搞丟了，讓我們除了身上的換洗衣物外，兩手空空地在蘇丹坐困愁城。不過幸運之神伴隨我們，不但行李沒丟，我們還莫名其妙地被升級到頭等艙，吃了一頓很棒的飯，可能是我這一輩子在飛機上吃過最棒的餐飲了。

出了日內瓦海關，我們馬上飛車去「世界衛生組織」總部聆聽簡報，由於飛往卡土穆的飛機下午就起飛，我們在下午三點以前必須趕回機場。日內瓦的聯合國大樓巍峨壯觀，「世界衛生組織」的祕書處則是一棟到處都是電梯、長廊的房子，新來的人搞不好會在裡面迷路好幾天。我們到了四樓「傳染病學部」，與病毒組的主任保羅．布萊（Paul Bres）及他的同事法可里．阿薩德（Fakhry Assad）會面。

布萊與阿薩德

這兩人極端不同，布萊是個道地法國人，沉靜且深思熟慮；阿薩德則是個不折不扣的埃及人，熱情洋溢、精力充沛。雖然我與布萊是初次見面，但久聞大名，他曾參與一九七六年蘇丹調查隊，但我很懷疑他有沒有去過尼薩拉。年近六十的布萊穿著保守，說起話來有紆尊降貴的味道，曾在法國陸軍駐外單位服務過，位居上校，專門研究節足動物媒介病毒（arbovirus），尤其是黃熱病。他的專業研究讓他足跡遍及西非，也因此參與了奈及利亞最早的拉薩病毒追蹤。布萊自詡是法國熱帶醫學研究傳統的捍衛者，不幸的是，和多數傳統一樣，它也有弱點，那就是軍事化管理缺乏彈性，偏偏田野場上就是需要彈性。不過，軍事化管理也有它講究秩序與組織的優點，因此，法國此次沒有參加蘇丹調查行動，實是可惜。

阿薩德恰恰相反，他身材矮胖，留著一頭灰髮，非常幽默，笑聲震瓦，簡直可以用地震儀來測。他的祕書小姐總是說，永遠不用擔心找不到阿薩德，循著笑聲一定可以找到他。阿薩德總是不吝支持別人，充滿無窮的好奇心與向學心，這也是他和布萊最大的區別，布萊總是認為自己已經無所不知。這種差別還擴及到他們的穿著品味，相較於布萊的保守，阿薩德的穿著簡直是參加萬聖節的化妝遊行，亮眼的鈷藍色上衣，配上同樣搶眼的領巾。阿薩德是我合作過的人當中，最快樂和善的，後來他成為「世界衛生組織」推動出血熱病研究計畫的重要成員。

布萊與阿薩德開始為我們簡報最新訊息，由於我熟悉尼薩拉，他們想知道我的評估。我說：「根據我的經驗，病例區域可能會很分散，而可供我們診斷、檢疫與預防疫情擴散的資源，卻可能很少，加上禁運令、隔離令，我們很難做事。」

訊息太少，我們無法判斷疫情範圍。布萊與阿薩德特別擔心我們的後勤支援，因為禁運，我們的器材配備補給會有很大的問題。更令他們擔心的是「世界衛生組織」在卡土穆的代表，這個人剛愎自用，必須用最圓融、最迂迴曲折的方式相處，他們很擔心這個代表不僅幫不上忙，還會是個阻礙。

自一九七六年疫病後，「世界衛生組織」儲存了很多必要物資，以隨時因應調查隊需要。我們一起到儲藏室挑選配備，那裡有許多塑膠隔離衣與手套，還有那種望之生畏、穿戴起來非常不舒服的二次大戰老骨董防毒面具。雖然如此，我們還是拿了一些，急忙衝去機場。

飛入禁區

有了一九七六年的經驗，這次我們覺得有必要建立一個隊員感染的急救措施。我們拜託了比利時大使館，也聯絡了「聯合國開發處」（United Nations Development Program），一旦我們有人感染了伊波拉病毒，馬上幫我們聯絡「疾病控制中心」。同時為了掌握撤離時效，最好在歐洲有一輛專機，可以先到開羅把田野隔離病房載來，以確保病患不會把病毒傳染給運送照顧他的人。我們確信這次準備十分周全。

但馬上，我們就發現錯了。

到達卡士穆後，託天之幸，那位難纏的代表不在，由他的助手負責接待我們，還算非常和藹。他說，由於隔離令的關係，所有到尼薩拉的班機都停飛，最後一班往尼薩拉附近朱巴城的飛機，幾個小時後就要起飛，接下來，什麼時候有飛機，誰也不知道。這真是兩難，這麼匆促，我們根本來不及在卡士穆進一步蒐集疫情，但是不走，誰知何時才有飛機？最後，我決定先隻身前往朱巴，拜朗則留下來蒐集資料和配備，稍後再到尼薩拉與我會合，如果他有辦法到得了尼薩拉的話。

蘇丹航空公司可算不上首屈一指，甚至比不上塞內加爾、薩伊與獅子山共和國航空（現在已停飛）。不管你有多麼豐富的飛行經驗，搭乘蘇丹航空都免不了緊張得手指關節發白、心臟怦怦跳。飛機能夠起飛，已經是個奇蹟，但絕不像它居然平安抵達目的地般神恩浩蕩。我甚至可以說，搭乘蘇丹航空的恐怖，早把我對疫病的恐懼一掃而空。

經過提心吊膽的兩個小時，飛機終於在一條坑坑洞洞的柏油路面上降落，所謂的機場大廳就像鋪了鐵皮的倉庫，大廳裡荒蕪冷清，舉目望去，只有幾個人。我們才一下飛機，駕駛員就連忙掉頭飛回卡士穆，他可不打算在這裡多做停留。

天生的旅行家

在我繼續前往尼薩拉前，必須先和「世界衛生組織」駐朱巴的代表碰頭，聽取疫情簡報。第二天，我到「聯合國開發處」在朱巴的營區，此地的聯合國工作者多來自法國與北歐，工作得並不愉快，除了酷熱難忍外，蘇丹局勢也很不穩定，他們經常活在被叛軍殺死的恐懼中，本來政局穩定時也經常糧食短缺，現在更是買都買不到。他們告訴我，比起西部，這裡還算好的。

工作人員都沒聽說過有伊波拉病例，德國與北歐神父則說，他們聽說西部那裡有狀況，但是不太清楚。尼薩拉被切斷與外界的溝通，狀況不明是很可以理解的。正當我設法尋找前往尼薩拉的交通工具時，拜朗翩然抵達了，居然是坐警用飛機，真是有辦法，這才叫「風格」！康拉德真是找到了王牌，拜朗是個天生的「旅行家」、靈敏機智的調查員，與他共事真是幸運。駕駛員答應送我們去尼薩拉，是個天大好消息，否則，我們得開聯合國的卡車，一路顛簸到尼薩拉。更糟的，我們還可能得搭便車，與滿車牲畜同行。走陸路，最大的麻煩是得應付那些阻止人們進入隔離區的路障。

針頭刺破手指

一到了尼薩拉，我們先找個住處，接著到楊比歐檢查病患。楊比歐醫院是個小茅屋，我和拜朗就著煤油燈，跪在地板上替病人抽血，連夜分離血清，以便讓駕駛員可以幫我們帶回去，再運回亞特蘭大。

第二天，駕駛員帶著我們的血液樣本回到卡土穆，我們算是完成了初步工作，接下來是做更周延的調查，看能否控制疫情。

兩天後，我就發生了針頭戳破手指的意外。那是一位來自疫區的老婦，高燒不退，陷入狂亂與抽搐。當我抽完了血，準備抽出注射筒時，她突然用力掙扎，針頭刺破了我的手套，手指流血。

如果你被滿注伊波拉病毒的針頭刺到，存活率大概等於零，但是我無法可想，只能繼續工作。晚上，拜朗為我注射「癒後血漿」。我可能感染了伊波拉病毒，也可能沒有，只能試試看。

現在只有時間才能告訴我未來的命運，所以我與拜朗又一頭栽進工作中，更加賣力，因為現在我們有時間壓力，萬一我感染了伊波拉病毒，就必須停止工作，整個調查工作也就停擺了。在我血液中不斷繁殖的這種病毒，正傳遍整個尼薩拉城，我決心要阻止它。

下定決心找出診斷方法

這一次，我決心要找出正確診斷伊波拉熱病的方法，如果使用試劑，我還需要一些特殊配備。很幸運的，我碰到了一九七六年第一次疫病爆發時認識的老友賽門．紐文郝夫，當年他負責南邊的路線調查，現在還在此地工作。紐文郝夫是個比利時人，表面上看來輕輕鬆鬆，甚至有點懶散，其實是個工作狂。他專攻「嗜眠症」（注一），過著極端自律、簡樸、按時刻表做事的生活，慷慨地提供他自己的實驗室給我們用，一點也不擔心我們會把伊波拉病毒帶進他的實驗室。他在非洲已經待得太久了，不會為這種事恐慌，相反的，他非常信任我們的專業。他的實驗室有一個柴油發電機，還有一個電冰箱，簡直是「奢侈」，如果我們還需要分離血液，這下可輕鬆多了。我們只要把血液樣本往冰箱豎直了放，第二天，紅血球就會沉澱在下面，可以輕易地取出浮在上面的黃色血清。

每天我們重複同樣的工作，進了實驗室，我用吸量管將血清放進小玻瓶，準備做螢光抗體試驗。「疾病控制中心」的英格嫚幫我們準備了一些玻片，上面有伽瑪射線照過的、感染了伊波拉病毒的細胞，用螢光染料與抗體結合，如果呈陽性反應，它在顯微鏡下會出現螢光。我們一刻不停地做，在顯微鏡下觀察一片又一片的玻片，我特別注意那位老婦人的玻片，看到後，把它先擱置一邊。

看完所有的玻片後，我調息了一下呼吸，鼓起勇氣來看老婦的玻片，如果玻片閃著黃色螢光，我就是感染了伊波拉病毒；即使呈陰性反應，也不代表我就擺脫了恐懼，老婦人有可能還在感染初期，所以尚未產生抗體。我的心臟怦怦跳，想到妻子和三個年幼的孩子，我是他們唯一的經濟來源，為了他們，我可不能倒下去。

猶豫了一下，我調整一下光線，終於把玻片放進顯微鏡下，我不斷調整焦距，藉此想要靜下心來。我騙自己說這個樣本是別人的，和我完全沒有關係。我調整著焦距，細胞的形狀逐漸清楚，灰色、綠色、黑色在我眼前慢慢浮現，沒有鮮黃色。

很確定的，樣本呈陰性。

我得救了，至少在明天二度採取老婦的血液樣本之前，我是被赦免的！我必須每天做一次螢光抗體試驗，同時間，我該做的調查工作也不能停下來。

克服非洲葬禮習俗

首要工作是找出伊波拉熱病患，限制他們與其他人接觸。最好的方法是建立疫情監視系統，在患者病毒數量還不高，也就是傳染力還不強時，就能診斷出來。聽起來簡單，其實很難。在一個進步國家，我們可以尋求醫院的協助；但在蘇丹，人們認為進了醫院就是等死，尤其是感染了伊波拉熱病。此外由於疫情嚴重，醫院強制隔離病患，不准家屬照顧他。人們的想法是親人怎能在醫院孤獨死去？一次又一次，我見識到非洲人對死亡儀式的重視，他們對下葬的地點與時間也十分講究，如果醫院無法保證及時將病患遺體發還安葬，誰放心把親人送進醫院？

顯然，家屬不合作，我們什麼也不能做。要取得家屬合作，只能同意他們到醫院照顧親人，但是要採取安全措施。她們要給丈夫、孩子餵飯，沒關係，但千萬記住要戴手套及手術用口罩。除此，我們並為每一個病患家庭指派一個醫護助理，一方面減少接觸病患的人數，但同時仍滿足了非洲人的傳統。一九九六年，加彭共和國爆發伊波拉出血熱病時，艾倫．喬治斯（Alain Georges）也是用我這套方法來控制疫情。

我們還有葬禮習俗要克服，此地習俗，死者下葬前必須滌清尿液與排泄物，如不是這種習俗讓親人與死者有了親密接觸，一九七六年薩伊與蘇丹那一次的疫情也不會這麼嚴重。我們想，與其禁止他們，嚴重冒犯了整個家族，不如讓他們用安全的方式為死者入殮。

我們觀摩了幾次入殮，研究出一套安全措施。為換取病患家屬的合作，我們向他們保證，如果病人死在醫院，一定讓他返家安葬。病患親屬對我們的措施反應極佳，雖然戴上手套、口罩很不方便，但畢竟人人都畏懼伊波拉病毒，這是避免感染必須付出的代價。重點是，他們可以照顧親人，可以按照傳統為死者入殮安葬。

效果立竿見影，愈來愈多人都願意提前就診或抽血檢驗，漏網之魚仍是難免，總是有些人無法信任醫院。還有那些染病後自我放逐到森林中的人，我們必須深入森林尋找他們，說服他們就醫，接受家人的看護。

深入叢林尋找伊波拉熱病患

尼薩拉與楊比歐地區的人，大多是數戶人家成一個小聚落，躲藏在九呎高的密林中，只有彎曲的羊腸小道可到達。地圖，當然沒有，得靠人們指路。即使我們找到了病患的家，也很難說我們會面臨什麼樣的款待，人們不會把親人交給一個陌生人帶去醫院。此外，我們還得搞清楚居民之間的親屬關係，一個男人可能擁有不只一個老婆，一個女人可能指著某男子說「他是我的兄弟」，我們趕快記錄下來；過一會兒，她又指著另一個人說「他是我兄弟」，我們又趕快記錄下來。沒多久，我們就發現她的兄弟多達九人，再怎麼樣多子的家庭，這種兄弟人數還是太多了一點。好一會兒後我們才發現，她口中所謂的兄弟、姊妹，是指對她十分重要的人，重要到足以和血親相提並論。這種尊崇當然令人感到溫暖，但對我們企圖追蹤「口合」（人口學中特指所有罹患某一種疾病的人）一點幫助也沒有。

拜朗、蘇丹衛生部的歐朗・朱百利（Omran Zuberi）博士與我三個人分頭到林中尋找病患，一位看護展現了神妙的追蹤功夫。他出身於附近的聚落，與許多人家很熟，也熟知當地的習俗，如果有人企圖誤導我們，他就會展現芝加哥大偵探般的技巧，首先，他會問有沒有聽說哪兒有伊波拉病患？然後他用桑地語翻譯給我聽：「這人說往西邊走，可能會找到一個女病患。」

我想：太棒了，走吧！

但是他搖搖頭，給我一個稍安勿躁的眼神說：「這人說謊，你看他眼珠子轉來轉去。」

「你的意思是根本沒有這個女病人？」

「不是！的確有一個女病人，不過是住在東邊。」

我問他為什麼有這種神奇判斷力，他聳聳肩：「我們還呆呆站在這裡幹嘛？」

草屋中的女人

靠著他的直覺，我們來到密林深處的一個聚落。一般來說，聚落是由數棟搭著茅草的泥磚屋組成，圍成一圈，中央是個乾淨的中庭。聚落屋子的排列有著嚴格的階級序列，頭目一定住最大的那間，緊臨的是他的大老婆，第三棟是二老婆，以下類推。其他人家也一樣，大家族長住第一間，大兒子全家住第二間，二兒子全家第三間……中庭裡有一個三塊石頭砌起的灶，灶上大鍋炊煙裊裊，常可見婦人用五、六呎長的木杵舂米，或忙著其他營生，孩子、家禽四下奔跑。

我們的到來引起一陣騷動，他們很清楚我們的目的。看護趨前用桑地語問道：「這裡有沒有人生病了？」

那人搖搖頭，堅稱聚落裡的人安然無恙。

「說謊，」看護以他一貫的權威說道：「這人說謊。」

看護走到一個畜欄前，一個小男孩正看守著一群雞和羊，看護問他知不知道有女人生病了？小男孩不說話，目光飄向我們右手邊的一棟房子，我們知道了。

一個二十來歲的年輕女子被移到親戚家中逃避當局查訪。當我們進入屋子時，並沒有人阻擋我們，她躺在草蓆上，滿臉是汗，發著高燒，陷入昏亂，他們說她已經病了四、五天了。

對付伊波拉病毒，簡直沒有任何方法，唯一的方法是「癒後血漿」，但是它有用嗎？誰也不知道。反正「雷巴抗病毒素」對伊波拉無效，我們只能用「癒後血漿」在她身上試試看，如果有用，也證明對我也有效。糟糕的是她已經拖了四、五天了，還有希望嗎？

我們費了一番脣舌才說服她的家人把她交給我們，我們說當然會讓家人去醫院照顧她，如果死了，一定會讓她的遺體返鄉安葬。

剩下的問題是如何把她送到醫院？即使我弄得到交通工具，也沒法在九呎高的草叢中行駛，只能用擔架。我一本樂觀的天性想，只要四十五分鐘就能抬到路邊，因此我先派一個信差去通知醫院派車到路邊，再找了兩個村民抬擔架。

那真是苦工，天氣酷熱不說，濕氣更是悶死人。天色很快就要暗下來，我可不想在草叢中摸黑行走，摸不清楚方向不說，誰知道會碰上什麼東西。整個行程足足比我原先想像的多了一倍時間，等我們走到路邊時，暮色剛降，醫院的車子等在路旁。幸好，一路上病患都昏睡著，沒感受到什麼痛苦。

點滴注射有可能「淹死」病患

一到了楊比歐醫院，我們就安排她住進隔離病房，那是個很差的病房，沒有通風設備、沒有窗子，只有陳腐的空氣和令人癱軟的炙熱。

我穿上塑膠隔離衣、戴上手術用口罩和手套，朱百利醫師協助我幫她做靜脈注射。他戴著防毒面具，那是個錯誤選擇，因為空氣不流通，面具很快就會起霧。如果你緊張呼吸急促，面具裡馬上會充滿二氧化碳，而朱百利醫師正是個容易緊張的人，你無法說服他這個任務其實沒那麼危險。

他開始抱怨悶熱，我回頭一看，防毒面具早已霧氣濛濛得看不清臉孔。這時我準備要為病患做血漿靜脈注射。病床邊一根棍子、上面橫著兩根木條，就是我們的點滴架，就著昏暗的煤油燈，橫看豎看，都像個十字架。

突然間，朱百利醫師喃喃道頭昏虛弱無力。他說：「我不知道還有沒有辦法做下去？」我叫他到外面去把面具脫下來，他就此一去不回，我只有一人獨力完成工作。此時病患依然陷入昏亂，無法和她溝通。雖然她滿身大汗，卻一直抱怨寒冷，血壓低到無法測量的地步。

給伊波拉熱病患過多點滴，風險很高，因為病毒可能穿透橫膜，讓水分滲透過去，全部積在肺部把病患「淹」死。但是不打點滴補充水分也不行，她已經至少二十四小時沒有喝水，我必須把她的血壓回升起來，否則她會死亡。

諷刺的是，注射「癒後血漿」，病患的抗體力會在短時間內上升，也就無法以抗體作為診斷的指標，因為你不能分辨那是病人自己的抗體，還是輸進去的抗體。不過我們在為她注射「癒後血漿」前替她驗過血，知道她本來體內沒有抗體，可能還在發病初期，這是好消息，也可能代表她感染的不是伊波拉，那就更好了。雖然我心中很肯定這個可憐的女人得的是伊波拉。

第二天我們再檢查，發現她已經出現少量的抗體，現在她至少有武器可以對付病毒了。壞消息是她的牙齦開始出血，糞便裡也有血跡，現在只有奇蹟才能挽救她。

撿回一命

奇蹟並未發生，兩天後她死了。如果「癒後血漿」有效，至少在這個案例上看不出來。

那我呢？我的身上是否也潛伏了這種可怕的病毒？

我還是有一絲希望，那個讓我刺破手指的老病婦，現在已經可以坐起來與人聊天。看來，她得的不是伊波拉，因為染上伊波拉，沒有人可以復原得這麼快，馬上坐起來有說有笑。想要確定她有沒有得到伊波拉的唯一方法是驗血，如果她血液中沒有抗體，代表她得的不是伊波拉。這一次，我可沒有拖拖拉拉，簡直是迫不及待要知道結果。

我趕到實驗室，力持鎮定，卻是手心直冒汗，心臟怦怦跳。再一次，老婦的血清裡只有深綠色，沒有出現鮮黃色。從頭到屋，她得的就不是伊波拉，我也沒感染。

我無法形容那種如釋重負的感覺，好像重新撿回一命，又有了未來。等我把其他的樣本檢驗完，我迫不及待衝出實驗室，要告訴拜朗這個好消息，這值得開瓶威士忌慶祝。不幸的是，在我劃破手指的那一晚，我們已把最後一瓶幹光了。

注一：「嗜眠症」（sleeping sickness），一種非洲常見的惡性寄生蟲病，是單細胞錐蟲侵入血液與腦部造成。嗜眠性腦炎看起來有點像瘧疾，只是它不是由蚊子，而是由「嗤嗤蠅」（南非舌蠅屬的蠅）傳播的。

14 蘇珊的故事

一九八三年夏天，在我前往薩伊研究愛滋病前，認識一位後來對我影響至深的研究員。「世界衛生組織」的大衛．辛普森（David Simpson）寫信給我，提到一位英國女士對病毒性出血熱的發病原理很感興趣，她叫蘇珊．費雪賀區（Sue Fisher-Hoch）。

蘇珊是個口才便給、瘦小卻精力旺盛的人，一頭鬈曲的紅髮、滿臉雀斑。她到亞特蘭大參加「退伍軍人症全美會議」時，與我通了電話。蘇珊在會議中指出「退伍軍人症」（Legionella）細菌的散布與熱水系統有關，因為英國也出現「退伍軍人症」病例，顯示該病不可能如原先想像的完全是透過空調系統傳染，因為英國濕冷，甚少用到空調。

我根本搞不清楚她的研究和病毒性出血熱病有什麼關係，但不久後我就明白了。除了「退伍軍人症」外，蘇珊還在英國波頓．唐的「第四級病毒隔離實驗室」研究伊波拉病毒。她口中的波頓．唐實驗室工作環境真是叫我大一驚，簡直稱不上有任何安全措施，僅靠高效率分子過濾機來消毒空氣、一件比睡衣高明不到哪裡去的隔離衣加上防毒面具。蘇珊居然能在這麼簡陋的安全措施下做研究而不曾感染，更是令我吃驚。

蘇珊所做的伊波拉病毒實驗以前沒有人做過，我認為「疾病控制中心」應當會很感興趣，因為伊波拉病毒、拉薩病毒在人體運作的方式很像，我說服她應當盡快到「疾病控制中心」對拉薩病毒做相同的實驗，並保證此地的工作環境鐵定安全得多。

有趣的是，一九七六年我在薩伊的那次疫病調查，也是間接使蘇珊投入病毒學領域的原因。一九七八年她還在「倫敦熱帶醫學衛生院」（London School of Hygiene and Tropical Medicine）攻讀碩士學位時，去聽了大衛．辛普森的一場演講，勾起她日後對病毒學的興趣。

蘇珊是本書的共同作者，現在就讓她來講自己的故事。

一場演講改變一生

波頓．唐是全英國唯一的「熱實驗室」，以分離出「克里米亞剛果熱」病毒聞名國際的辛普森在那裡研究出血熱病毒，延續他當年在烏干達的研究工作。

當時我對病毒性出血熱病也不全是一無所知，我知道辛普森正在研究神祕的綠猴子碼柏葛病毒，也聽說過伊波拉病毒和碼柏葛病毒很像，成扭曲絲狀，致命得很。伊波拉病毒的超級致命性令我聯想到科幻小說《仙女座病種》中那個來自外太空的神祕病毒。我想知道它到底來自何方？為什麼如此致命？它在人體內是如何運作的？為什麼患者會死得如此快速？

辛普森在演講中以鮮活的語氣提及一九七六年在薩伊調查伊波拉病毒的經驗：

我們降落在朱巴機場的柏油跑道開始卸貨，我們實在帶了太多的裝備，其中包括大英政府深具信心的防毒面具（顯然是受了二次世界大戰皇家空軍英勇表現的影響）。這種防毒面具或許很適用於打仗，但是絕不適用在解剖伊波拉熱病患的場合，它讓你汗如雨下，根本看不清楚自己在幹嘛！但是依規定我們要戴，也就沒辦法。

我們卡在卡土穆，進退不得。好不容易找到一位官員，他說愛莫能助，因為瑪里地已經實施疫區隔離，任何人都不得出入。

這時救星出現了！英國坎特布里（Canterbury）的主教居然也在此處，他還有一架飛機！原來英國教會在蘇丹南部有不少信徒，主教正要前往南部傳教。顯然主教比我們有力得多，沒人敢說他不可以飛到隔離疫區。因此我們請求主教載我們前去瑪里地，他也答應了。

到現在，我仍不確定他是對疫病的恐怖一無所知呢，還是他認為信仰就是最好的保護。

辛普森因此得以展開他在瑪里地的調查，他發現了一所廢棄醫院，許多醫護人員都死於伊波拉熱病。倖存者躲在家中，但新病例仍不斷發生，他就在田野場上解剖死者。最後他抵達尼薩拉，爬上一家棉花工廠的屋頂企圖捕捉蝙蝠，希望能確定牠們是伊波拉病毒的帶原者。他後來寄了六隻蝙蝠到波頓．唐來。一個名叫歐尼．鮑溫的員工打開木箱，嚇了一跳，沒想到箱子裡居然是六隻蝙蝠。很遺憾的，波頓．唐的研究員未能在那些蝙蝠體內找到伊波拉病毒，不過，對我而言，這不是重點。辛普森的演講尚未結束，我就下定決心：這就是我要做的工作。

經過很長一段時間，我才有幸參與像辛普森演講中所提到的那種調查。不過，我向來起步比別人晚，還有一堆障礙要克服，多得遠超過我的想像。

決心成為一個醫生

一九四〇年八月我出生於英格蘭丹比（Denby）鎮，那年夏天我們小鎮只遭到一次空襲，我卻有幸在那次空襲中誕生。母親說她生我前還去採黑莓，這很特別，因為英國北邊通常要到八月底才有黑莓可採。我最早的記憶是躺在防空洞的階梯上，聽著敵機自頭上飛過。

十一歲時我被送去威爾斯的寄宿學校，那六年我與外界徹底隔絕，是我這輩子最不快樂的時光。為了逃避孤獨，我大量閱讀，只要弄得到手的詩集、文學作品，我都吞下去。我也學音樂，彈奏鋼琴、風琴。

畢業時我在英文、歷史與法文等科目都得了A，也在此時面臨了人生分水嶺。我的父母搬去法國，父親在那裡的北約組織工作，我轉到索爾本（Sorbonne）讀書，並四處旅遊。

我在法國、義大利待了兩年，對外國語與外國文化產生興趣，不打算回去濕冷灰暗的英國，但是又必須自謀生活。內心深處，我自認是個熱情洋溢的地中海人，對祖國實是無法適應，因此我嫁了一個比我大很多的男人，他四處旅遊，尤其是非洲。

結婚並未使我內心的流浪欲降低，反而日漸強烈。二十七歲時，我做了決定，這個決定對一個已婚女人，尤其是有孩子的女人而言，實在不可能實現，那就是我要成為一個醫生。

保證不離婚才能進入醫學院

儘管英國在六〇、七〇年代對女人進入醫學界有頗多偏見，我還是在當地的技術學院修了物理、化學、動物學學分，做為進入醫學院的先修學分。學校當局大概認為光是這些課業就足以使我打退堂鼓。第一個學期真是苦不堪言，我坐在最後一排，整間教室都是十五歲的大男孩，只有我一個老女人。更糟的是，他們至少都修過兩年物理，這代表他們知道問題的答案，只有我不知道。

但是我下定決心不退縮，我在課堂上把筆記全抄下來。下課後，先去學校把女兒漢娜（Hannah）接回家，煮好晚飯餵飽全家後，才能坐下來寫功課。做功課實在不容易，那個時代沒有小型電算機，我又不好意思讓別人知道我已經忘了怎麼做對數，只好在紙上用又長又煩的乘法、除法計算，寫滿大大的一張紙，簡直像《愛麗絲夢遊仙境》中長長的老鼠尾巴，直到我的哥哥實在看不過去，送我一把計算尺為止。

雖然困難重重，我還是在高等物理、化學等科目得了全A畢業。我相信這個成績總夠進醫學院了吧？當時醫學院招生比例，女生只占百分之十五，能夠進入醫學院的女生都是在有名的私校主攻化學。但是我深信會被醫學院相中，我給所有學校的教務長寫長信，他們的回覆全都一樣，我並不合適該校。有一個學校甚至回了一封長信說，我應該回到廚房。同時間，我看到比我年輕得多的小男生，學業成績一塌糊塗，只因為會踢英式橄欖球，就被醫學院收為學生。

幸好，還是有一個學校例外。「皇家自由醫學院」的教務長黛恩．加德娜（Dame Gardner）叫我去面試，面試後她決定不管其他面試委員的反對，收我這個學生，但是有一個條件，那就是我的先生必須寫一封保證函，保證我在完成四年學業之前，他絕不會把我「離了」。我的先生很仁慈，他做到了。

帶著人骨坐火車

到醫學院就讀，我不能說完全沒有焦慮感，我深信會被一群優異的男生包圍、徹底打敗，更何況我每天還要花一個半小時通車。

但是我深以進入醫學院為傲，絲毫不以家務與學業雙重壓力為苦，幸好，我有家庭的支持，這是很重要的。有時我也會被自己的潛能嚇到，譬如在通車時間裡讀完我大部分的功課，問題是我必須克服鄰座乘客的好奇，尤其是複習人體解剖學隱私部位時。一次，我帶著裝著人骨的箱子，一路擔心箱子若不小心掉下來，骨頭散了出來，我會因違反「解剖法」被捕。這是一條不知哪個年代制定的法律，用來防止醫學教學用品無意間驚嚇到大眾。

另一位不屈不撓的女士黛安．史拉．絲洛克（Dame Sheila Sherlock）也深深影響我，她是我實習時的指導教授，人們稱她「黃后」，因為她在導致黃疸現象的肝炎研究方面成果卓著。在她嚴厲的指導下，絕對不容許犯錯。絲洛克既聰明又怪誕，簡直就像路易士．卡洛（Lewis Carroll）（《愛麗絲夢遊仙境》的作者）筆下的人物。一次她參加住院醫師舉辦的耶誕派對，一進門她就直直走向放雞尾酒的大盆，嚐了一口後吐吐舌頭、緊皺眉頭說：「酒精不夠！」她轉身對一位住院醫師說：「去我房間，我桌子下面有一瓶病人送的威士忌，把它拿來。」酒瓶一拿來，絲洛克就把整瓶倒進雞尾酒中，結果，那天大家都很盡興。

我還有一位好朋友德瑞莎．塔德（Teresa Tate），是個可愛的金髮女郎。她出身富裕，是安妮（Anne）公主的同學，並不需要醫師這份收入，完全是因為興趣而學醫。她毅力驚人，沒有任何挫折可以令她放棄。我們兩人搭配，大家都不敢看輕我們，這讓絲洛克十分高興。這是我這輩子首次碰到頂頭上司喜歡女人勝過男人。

一次，塔德和我決定在病人的紀錄表上用彩色筆標色，紅色代表血紅素，黃色代表膽紅素，膽紅素是造成黃疸的原因。絲洛克很欣賞我們的用心，向住院醫師說：「男孩們，這才是做事情的方法！」絲洛克總喜歡稱男屬下為「男孩們」。從他們恨得牙癢癢的表情，我可以看出「男孩們」多「喜歡」我們！

「灰姑娘」學問大

實習結束後，我做了半年的外科住院醫師，發覺志趣不合，對我而言，外科很少用腦，只是「動刀子」。何況我志不在此，自從我隨著絲洛克實習，照顧肝炎病患後，就對病毒學產生興趣。一結束外科實習苦刑，我就轉投「公衛檢驗處」（Public Health Laboratory Service），那是英國最好的病毒學訓練機構。

病毒學當時是門「灰姑娘」學問，醫學界對它並不看重，認為病毒不是致病的重要原因，何況，「你也拿病毒沒辦法」。那時候，預防醫學在公共衛生領域並未獲得重視，我們總是等病人生病了，再去治療他。一位同事堅決反對我的興趣，說我應該和他一樣專攻「細菌學」，裡面就有足夠的病毒知識。我認為他錯了，我堅信總有一天病毒學會變成一門重要的學問。

15 病毒學、水管與伊波拉

一九七八年我在「倫敦熱帶醫學衛生院」拿到碩士學位後，轉到牛津受聘於羅克利夫醫院「公衛檢驗處」。一到那裡，我就申請轉到病毒學部門，但是沒有空缺，令我十分失望，只好申請跟隨巴布・米契（Bob Mitchell）工作，他是一個優秀的細菌學家及老師，是邱吉爾醫院的細菌學實驗室的主任。我的大老闆是「公衛檢驗處」主任約翰・托賓（John Tobin），約莫五十幾歲、六十出頭，活力充沛、熱情聰明，對任何新的東西，他都張大眼睛，充滿興趣。他最喜歡待在實驗室做實驗，任何人對病毒有興趣，想要跟隨他，他都願意教，他就是第一個教導我病毒學知識的人。

「在病毒學的領域裡，」他說：「做什麼都沒有比動作快來得重要。」

當時我們正在做組織培養，要不被細菌或黴菌污染，就要謹記他的勸告——動作要快！我們那時在用一種新技術「免疫螢光」（注一）來做退伍軍人菌的螢光抗體試驗。雖然退伍軍人菌不是病毒，但只要是托賓沒有接觸過的東西，他都小心翼翼。

退伍軍人菌曾在一九七六年，讓一群在美國費城參加「退伍軍人年會」的人得到了神祕的致命性肺炎。那次意外距今已兩年，托賓是英國唯一研究退伍軍人菌的人，此外還有巴布·米契，我們三個人決心解開這個謎題。

螢光抗體試驗

我們都在檢驗師下班後才開始做螢光抗體試驗。每天下午五點，托賓就說：「蘇珊，走！去做螢光抗體試驗。」別人或許會覺得這個邀請怪怪的，我卻欣然接受，覺得很有意思。我把一天的工作丟諸腦後，把組織培養拿出來做試驗，一直弄到深夜。選擇在下班後工作是有道理的，因為如果檢驗師知道我們在實驗室裡搞新品種的細菌，讓他們蒙受生命危險，一定很生氣，他們認為沒有什麼比退伍軍人菌還危險。

我一點都不擔心，面對病毒與細菌，只要不掉以輕心，再加上適當防護，就不會有危險。更何況我對托賓有信心，他長年處理這些病菌，經驗十足。

我和托賓的努力沒有白費，被邀請去對「呼吸系統臨床組」演講。我們傾囊相授，特別側重病徵的解釋，很多醫師常誤以為退伍軍人症患者得的是肺炎，隱藏性病例一定很多。果然沒錯，退伍軍人症旋即襲擊邱吉爾醫院，第一個患者是住院醫師馬丁·穆爾斯（Martin Muers）發現的，當天他也在台下聽講。

演講後幾天，穆爾斯打電話給我，「我正要替一位腎臟移植的病人做支氣管鏡檢，我懷疑她可能得了退伍軍人症，要怎麼樣才能做檢驗？」

「我需要她肺部深處的組織，你要想辦法拿到組織，但不受到其他部位污染。」電話那頭一陣沉默，穆爾斯正在想如何達成任務，我給他一些建議，最後他說：「好，我來試試看。」

一個小時後，檢驗師都下班了。穆爾斯騎著腳踏車爬上我們的小丘，手上拿著一個十公撮的離心試管，裡面是三小條支氣管，正是我想要的。

我說：「希望你記得用消毒過的剪刀切開它們。」

首次自活體分離出「退伍軍人菌」

我苦思應當如何把支氣管內的細菌取出來，我不能切開它，因為支氣管外部的病菌會污染到裡面，很快就會淹沒我要尋找的退伍軍人菌，我需要一個又細又長又薄的探針，把裡面的東西吸出來。

我決定自己來做一個吸管。我將一個玻璃的吸量管放在火上烤，連續試驗了好幾個，才做出一個細長而薄的吸管。我戴上手套，取出試管裡的支氣管，用消毒過的剪刀切開它，再將吸管伸進去，輕輕推到底。

成功了！我吸出了一些黏性物，將它們小心翼翼地放在退伍軍人菌培養基（medium）上，這些紅色的培養基是我和托賓做的，加了鐵質、維他命和血液等養分。如果這些黏性物在培養基中長出黑色光圈，它們就是退伍軍人菌。

三天後，情況有點令人失望，培養基沒有變化，值得慶幸的是，也沒有遭到污染。經驗比我豐富的米契比較眼尖，發現培養基裡的東西有些不一樣，光憑肉眼，只能看出那些黏性物下出現了一絲絲棕色，米契將培養基拿起來迎光一照，賓果，果然出現極小的黑色光圈。這是美國境外第一次有人自活體身上分離出退伍軍人菌，我們興奮地打電話給穆爾斯。

我說：「恭喜！果然是退伍軍人菌，你趕快給她服用紅黴素。」這是退伍軍人症的療藥。

接下來我們的工作是找出她的罹病管道。經過詳細調查，我和托賓認為她是在腎臟移植病房的浴室裡感染到退伍軍人菌的，因為我們在那裡分離出細菌來。這位病人用紅黴素治療，後來完全痊癒了。

退伍軍人症再次爆發

幾個月後我調遷至南倫敦的聖喬治醫院從事病毒學研究，但是退伍軍人症就像個窮追不捨的情人，一路跟隨我到聖喬治醫院。當時我正在為津士敦／泰晤士區域醫院設立病毒試驗處，該院的首席細菌檢驗師馬爾康．史密斯（Malcolm Smith）跑來跟我說，他厭煩了每天都做一成不變的事，他說：「病毒試驗室成立後，我想找點新鮮活幹幹。」

我給了他一些退伍軍人菌及培養基、試劑，是我偷偷從邱吉爾醫院帶過來的。這件事我守口如瓶，因為人們一聽到退伍軍人症，都嚇壞了，但是對史密斯不必保密，我把試管交給他：「現在你可以去找出誰得了退伍軍人症。」這可是一個誰也抗拒不了的誘惑。

兩週後某天，我正在開會，突然史密斯打開大門，一臉勝利的笑容說：「我找到了！」

「找到什麼？」我問。

「一個退伍軍人症病患！」他手上揮舞著一張化驗室報告。他用我給他的試劑測試一個肺炎病人的血清，發現他的抗體數量很高，他又反覆測試，同時發現該病人的臨床症狀都很吻合，他跟住院醫師說，那個病人得的是退伍軍人症，住院醫師說：「那是什麼病？」

我們連忙通知「公衛檢驗處」下的「傳染病疫情通報中心」（Communicale Diseases Surveillance Center）的克里斯．巴雷特（Chris Bartlett），當時英國只有少數幾個傳染病學家，巴雷特就是其中之一，我還在牛津時，跟著他學了很多東西。巴雷特聽到這個消息也很興奮，但是他認為只有一個病例，就要宣布疫情，實在太少了。我們決定再進一步調查。

又過了一個星期，史密斯又帶著同樣的笑容出現在我的辦公室。

他喜不自禁地說：「又有兩個例子。」他就像一個獵到雉雞的獵人。

我說：「史密斯，看來我們是有一個疫病爆發了。」

我打電話給巴雷特，這一次他毫不遲疑說：「我馬上趕過來。」

綁架輪椅

突然我變成一個偵探，要探查疫病爆發的原因是什麼？傳染的媒介又是什麼？不久後，我就發現傳染病調查不光是細菌培養基、組織培養與病理學，有時還包括電機工程。美國方面的研究認為退伍軍人症是透過冷氣設備傳播的，但是此地沒有冷氣設備，所以我們必須重新摸索起。

一位工程師大衛・哈波（David Harper）教會我如何看施工藍圖，他簡直稱得上為我們賣命，只要我指出那個地方的水管需要採樣，哈波就說：「OK，醫師！」馬上揹起工具箱，在水管下面鑽爬，到定點去取樣。在這個過程中，我學會一件事，那就是大建築的內部施工也常是隨便得很，只要對照藍圖，就會發現管線根本未照藍圖施工埋設，不僅我大吃一驚，連工程師也一樣。哈波和我到處摸索，到任何我們覺得有退伍軍人菌的地方取樣。

我和工程部門的人每週開會兩次，我對工程簡直著了迷，有一次還差點要反過來指導他們去哪裡找一個單向水閥。

我們要採樣的水箱每個約有二十五公升大，搬動起來累死人，需要一個輸送工具。在醫院裡，申請任何用具都麻煩得要命，用輪椅最方便，所以我們就經常「綁架」輪椅來載這些水箱。我們的行動當然是既保密又小心（你總不希望病人知道你在採集致命的病菌），儘管如此，還是有幾次在偷輪椅時被逮到。

「喂，把它還回來！」聽到醫護人員在背後大叫，我們加快步伐，將輪椅推得更快。分離手續更煩人，但是史密斯很有耐心，他先將水箱裡的水（全部二十五公升）倒入過濾網，最後再將留在過濾網上的東西注射到天竺鼠身體裡，看看牠們有沒有感染退伍軍人菌的反應。這種方法很原始，卻是當時唯一的方法。

鎖定熱水系統追蹤

為什麼我們會專注在熱水系統的追蹤？因為雖然美國的研究者認為冷氣系統是傳播管道，但是我們在牛津證明了淋浴設備是那位女病人染病的途徑，而這裡又濕又冷，不需要冷氣。雖然此處的開刀房有冷氣設備，但是三名退伍軍人症病患都沒進過開刀房。

第一個病患是學生，在醫院打工做清潔工。他在頂樓那層服務，窗戶大開，有可能是安裝在頂樓的通風設備排氣部分惹的禍，也有可能是在他通勤的火車上感染到的。這兩個推論雖然有趣，但是找不到證據支持，因為另外兩個病人都未接觸過通風設備的排氣部分。最後，我們在醫院一共找到了十二名退伍軍人症病患，其中四人不治，存活的八名病患中有一個是嬰兒，他是文獻上第一個染上退伍軍人症的嬰兒。其實當時到醫院就診的是母親，出院後，她帶著寶寶出外旅行，旅行中寶寶得了肺炎，住進南部的一家醫院，醫生一直查不出病因，還是母親提醒醫師：「會不會是退伍軍人症？」

我不僅學會了電機工程，也熟稔了大氣生物學。大氣生物學是二次大戰時留下來的骨董學問，那個時代化學戰、防毒面具正當道。我為了確定退伍軍人症是不是空氣傳染的，特地自波頓．唐請來一些二次大戰時的專家，來做大氣微生物組成測量。他們在屋頂裝了一台機器，可以吹出泡泡，飄進頂樓，然後再用放在頂樓的儀器測量它。在英格蘭這個處處飄著自然風的地方，這樣的試驗很困難，最後他們也無法提供結論。

病患家屬示威抗議

一位已逝病人有親戚在電視台工作，所以不久全國民眾都知道醫院裡爆發退伍軍人症。電視台專訪了醫院裡的一位醫生，一陣輕鬆的聊天後，記者的問題愈來愈尖銳，這位受訪醫師完全沒有心理準備。更糟糕的是播出後，他的回答完全變成支離破碎，好像在呼應他原先一點都不贊成的意見。譬如，這位醫生因為疲倦而揉揉眉頭，結果在鏡頭上卻變成「一臉心虛」，承認醫院有醫療過失。

媒體的報導讓一群怒氣沖沖的病患家屬到醫院門口舉牌示威。雖然那天因大雨傾盆，只聚集了十來名家屬，但我和巴雷特還是被逼著到解剖室去。向病患家屬解釋病人為什麼會死掉。諷刺的是，如果不是我們那麼努力，這些病人根本不會被診斷出是得了退伍軍人症，只會被當成單純的肺炎來處理，這一切麻煩也都不會發生。這就是追蹤調查新疾病的懲罰。

醫院員工起了恐慌，我和巴雷特得一再說服他們可以放心上班、照顧病人。漸漸的，他們克服了恐懼。我們的努力逐漸在員工、病人心中建立起一些信心。當然，我們也不可能取悅所有的人，還是有一些人認為我們應當為病人的染病負責，只因我們說出了事實。

同時間，史密斯仍然不斷在水箱中尋找細菌，儘管他如此努力，我們還是無法抓出傳染的元凶。直到一天護士抱怨熱水不夠，哈波到熱水機房去檢查，發現三台大型熱水儲存加熱器只有一台在運作，另外一台壞了，還有一台裡面有淤泥，但還是可以用，他打開加熱器，發現淤泥冒了上來，與輸送出去的熱水混成一團。

過幾天哈波病倒了，看起來像肺炎，我們懷疑是退伍軍人症，給他吃了紅黴素，他就漸漸好了起來。他那時整天躺在床上沒事幹，開始思索這個謎團，突然靈光一現，他坐直了身體，大喊：「我知道了！」

找到元凶

那天是星期六，我們都不在醫院，哈波決定在掌握確切證據前，先不要向我們宣布。他去熱水機房，挖出了熱水儲存器裡的淤泥，放在一個消毒過的瓶子裡，送去給史密斯。

哈波的靈感對了，那一撮淤泥裡頭簡直全部都是退伍軍人菌，從頭到尾，它們就是透過熱水輸送出去。尤其是哈波啟動那台滿是淤泥的熱水器的當晚，醫院裡就新添了兩名退伍軍人症病患。這下子，就更證據確鑿了。我們確信當晚其中一名病人曾經淋浴，他怎麼樣也想不到蓮蓬頭出來的水，裡面全是退伍軍人菌。

接下來，我們連續試驗了幾種遏止退伍軍人菌的方法，譬如把熱水加熱到沸點，看看會不會殺死它們。我們在機房看著哈波不斷將熱水器溫度加高，一直加高到華氏兩百一十二度，我簡直要心臟痲痺了，熱水器可以加溫到這種程度嗎？我擔心它隨時會爆炸，把躲在下面不斷調高溫度的哈波淋個血肉模糊。我屏住呼吸，什麼也沒發生！我們活了下來，但是那些退伍軍人菌可沒那麼幸運。

調查期間，「泰唔士水利管理局」（Thames Water Authrority）的珍妮·科本（Jenny Colborne）幫了很大的忙，她有一個儀器可以測量水管的細菌滋長情況，她發現如果水管、蓮蓬頭很久沒用，再打開來，輸送出來的水就極可能有退伍軍人菌。所以我們發展出一套預防措施——冷水管要經常清洗消毒，熱水要煮沸，細菌才無法滋長。

我在退伍軍人症上的研究後來發展成博士論文，同時，我也取得了「皇家病理學院」（Royal College of Pathologists）的病毒學研究員資格。我的生命即將展開巨變，只是我那時不知道變化會如此之大。

到海外研究狂犬病

一九八一年我去波頓．唐找辛普森，希望他給我一份工作，他很高興，但必須確定我們有足夠的研究經費贊助，他去找「衛爾康信託基金會」（Welcome Trust）弄了一個研究員獎助金給我，這個獎助金讓我可以全職做個病毒學研究員，也讓我首度有機會到國外研究。

當時泰國正在調查狂犬病，我受邀加入調查，為期三個月。調查隊由大衛．華倫（David Warrell）與他的太太瑪麗（Mary Warrell）率領，他們在曼谷的瑪西朵醫院設立了一個研究室。瑪麗．華倫是狂犬病專家，在她去曼谷前，我們曾在牛津合作過。華倫夫婦的研究重點在干擾素（interferon）可否治療狂犬病。干擾素是自體產生來對抗病毒的蛋白質。狂犬病無藥可醫，但是大衛．華倫認為如果用抗病毒的藥治療，再加上適當的醫護，或許狂犬病並不是全然無救。

這一次的泰國行變成難得的經驗。

眾所周知，狂犬病人很難處理，一位男病人更是令我印象深刻，光是要讓他鎮定下來，都要費一番力氣。當時他已經進入末期，眼裡充滿恐慌，他知道自己活不了多久了，那種恐慌的眼神令人一見難忘。護士小姐不時為他乾裂的嘴唇潤濕，即使他已經陷入昏迷，一點點水還是會讓他驚惶得抽搐起來，簡直是要破窗而出。狂犬病讓他對任何碰觸都極為敏感，我們也束手無策，干擾素也無效，他死了！我面對了生平第一個真正的病毒學案例。

與毒蛇同屋

瑪麗・華倫成立了一個試驗室，我們自病患腦部切片分離出狂犬病毒來，再注射到老鼠身上。處理老鼠，我沒問題，但是我卻怕死了蛇；不幸的是，大衛・華倫對毒蛇咬傷研究情有獨鍾。我們的研究室只有兩間養實驗動物的房間，一間是他的蛇，一間是兔子。大衛說，蛇不會感染狂犬病，但是兔子會，所以注射過的老鼠必須和蛇養在一間。我每天都要處理實驗鼠，也就必須一天至少兩次經過那些蛇籠，經常要鼓足勇氣才有辦法進入動物實驗室。大衛養的可不是普普通通的毒蛇，有的是巨大的眼鏡蛇，一看到我，就蛇信亂吐、嘶嘶作響，大衛向我保證牠們絕對不會跑出來，也特赦我不必參加一週一次替毒蛇抽取毒液的工作。後來我才知道動物實驗室的安全措施不像大衛打包票的，的確有一隻毒蛇逃掉了，他們只是不敢讓我知道而已。

結束在泰國與毒蛇、狂犬病奮鬥的日子後，我返回英國去研究一個更引人入勝的病毒，人們對它所知極為有限，那就是伊波拉病毒。我的研究重點是它如何能夠那麼快速地、徹底地破壞人體。一九八三年，正當我開始研究伊波拉病毒時，一個影響我一生的機會降臨了，珍妮．科本和我受邀到美國「疾病控制中心」去演講退伍軍人症，因為我們在熱水系統研究的突破，獲得醫學界的重視。

在我出發前，辛普森給了我兩個名字，叫我到美國一定要去找他們，其中一個是「美國陸軍傳染病醫學研究所」的卡爾．強森，一個是「疾病控制中心」的約瑟夫．麥科明克。

研究第四級病毒

當我從曼谷返回英國時，我知道我要學的東西還很多，譬如，我從未在「第四級病毒隔離實驗室」工作過，因為第四級病毒過於致命，所以在實驗室裡必須一個人操作，操作技巧好壞很重要，這方面我也需要指導。

又因為我對伊波拉病毒在人體內的運作感到興趣，所以必須建立病理生理學的分析方法，一個有趣的觀察點是，伊波拉病毒如何影響毛細管系統內微細的血管？對這些血管的血小板、內皮細胞又產生了何種作用？證據顯示伊波拉熱病患的血小板似乎失去了凝血功能，血管的內皮細胞似乎也失去了防止體液、紅血球外流的功能。我必須查出為什麼。

為了加快我的研究速度，有人建議我去找蓋恩．尼爾德（Guy Nield），他在蓋恩醫院的腎臟科工作，曾對腎臟病患的血小板、內皮細胞做過一些有趣的研究，可以教導我一些研究技巧。在「第四級病毒隔離實驗室」工作，我必須找出最簡單、最安全，而且一個人可以完成的技術，因為我的研究方法是生物學鑑定法，也就是測量活細胞的運作，如果我殺死病毒，細胞也會死掉。如果我要研究活細胞，病毒也就一定是活的。

我在波頓．唐實驗室有個很棒的助手基夫．皮萊特，他是個經驗豐富、技巧熟練的節足動物媒介病毒學家，腦筋清楚又個性愉悅，如果沒有他，我根本完成不了實驗的重頭戲——猴子試驗。

猴子實驗

我們用猴子做動物模式實驗來觀察病毒在人體可能的反應。我們手頭沒有病人，所有的病人都在尼薩拉或楊布庫。我們嚴密控制整個研究，希望能找出伊波拉病毒致病的模式，接下來才能研究治療方法。

我們花了無數小時在凝血試驗、血小板功能試驗及血管內皮細胞試驗上，密切觀察我們用來做實驗的猴子。這是十分痛苦的部分，一旦猴子從麻醉狀況醒過來，就尖叫不已，朝我們亂扔東西。

我們還必須解剖死猴子，這時就要仰賴資深獸醫兼組織病理學家亞瑟．巴斯克維（Arthur Baskerville）了，他負責大部分的解剖工作。我很訝異猴子的咬肌如此之大，是人類的數倍，所以千萬小心不要讓猴子咬到。解剖最恐怖的部分是切開腦部，我總擔心四濺的腦漿裡有伊波拉病毒，每次解剖完的數天裡，我天天數人頭，一直要到確定沒有人因高燒請假，才能鬆一口氣。

奇蹟似的，有一隻實驗猴活了下來，牠和其他猴子一樣，前兩天病得非常嚴重，但是其他猴子都死了，牠居然康復了過來，沒有人知道為什麼。當時距離我出發去美國只剩幾天，我不知道該如何處置這隻猴子。照理說，牠受了那麼多苦，應當將牠放生才對，但是波頓．唐是個保守的地方，如果有可能，他們還巴不得天天將我和皮萊特放入高壓汽鍋去消毒一下，更別提把猴子放生。想來想去，實在沒辦法，牠一定得處死，我下不了手，最後還是辛普森大發慈悲幫我做了劊子手。

新證據在美造成轟動

第二天，我和珍妮．科本出發去美國參加「疾病控制中心」的演講，一入海關，官員就問我有沒有接觸什麼流行病？幸好，珍妮搶著回答。她生怕我會開始談起伊波拉病毒，那麼我們就要全部被遣送回英國。

我們兩人在會場造成轟動，一方面是我們帶來了新的證據，在這之前，學界普遍認為退伍軍人症純粹是空氣傳染，我們證明了熱水系統、蓮蓬頭也會傳染。此外醫學年會甚少出現像珍妮這樣能夠對管線侃侃而談，而且年輕貌美、一頭金髮的妙女郎。

那天晚上，我打電話給麥科明克，他說會過來接我，接著又說他根本不知道我住的旅館在哪兒，他說：「我已經好多年沒待在國內，更別提進城。」

結果他還是駕著一輛十分破爛的本田汽車來接我，帶我去參觀「疾病控制中心」，我十分興奮。「疾病控制中心」對我而言，就像麥加聖地，我很訝異它這麼大，工作人員意態悠閒，十分友善。我們在麥科明克的辦公室展開一場病毒性出血熱生物鑑定法的長談，我發現他不但是個健談者，也是一個好聽眾，很快就進入我的研究領域，正是我需要的回饋。

自然，我也告訴他我最近在波頓．唐所做的研究。

「我有證據顯示，在顯微鏡還看不出毛病前，伊波拉熱病患的血小板、血管內皮細胞早已失去功能了，」我說：「實驗猴的死因是循環系統瓦解了。」

簡單地說，病人無法凝血，是因為血小板失去功能；然後血管內皮細胞失去作用，病人就開始出血，肺部開始積水。奇怪的是，伊波拉病毒會破壞循環系統，卻不會破壞器官。和那些道聽途說、危言聳聽的恐怖電影、小說所描述的正好相反，伊波拉熱病患的器官不會溶成濃湯。這也是病毒性出血熱病的最大謎團，病患的器官看起來都完好如初，組織很完整健康，你唯一知道的是病人確實死了，因為躺在解剖台上的是一具屍體。

我的理論是伊波拉熱病患的死因是功能性的，而非生化性的，因為細胞沒有受到破壞，這也是為什麼死亡的速度會這麼快的原因；而如果病人逃過一劫，他的痊癒速度也很快。如果我們能幫助病人熬過關鍵期，通常他們會徹底痊癒，這使得治療伊波拉熱出現一線曙光。

麥科明克對我的研究很感興趣，因為他曾看過許多病人迅速而徹底地康復，但是不知道原因何在。他也曾在西非解剖過許多病人，一而再，再而三地受挫，因為不知道病毒是如何運作的。現在我對病毒性出血熱病提供了合理的組織病理學解釋。

冗長的討論令我們饑腸轆轆，麥科明克帶我出去吃午飯，我感到十分榮幸。

一瓶葡萄酒的賭注

第二天，我飛去馬里蘭州拜會「美國陸軍傳染病醫學研究所」。我見到了卡爾・強森與「疾病評估部門」（Disease Assessment Division）主任比特斯（C. J. Peters）。他聆聽我的研究結果，雖然我不太確定他是否感興趣。我遇見的第三個人是研究所裡鑽研伊波拉病毒，目前負責猴子實驗的金・江森，他告訴我他要解開伊波拉病毒的「病理生理學」之謎，我很懷疑，因為他一味仰賴解剖，就我所知，伊波拉病患一旦死了，就很少留下什麼線索。

一直到一九八三年十一月我才又見到麥科明克，他是到薩伊研究愛滋病返國途中在英國稍事停留，企圖與我一敘，卻沒有辦法聯絡上我，很顯然辛普森給了他錯誤的電話號碼。他住進旅館後就開始查電話簿，終於聯絡上我了。麥科明克是一個很有決心的人，不達目的誓不甘休。他那樣費盡心思，對我的研究又顯現高度興趣，在在使我受寵若驚，決定請他吃晚飯。飯後，我們就在我的住處徹夜暢談醫學種種，直到天亮，我送他去機場搭機返回亞特蘭大，臨上飛機前他說：「蘇珊，妳一定要來亞特蘭大，在拉薩病毒上重複妳的試驗。」

就在那時，我們打了一個賭，我說，拉薩病毒的祕密一定也是在血小板。

麥科明克說：「不可能，拉薩熱病患的血小板好好的。」

我們的賭注是一瓶葡萄酒。

一直要到一九八四年春天，我才有機會贏得那瓶酒。在技術員席拉．米契爾（Shila Mitchell）與唐娜．莎梭（Donna Sasso）的協助下，我在「疾病控制中心」對拉薩病毒重複了我的實驗，證明了我的理論。麥科明克以彬彬君子風度帶我出去吃晚飯，我則很樂意與他分享那瓶他輸給我的酒。

注一：免疫螢光（immunofluorescence, IFA）可以用來辨識或計量抗體、抗原，螢光染料會讓它們在特定的紫外線下呈現黃色。抗原（antigen）是身體視之為侵略物的物質，包括病毒、毒素、輸入血型不合的血、細菌或器官移植，都會刺激身體的免疫系統產生抗體（antibody）。沒有這種機轉，人類早就自地球上消失。

16 第四級病毒隔離實驗室——英國式

那隻猴子抓住我的手，扯破我的外層手套。生平第一次，我感到畏懼，這是一隻注射過伊波拉病毒的猴子！

防毒面具遮住我的聲音，我不知道皮萊特是否聽見我的低聲詛咒，但他馬上知道我出了意外。一九七六年他也曾出過實驗室意外，感染了伊波拉病毒，卻奇蹟似地活了下來。

意外發生那天是星期五下午，也就是在這個實驗室裡。皮萊特正為老鼠注射來自薩伊疫區的伊波拉病毒，他必須一隻手抓老鼠，另一隻手拿著長長的針筒。皮萊特經驗豐富，我認識的病毒學家中就屬他的技術最好，但是當時薩伊疫情正嚴重，大家心理壓力都很大，針筒一滑，就刺進他的手指頭。那個針筒裡灌滿了伊波拉病毒，是全世界最致命的東西之一。

他連忙脫下手套檢查有沒有破洞漏水，沒有；又用力擠壓手指，看看有沒有傷口出血，也沒有。他用漂白消毒劑清洗雙手，除此之外，也不知道該怎麼辦。他與另一位病毒學家歐尼·鮑溫探討感染的可能性，結論是根本沒感染到，皮萊特戴上一雙新手套，繼續工作。

結束當天的工作後，皮萊特向實驗室的管理組報告這件意外。當時，伊波拉病毒才剛被辨識出來，所以可以想見實驗室裡的人多麼驚惶。那種歇斯底里混合著興奮的氣氛，有時會使經驗較少的工作人員失去判斷力，也影響了專門處理意外事件的委員會。這些委員不曾在第一線接觸病毒，對病毒也所知甚少，但是他們可以命令第一線的研究人員做什麼，不該做什麼。委員會聽到這個意外，認為手套也沒破，手指也無傷口，應當沒事才對。

為何不切掉手指？

所以皮萊特就回去薩斯柏里（Salisbury）與家人共度週末。星期一上班時，一切都很好，週二晚上，他帶兒子去看射箭比賽，回家就開始發燒、頭痛、肌肉痠痛，一夜無法入睡。

星期三上午，他簡直是拖著身體來上班，向同事抱怨生病了，引起一陣混亂。一整天，他就呆呆坐著，同事圍在他的身邊，不知道該如何治療他。稍晚，他被送進北倫敦的科柏．伍德醫院，那是個專門治療熱病的醫院，皮萊特被安置在隔離病房裡。接下來，他就什麼也不記得了，之後兩個星期，他人事不知，記憶一片空白。

醫生為皮萊特注射「癒後血漿」，也讓他服用各式干擾素。當時干擾素仍在實驗階段，尚未證明對病毒性出血熱病有療效。足足七天，皮萊特徘徊在死神門口，或許是此地醫療照護很好，或許是干擾素、「癒後血漿」的療效，更或許是他的意志與韌性，皮萊特終於活了下來。後來，我們用他的血小板做實驗，經常開玩笑說他的血小板「強而有力」，或許這也是原因之一。當然最重要的，此地有良好的醫療設施，這是非洲茅屋裡的病患享受不到的。

皮萊特病癒後回到實驗室，委員會對此次意外展開調查，皮萊特與鮑溫都被叫去報告。一位委員在聽完報告後說：「如果那麼危險，你為什麼不在意外發生後馬上切斷手指呢？」

他一點都沒有開玩笑的意思！

事隔多年，實驗室裡安全主管的態度一點都沒變，他巴不得將所有進出實驗室的人，統統放進高壓汽鍋蒸煮，也勝過暴露在感染伊波拉病毒的危險中。

我感染了伊波拉？

我一掙脫猴子的手馬上聯想到皮萊特，我會像他一樣受罪嗎？我脫掉外層手套，連忙檢查內層手套，看起來似乎沒有破洞。為了保險起見，我將手套灌滿水，也沒有漏水現象。我的皮膚也沒有破皮，這代表我安全了嗎？當年皮萊特的手套也沒破，不過，猴爪中的病毒量當然不能跟注滿病毒的針筒相比。

南倫敦的波頓．唐試驗室是全英國唯一擁有「第四級病毒隔離實驗室」的地方。此地的「第四級病毒隔離實驗室」是英國軍隊遺跡，二次大戰時專研生物戰、化學戰，研究重點在大氣生物學，看看有什麼傳染性物質可以透過空氣散布。

一九八二年我到波頓．唐不久，就和皮萊特一起研究伊波拉病毒，有時試驗一做就是連續六小時，被猴子抓到手的那天，我們正在進行一連串試驗。根據先前的研究顯示，伊波拉病毒會使患者血小板、內皮細胞失去功能，如果我們在猴子身上找到治療方法，應當也可以適用在人體。我們用來試驗的伊拉病毒是薩伊病毒株，就是這種病毒，讓注射過病毒的猴子幾乎全部死光，也造成楊布庫大疫病，死亡率幾近百分之九十，死亡人數近三百人，皮萊特感染的也是這種病毒。

雖然我不喜歡拿猴子做試驗品，但是唯有這樣，我們才可能對伊波拉病毒有詳細的認識，人們今日對伊波拉病毒的了解，幾乎全來自我和皮萊特在波頓．唐的研究成果。

我們趕快自那隻抓破我手套的猴子身上採血做化驗，發現牠的血液病毒含量很高，一公撮血液裡約有一千個病毒。

現在我必須熬過五天的伊波拉病毒潛伏期。那五天裡，我天天猛照鏡子看有沒有出紅疹；猛瞧口水看喉嚨有沒有發腫；擔心著太陽穴的悶痛是不是劇烈頭疼的開始；這些都是伊波拉熱病的初期病徵。不過大部分時間裡，我是憤怒多過憂慮，雖然皮萊特與我都認為我感染上病毒的機率很低，但是我還是無法原諒自己的輕率，我不應該讓猴子有機會抓到我的手。同時間，我又覺得錯不完全在我，實驗室的設計也大有問題。

安全配備一點也不安全

波頓．唐原是個生化戰實驗室，研究空氣傳染物質，我們被迫戴上厚重的防毒面具工作。這個東西會讓你一下子就滿頭大汗，呼吸困難，更糟糕的是根本無法和人交談，譬如告訴你的同事：「現在我要給猴子注射，你走遠一點。」更討人厭的是防毒面具重得要命，一整天戴下來，脖子痛死了。我可以理解為何麥科明克在蘇丹工作時，要捨防毒面具不用。從美容觀點來看，防毒面具經常摩擦皮膚，對臉部保養也很不好。兩個眼罩框限制了我們的視線，必須轉身才能看到左右兩邊的動作，包括旁邊的人手上是不是拿了個危險的針筒。

手套也不完全管用，長度只到袖子為止，沒有鬆緊設計可以將袖子放入手套內，讓我們的肌膚暴露於外。這種尋常的家用黃色大橡皮手套過於厚重，處理動物或樣本時，雙手無法靈活自如。

除了防毒面具與手套外，我們的身上則一無保護。每天進實驗室前，我們必須脫光衣物，換上消毒過的隔離衣，每一件的尺碼都足足是我的四倍大，因為他們沒想過會有女人在實驗室裡工作。我把隔離衣在腰間匝上兩圈，還是不時掉了下來。不過，在實驗室裡突然赤身露體，還不是我最需要煩惱的事情。

我最煩惱的是波頓．唐實驗室其實很不安全，之所以意外事故不多，是因為實驗人員技術純熟。若不是皮萊特的高超技巧，加上我們又有一股追求真相的狂熱，在那個環境簡直待不下去。

我得救了

客觀評估，我感染病毒的機會並不大，但還是提心吊膽地數日子。每天我從溫布頓開車七十哩到波頓．唐上班，在M3公路上我有充裕時間思索，還剩五天、四天……早上我在手臂上看到的紅塊，是本來就有，還是今天才出現的？我是因為口渴才覺得喉嚨發痛，還是伊波拉熱病的徵兆？我是缺乏睡眠，還是頸背上的微痛是頭痛的前兆？胡思亂想成為我最大的敵人，我必須分辨出哪些是事實，哪些又是我疑神疑鬼。還有三天，還有兩天……

這段時間裡，皮萊特始終維持著愉悅的態度，隻字不提我的意外，我們繼續猴子的實驗，彷若啥事也沒發生。

只剩一天。

那天晚上，我下定決心一上床就要馬上睡著，卻花了數小時才闔上眼睛。第二天醒來，我鼓起勇氣走進浴室，打開燈光檢查自己，什麼也沒有，沒有紅疹、發燒、頭痛，也沒有喉嚨痛，我得救了！

不過我還是很憤怒，不是對我自己，而是對波頓．唐試驗室的整個安全系統。一直到一九八四年，我到「疾病控制中心」工作三個月，看到他們的隔離衣多麼的安全、輕便，才知道波頓．唐的工作設備真是簡陋得可以，也訝異自己居然可以在那裡工作那麼久都沒出事。我一從美國回來，就去找主任，向他表明我們的設備並不安全。

主任是個死板的中年科學家，從來沒有處理過第四級病毒，也不打算接觸。他聽了我的指控後，有點老羞成怒。最令我不平的是，不管是他或安全室人員，從來沒有御駕光臨過我們的「第四級病毒隔離實驗室」，不知道我們在幹什麼，也不在乎我們面臨的問題，他們從來沒有戴著防毒面具工作過。主任一再說我沒有理由挑戰專家的設計，完全不管他所謂的專家，根本就是二次世界大戰的老骨董。他說，談到設立實驗室，美國人跟英國人沒得比。後來，他的一名專家到「疾病控制中心」拜訪，還向麥科明克抱怨我是個「搗蛋鬼」。

麥科明克回答說：「好極了！我們這裡都是這樣的人，我會設法讓她來這裡工作。」

跳槽到美國「疾病控制中心」

即使在我和布萊特結束了研究計畫，辛普森也轉任「皇后大學」的微生物系系主任，我依然孜孜不倦地向實驗室爭取恰當的「第四級病毒」隔離衣設備。同時間，我也期望「中央公衛檢驗室」（Central Public Health Laboratory）成立後，會有一些進步的配備，包括處理「第四級病毒」的隔離衣，但是我失望了。

他們的實驗室號稱有雙重保護，完全真空的牆壁設計，裡面是一間間小實驗室連接起來，中間有空氣隔絕裝置。實驗室的牆上設有手套孔，我們要工作，就把雙手伸進孔中。這套設計很像「疾病控制中心」好幾年前就拋棄不用的系統，雖然可以讓我們不再戴上受罪的防毒面具，但還是得套上手套，而這些手套極為笨重，根本無法從事任何真正的「科學實驗」。花了無數心血與金錢，到頭來「中央公衛檢驗室」看起來就像一個個笨拙的箱子，還沒啟用，就已經落伍了。設計者不曾在「第四級病毒隔離實驗室」工作過，他的設計過於注重「安全」，反而忽略了真正的危險所在，也讓病毒學家無法在那個實驗室工作。

我若繼續留在英國，所能期望的最佳設備就是「中央公衛檢驗室」了，所以只好在一九八五年轉去那裡服務，我至少說服他們購買一台伽瑪射線機，用來做病毒滅活。一九八五年底，麥科明克建議我，說我曾在「疾病控制中心」工作三個月，也在獅子山共和國工作過，正打算出版研究成果，為什麼不考慮到「疾病控制中心」服務？他知道以英國設備的簡陋、研究風氣的保守，我在英國是不會有好發展的。他建議我到「疾病控制中心」去設立一個病毒性出血熱病的生理病理學研究計畫，甚至到遠處做田野研究，最好是獅子山共和國。

這是個痛苦抉擇，雖然此地設備不佳，但是同事對我的研究極為支持，更何況在辛普森轉任教職後，只剩我的經驗足以領導英國的病毒性出血熱病研究。我走了，他們怎麼辦？我與許多人商量，出我意料，他們統統贊成我接受「疾病控制中心」的邀請，認為我繼續留下來，只會面對更多的挫折、無盡的障礙。我體認到他們是對的，一九八六年一月四日，我下定決心，飛去亞特蘭大。

17 疫病來襲

當蘇珊在波頓・唐與伊波拉病毒奮鬥時，我開始對「人類免疫不全病毒／後天性免疫不全症候群」（即愛滋病）感到興趣。一九八三年初，一位來自比利時安特瓦普的同事詹・戴斯密特（Jan Desmyter）告訴我，有一群來自薩伊的病人疑似得了愛滋病。到了三月，他和同事已經接觸了三十幾位這樣的病例，數字高得驚人。雖然比利時已經在二十年前結束了薩伊殖民，但是兩國依然關係密切，薩伊人得了重病，如果有辦法，還是會飛去比利時求醫。我曾待過薩伊，知道能夠負擔到比利時就醫的人，不超過百分之一，所以潛藏的病患數字一定比這個更高。

感受到疫病的危機，我與「疾病控制中心」的愛滋病研究小組負責人吉姆・科倫（Jim Curran）商量，他也認為薩伊一定還有許多愛滋病患，我們一面繼續留意比利時方面的發展，同時科倫也答應給我所需支援。七月，我打電報給金夏沙的美國大使館，電報轉給了大使館裡的科學專員賽斯・威尼克（Seth Winnick），我請他與薩伊衛生部長的首席顧問卡力沙．魯地（Kalisa Ruti）聯絡，看我是否有機會到薩伊調查愛滋病。九月，魯地同意我前往。

一九八三年時，愛滋病毒還未分離出來，根本沒有檢驗方法可以確定一個病人是不是得了愛滋病。當時只有耗時麻煩的T4／T8檢驗法，測量免疫系統中T細胞數量的變化。老實說，當時我們甚至不敢確定愛滋病是不是一種病毒感染，病毒分離不出來，也就無法做抗體試驗。為了在薩伊進行T4／T8試驗，我需要一位技術員，除了技術熟練外，還要幫我在薩伊裝設檢驗室。最後我選擇跟了我兩年的席拉．米契爾，她雖然是第一次到非洲，卻成為我的得力助手，後來更四處到開發中國家為他們裝設「人類免疫不全病毒實驗室」。

三邊合作研究愛滋病

距離我出發去薩伊前十天，我接到以前的頂頭上司約翰．班乃特（John Bennett）的電話，他說另一支由美國「國家衛生研究院」（National Institute of Health）湯姆．昆恩（Tom Quinn）率領的愛滋病調查隊也將出發到薩伊。調查隊成員有佛萊德．凡梭（Fred Feinsod），他是昆蟲學家兼流行病學家，曾在埃及研究「萊福谷熱病毒」（Rift Valley Virus）。調查隊裡另一位成員是來自比利時「李波王子熱帶醫學研究所」（Prince Leopold Institute of Tropical Medicine）的皮亞。雖然我不認識昆恩，但是皮亞可熟得很，一九七六年我們曾一起在薩伊工作過，他就是那個看到駕駛員不對勁，拒絕上飛機的人，後來飛機墜毀，我則被迫與駕駛員的棺木同機飛往金夏沙。這樣的經歷，實在忘不了。

班乃特建議我們兩隊人馬合併。當我打電話給昆恩時，他也同意我們應當合作，如此一來，兩邊可以截長補短。譬如，我們這邊有薩伊衛生部的正式邀請，而昆恩那邊沒有，但是昆恩那裡的T4／T8試劑比我們的好；此外，皮亞已經和那裡的醫院接觸了，而我們這邊還沒有。我們決定兩隊在比利時安特瓦普的「李波王子熱帶醫學研究所」碰頭，然後再出發去薩伊。我原本以為此次碰頭，將就策略面進行討論，結果完全不是這樣。

碰頭後，我才發現除了皮亞與昆恩外，現場還有「全美過敏病暨傳染病研究所」（National Institute of Allergy and Infectious Diseases）的主任狄克．克勞斯（Dick Krause），「李波王子熱帶醫學研究所」的所長盧克．范．愛克曼（Luc van Eyckmens），另外還有「約翰霍普金斯醫學院」的流行病學家。這些人統統不去薩伊，但是依然熱烈參與討論。我可以理解克勞斯與愛克曼為何會在這裡，因為他們的機構出錢贊助這次調查，但是其他人呢？我只能說這顯示了科學界對愛滋病的高度興趣，這種高度興趣有好有壞，好處是會有很多科學家投入研究，壞處是高度競爭引爆學界間的相互嫉妒。那位「約翰霍普金斯醫學院」的流行病學家高談闊論，一再強調「實驗控制組」的必要性，讓我錯以為又回到初入「疾病控制中心」學習做疫情調查的日子。不過當天的碰頭還是有一些收穫，至少我們確信兩邊人手可以共事。直至今日，我們都還是好朋友，足證當時判斷正確。

前往薩伊

第二天，我們一起搭機飛往金夏沙，機上多了兩名調查隊員，一個是技術員，另一個是「李波王子熱帶醫學研究所」的臨床醫師亨利．泰曼（Henri Thaelman），米契爾則帶著實驗室配備直接由美國飛往金夏沙與我們會合。比利時方面安排我們住在佛米特羅（Fometro），正是一九七六年我到薩伊調查伊波拉熱病的住處，七年來，這裡沒什麼改變。對我與皮亞而言，這裡隱藏著一種騷動不安，往事的幽靈讓我們不得不懷疑為什麼中非洲與病毒總有著不幸連結。我們倒要看看這一次面對的是什麼。

第二天一早，我們與美國大使館的科學專員威尼克會面。威尼克年輕得令人吃驚，二十多歲，頂多三十出頭，留著剪修齊整的鬍鬚與棕紅色的鬈髮。後來我們才發現他的本職是商情收集，「科學專員」不過是他長串頭銜中的一個。威尼克說，他從沒想過要與科學發生關係，現在這一切要改變了。他安排我們下午去見魯地，為我們第二天晉見衛生部長鋪路。對一個初入門者而言，威尼克這個「科學專員」表現得還不錯。

魯地與我以前曾在日內瓦及奈洛比「世界衛生組織」舉辦的會議中碰過面，接見我們時，他穿著薩伊公務員常穿的獵裝。雖然西方品味主宰了此地精英分子的流行口味，但還是有一些「變通」，譬如薩伊總統便下令穿著正式服裝時不須打領帶、穿西裝外套，這在氣候炎熱的薩伊，確有幾分道理。此外，數年前總統下令廢除基督教教名，改回傳統非洲姓名。

魯地非常合作，他保證說，不管明天與部長的會面結果如何，薩伊政府至少會准許我們進行第一階段的愛滋病研究。

一箱鈔票一頓晚飯

在薩伊，沒有人敢預測政府的反應。此地永遠醞釀著社會政治危機，最近一次是經濟危機——薩伊幣嚴重貶值，從原先對美元的五比一，直落到三十比一。薩伊幣最大的面值是一元，現在人們上街買東西，都要提一箱鈔票才行。我們抵達薩伊的第二晚到希臘餐館吃飯，必須用箱子裝滿一元與五毛薩伊幣，才夠付晚飯錢。站在付帳櫃台前，提著一整箱的鈔票，我覺得簡直像個黑手黨徒。結果我們發現就算你有錢，還是點不到東西吃，菜單上許多菜，都因通貨膨脹、缺乏外幣而停止供應；此外價格節節上升的汽油也讓運輸成本上揚，貨源短缺。雖然這種狀況讓我們極感不便，但是景氣下滑，受害最深的還是貧苦大眾。大部分薩伊人以樹薯為主食，不幸的是，薩伊樹薯含有有毒的生物鹼，必須放在水中浸泡兩天去毒，浸泡過的樹薯重量會加重，在汽油價格上漲、貨幣又嚴重貶值的狀況下，價格也不斷上揚，都市中的貧窮薩伊人陷入挨餓狀況。

在希臘餐館用餐時，我問皮亞與昆恩，愛滋病威脅美國本土的風險有多高，當時世人可說是對愛滋病一無所知。當他們提及洛杉磯地區的公共浴堂，以及同性戀性伴侶多達數百人時，我簡直呆掉了，我從來沒聽過這些事情。連鄰桌客人也聽得目瞪口呆，倒不是昆恩與皮亞口才有多精采，只是如果你是性病研究專家，總會知道一些一般人不易知曉的奇聞。

我的個人經驗完全無法想像七〇年代的同性戀性生活，即使薩伊人過著西方人全然陌生的一夫多妻制生活，皮亞與昆恩的描述仍讓我瞠目結舌。

由於薩伊人的性行為與舊金山的同性戀圈截然不同，使我深信兩地愛滋病的傳染途徑一定不一樣。雖然在比利時就醫的薩伊愛滋病患多是男人，但他們都是異性戀者。同時，我也懷疑這是男人專屬病，相反的，我認為這是經濟因素使然，因為薩伊男人掌控經濟大權，有權有錢到西方就醫，所以比利時的薩伊愛滋病患才會全都是男人。

薩伊衛生部長不願支援

第二天我們在衛生部長塔西巴蘇（Tshibasu）的辦公室會合，他是個高大健壯的灰髮男子，操著一口流利好聽的法語。我對薩伊政治十分熟悉，知道他一定是強人莫布杜親自挑選的，他上任已經六個月，這對莫布杜政權來說，算是壽命挺長的政務官了。通常他們都只幹一年，但已足夠讓他們荷包滿滿回到國會擔任議員，雖說在國會要搞錢比較不容易，但也不是全無辦法。我算一算塔西巴蘇已經幹了六個多月，在位也不會太久了，如果他下台，我的朋友魯地也會跟著下台一鞠躬，這代表我們要建立研究計畫，只剩短短的時間可以運作。

與塔西巴蘇部長的會面有一個有趣的插曲，他雖稍嫌官腔官調，但還算彬彬有禮，他帶著懷疑的語調，以完美無瑕的法語說道，他整天忙著應付霍亂、營養不良、痢疾、肺炎、嗜睡症與痲疹就忙不完，「不要期待對你們能夠有什麼支援」。我馬上發現他對愛滋病其實一無所知，他不知道這個疾病即將對薩伊人民產生什麼影響。

我告訴他什麼是愛滋病，此時就有好幾十位薩伊有錢人在比利時就醫，其中包括一位陸軍上校、一位銀行家，還有一位釀酒廠大老闆。此時部長才開始展露一些興趣，但還是沒有改變不支援我們的立場。一直到後來我們的研究有了一些驚人發現，薩伊政府才給我們應有的支援。

接下來的幾年裡，我面對許多如塔西巴蘇這樣的政府官員，他們總是漠視愛滋病的嚴重性，一直到它橫掃全國後才後悔。還有一次，我甚至得說服巴基斯坦的一位衛生官員，請他搭機到非洲看一看愛滋病的嚴重性，如果他的國家不肯採取預防措施，就會有同樣的下場。不過幸好塔西巴蘇雖然不支援我們，還是同意我們可以自行展開研究。這個結果，一如魯地先前所預測的。

設立實驗室

我們的第一步工作是在金夏沙找地方設立實驗室，這個地點必須有乾淨的水、充足的電力。接著必須決定挑選哪一所醫院做為合作研究的對象。該地兩所最大的醫院分別是「雅莫媽媽醫院」，與位於郊區的大學醫院。大學醫院的病人多是富人，而「雅莫媽媽醫院」則擠滿貧窮的病患。一九七六年我在薩伊研究伊波拉病毒時，「雅莫媽媽醫院」的院長是克羅斯，現在他已回到美國懷俄明州做家庭醫師，甚得社區居民敬愛。

「雅莫媽媽醫院」是個典型的殖民時代建築，病房很大，屋頂是年代久遠而鏽蝕的鐵皮，水泥地板上滿是陳年污痕，病房的通風設備則是老舊的吊扇與沒有窗櫺的窗子。每間病房有三十張鐵床，床墊是棉花或乾草塞成的，床單總是不夠。病人伙食由病患家屬自行料理，由於人手短缺，家屬還要分擔看護工作。醫院裡的衛浴設備不足，泰半是壞的，一進醫院，臭味就撲鼻而來，如影隨形直到你步出醫院為止。醫院裡總是擠滿重病患者，有的嚴重黃疸、有的腫脹流膿、有的昏迷不醒、有的嘔吐不止、有的得了痢疾，很多病患是因為傷口久治不癒才被送進「雅莫媽媽醫院」，這些病人傷口化膿、流出可怕的液體、散發著可怖的臭氣。病人成群地湧進醫院，在昏暗的走道上呻吟哀號，這就是窮人生病與死亡的面孔。

我們就在這樣的人間煉獄裡，用Ｔ４／Ｔ８細胞試驗來尋找愛滋病患。「人類免疫不全病毒」會選擇性地殺死T4淋巴細胞，但是放過T8細胞。T4淋巴細胞是人類抵抗外來侵略體的關鍵，如果病人的T4／T8細胞比偏低，我們就知道病人得了愛滋病。因為「雅莫媽媽醫院」實驗室設備不足，為了展開T4／T8試驗，米契爾在大學醫院裝設實驗設備。

愛滋病患令人心酸

我們的研究策略很簡單，連續三星期針對兩所醫院的男女病患做調查，幫所有新住院的病人做病史資料，抽血做T4／T8比例試驗，同時間，也追蹤舊病人的病情。我們不但發現很多愛滋病患，更可怕的是，他們幾乎都已進入愛滋病末期。

我們在歐美觀察到的愛滋病患和此地大不相同，此地的愛滋病人常是感染了疾病得不到治療，拖到末期才住進醫院。有的病人黴菌感染，一隻腿腫到三倍大，令人心酸。如果是在西方，這樣的感染一定早早就被清除乾淨，但是在薩伊，抗黴菌藥一片高達十五美元，是薩伊人兩週的薪資（如果他有工作的話），一個薩伊愛滋病患根本負擔不起這樣的醫療費用。

我們在與衛生部長碰面後的第二天，就到「雅莫媽媽醫院」找病房部主任貝拉・卡匹特（Bela Kapita），我問護士：「卡匹特大夫在嗎？我是『疾病控制中心』的麥科明克大夫，我帶著愛滋病調查隊來了。」護士說：「卡匹特大夫不在。」不過，她向我保證第二天卡匹特大夫就會回來。我當時心想，又是一個尸位素餐、總是用公家時間幹私活的人。根據我的經驗，頂頭上司不在，沒有員工會擅作主張，我們只能等他回來。

結果出我意料，卡匹特大夫第二天居然現身了，原來前一天他是去探望重病的父親。卡匹特大夫是在比利時受訓的心臟科醫生，經常去幫父親看病，因為他父親的村落偏遠，沒有其他醫生。我一認識卡匹特，馬上發現我原先對他的判斷完全錯誤，他簡直稱得上是個聖人。一次，我和他一起到郵局，碰到一位小女孩正在乞討，卡匹特羞愧得眼眶泛起淚光。「以前不是這樣的，」卡匹特說：「現在景況大不如前，人們日子難過，小孩子被迫上街乞討。我不知道該怎麼辦。」我為他感到難過，他是那樣充滿了無力感！

卡匹特大夫身材瘦小，有著一雙懾人的眼睛，非常聰明。他很希望與我們合作，早在我們抵達之前，他就知道醫院裡有愛滋病患，很需要我們的協助。我將他們納入我們的調查小組，我們需要一個像他一樣充滿人道精神，了解同胞苦難的薩伊醫生。

T4／T8細胞比試驗

當我們才開始工作，昆恩就被叫回去丹麥開會，一直到研究結束後才回到薩伊，所以我們現在的小組成員是皮亞、泰曼、凡梭和我，米契爾負責實驗室。我們的工作量很大，每天都是檢查病患、採樣，然後趕在當天下午送去實驗室給米契爾，試驗流程需要好幾個小時，我們愈早把樣本送給她愈好。我們用來冷凍儲存樣本的容器，裡面裝的是攝氏零下兩百度的液化氮，如果直接將樣本放入這樣的低溫中，細胞冷凍過速會爆裂開來，失去了冷凍保存的意義。所以我們是先將裝了細胞的小玻瓶放入厚紙袋中，再緩緩沉入液化氮的霧氣裡（液化氮產生的霧氣約是攝氏零下八十度，相對起來是暖多了），數小時後，細胞就會自然地冷凍完成。這有一點像下水游泳前先泡泡腳、適應一下水溫一樣，只不過冷多了，我們的腳在液化氮的霧氣中鐵定完蛋。

這整個過程非常耗時，經常到了晚上七、八點還不能收工。化驗工作總是煩人、乏味、耗時，但是米契爾都承受了下來，雖然她在T4／T8細胞比試驗上很有經驗，但是每天在顯微鏡下一坐兩、三個小時，使她的視力與背部大受傷害。實驗室的工作不管怎麼精密、科學，本質上，仍是苦工。

在我們展開調查的第五天，一位二十一歲的女人昏迷不醒地被送進醫院，她的家人說她已經病了好幾個月了，有一點發燒、體重減輕、劇烈咳嗽，過去兩個星期，她開始頭痛，渴睡。當家人怎麼樣都叫不醒她時，終於決定把她送來「雅莫媽媽醫院」，因此我認識了雅瑪（Yema）。

18 城中的「自由女人」

九年前，當雅瑪的家人由卡納加（Kananga）搬到金夏沙時，他們自然而然流落到城中（La Cité）貧民窟（卡納加人口超過一百萬，是全世界沒有電力供應的最大城市）。城中位在金夏沙中心，那裡的房子是由木頭、水泥、土磚、鐵皮與紙板搭成，任何材料都行，只要能遮風擋雨，擋住毒蛇、宵小與「邪靈」即可。有許多小商店，可以買到中國大陸、泰國製的玩具，可以修理自行車，或者找人用廢輪胎幫你翻修皮鞋底。人們懷抱著夢想來到城中，相信他們可以找到好工作，搬離這個貧民窟到較好的地方去。事實上，夢想甚少實現。

城中的女人沒有多少營生方法，出賣肉體是其中之一。那些被稱為「自由女人」（femmes libres）者不完全是未婚，有的是寡婦、離婚、分居或者被棄的女人。這些女人沒有賺錢方法，卻要養活自己與孩子。她們被稱為「自由女人」，是指她們可以用「性」交換金錢或禮物，但是人們並不認為她們等同於「妓女」。妓女是職業，必須經常性地工作；自由女人則是在有需要的時候才賣身。伴隨著經濟的瓦解、城中的人口日益眾多，自由女人也愈來愈普遍。這正是女性社會地位低落會增加衛生危機的最好例子。

雅瑪是家中七個小孩的老二，她的父親是文盲，但找到一份在啤酒廠扛貨的工作，由於他往返啤酒廠必須步行數小時，所以有時數天不回家，於是雅瑪的母親必須一肩挑起所有的家務與照顧孩子的責任。儘管雅瑪的母親努力工作，卻無法養活所有的孩子，有時她忙到連孩子在哪裡遊蕩都不知道。當然，她不能奢望孩子有就學機會，就算她有錢送孩子去念書，也沒有那麼多學校讓城中貧民窟裡所有的孩子都入學，這裡的孩子從小就知道要自給自足。雅瑪以城中貧民窟裡的青少女為師，也學會以肉體交換金錢，雖然出賣肉體在薩伊鄉間是絕不被容許的，但是在這裡，或許是因為環境太困苦了，人們睜一隻眼閉一隻眼。到了二十歲時，雅瑪已經墮胎兩次。一九八二年底、八三年初，雅瑪開始體重減輕、月事不規則，到了八三年五月完全停經。伴隨著體重下降，雅瑪感到疲倦、畏寒、胃口不佳且不時乾咳。失去體力工作，她現在完全仰賴家人，而貧窮的家人也無力送她就醫，一直拖到九月，她的母親怎麼樣也叫不醒她，束手無策下，才將她送進了「雅莫媽媽醫院」。

愛滋病患買不起抗菌藥片

我們第一次看到像雅瑪這樣症狀奇特的愛滋病患，但是比利時籍的尼斯特（Nyst）醫師說他看過不少這樣的例子，去年間隱球菌腦膜炎（crytococcal meningitis）病人增加，或許，雅瑪也是感染了隱球菌腦膜炎。隱球菌腦膜炎是由一種黴菌侵入腦部造成，通常發生在末期癌症病患上，因為他們的免疫系統遭到化學治療與鈷六十照射的破壞。

尼斯特醫師為雅瑪做了一次腰椎穿刺，顯微鏡下，可清楚看出雅瑪的脊髓液有數以百計的圓形透明生物體，顯示她的確感染了隱球菌腦膜炎，麻煩的是我們沒有抗菌藥物可以治療，抗菌注射劑毒性太強，而抗菌藥片一片要十五美元以上，我們只能眼睜睜地看著雅瑪邁向死亡。因為長期昏迷，表面上看來，她死得還算安詳，但是體內卻在進行一場戰役，所剩無幾的T4細胞徒勞無功地與裹有糖衣保護的球菌奮戰。眼看著雅瑪邁向死亡，所謂醫生，還遠不如清潔人員有用，至少他們還可以打掃病房，在工作中看到成果。而我們呢？只能呆呆站著，看不出我們多年的醫學訓練有什麼用處。

在為期三週的調查中，我們發現像薩伊這樣極度貧窮、對愛滋病患毫無醫療支援的國家中，造成愛滋病患死亡的疾病真是無所不包，因為他們總是忍了又忍，拖到最後階段才就醫。橫在我們面前的真是人間悲劇，有的病患嘴舌潰爛到無法進食；有的雖還能勉強進食，卻旋即因痢疾而嘔吐抽搐；有的病人皮膚潰爛，黴菌感染的傷口遍布全身；就算有人沒感染上黴菌，也多的是各式寄生蟲隨時準備侵入他們的腦袋。

所有的病患都不知道自己為何會染上這種惡疾，而我們，也只能滿懷畏懼地看著他們死亡，醫生的角色由救人萎縮到只能卑微地做些醫學紀錄。我們唯一的希望是透過對愛滋病的觀察與記錄，或許，在這個世界上某個角落，某一天某人會發現治療愛滋病的方法。

愛滋病不是特定族群的專利

我們的調查有兩項重要發現，第一，此處有許多女性愛滋病患，這和歐美愛滋病患大多是男同性戀大不相同；第二，愛滋病與擁有過多性伴侶相關，這個發現與愛滋病剛開始流行時，專家在舊金山同性戀圈所做的觀察是一致的。當確知愛滋病是一種性傳染病時，也赫然發現薩伊的愛滋病例多是異性戀者，雖然我們不敢說這些病患中完全沒有同性戀傳染的，但在薩伊，甚至整個西非都缺乏同性組織，異性戀仍是性行為的主流，也較沒有社會壓力。

後續在非洲所做的調查，尤其是在盧安達的調查支持了我們的發現，這下全世界都必須正視這個令人不安的事實——如果金夏沙出現異性戀愛滋病例，那很可能全世界都是如此。在這之前，人們（尤其是美國）認為愛滋病是男同性戀、吸毒者，或者少數族群如海地人專屬的疾病，正常人是不會得愛滋病的。

一九八四年，我們的調查隊與比利時醫師馮．德．皮爾（Van der Peer）所率領的盧安達調查隊，共同在英國的《刺胳針》（*The Lancet*）學報發表我們的研究，這篇文章改變了人們對愛滋病的看法，根據我們在非洲的所見，我們質疑：「未來十年，西方愛滋病的面貌會不會與非洲一樣？」

在當時，誰敢提出這樣的看法簡直是瀆神，結果證明我們是對的，到了一九九六年，愛滋病已是許多西方國家二十五歲到四十歲婦女的主要死因。

在我寫給「疾病控制中心」的報告中，我指出愛滋病是薩伊「固有」疾病，早自七〇年代起，就有醫師觀察到許多病人因不明原因體重減輕，出現痢疾症狀，最後都不免一死。雖然當時他們歸咎死因為肺結核，現在看來，卻比較像愛滋病。我進一步指出薩伊的愛滋病是異性戀傳染，因為沒有證據顯示病患有同性戀或吸毒行為。我建議「疾病控制中心」與薩伊的衛生部合作建立長期的警告通報系統。最後，我呼籲「世界衛生組織」在金夏沙或剛果的首都布拉薩（Brazzaville）建立一個愛滋病工作小組。這些建議後來都被「疾病控制中心」與「世界衛生組織」接受了。

愛滋病也會異性傳染

十一月八日回到亞特蘭大後，我馬上向上司蓋里．諾柏（Gary Noble），還有「傳染病研究中心」主任瓦特．陶德（Walter Dowdle）報到，他們聽取了我的簡報後，認為我應當和即將離職的「疾病控制中心」主任比爾．福吉（Bill Foege）與接任的詹姆斯．梅森（James Mason）碰頭。參與那一天會議的還有「人類免疫不全病毒／愛滋病」部門的主任吉姆．科倫，與「病毒性疾病」部門的負責人佛瑞德．莫菲（Fred Murphy）。

福吉曾長時間在非洲工作，知道我們面臨的是一次人類浩劫，應當馬上打電話向衛生部長的助理祕書愛德華．布蘭特（Edward Brandt）報告，他們幫我撥了電話。我對布蘭特一無所知，只知道他是雷根總統的親信之一。我在電話中向他簡報我們的發現，不知道他會有什麼反應。電話那頭先是一段沉寂，接著布蘭特說我一定是搞錯了。

他說：「一定是其他原因造成了愛滋病，會不會是蚊子傳染的？」對他來說，顯然蚊子傳染比性行為傳染要容易接受得多。

我說：「我不認為如此，因為到目前為止，我們很少看到小孩罹患愛滋病，理論上他們比較容易被蚊子咬傷，所以他們比大人容易罹患瘧疾。何況，如果是蚊子造成愛滋病，病例會呈現隨機分布，和瘧疾一樣，但是愛滋病患間有清楚的性接觸關係，因此小孩與老人罹病的比例才會比較低。」

雖然我自覺理由充分，但還是無法說服布蘭特，他急著發展出另一套理論，只要能夠讓異性戀者擺脫與愛滋病的關係就行。我們的對話進行約二十分鐘，無論我怎麼說都無法說服他，華盛頓當局的態度令我大吃一驚。

面臨研究領域的抉擇

當然，那是雷根時代，如果愛滋病需要一個形成理由，它必須有政治、社會正當性。選民不會喜歡我們的發現，他們寧可相信愛滋病是一種「同性戀的黑死病」，這給他們一種自以為是的滿足感、一種醜惡不實的道德觀。我們則要告訴他們，愛滋病的確是一種黑死病，但是沒有任何人可以完全免疫。

拒絕接受愛滋病的真相，讓雷根政府變成愛滋病病毒的盟友。一直要到一年後，艾伏特・科普擔任「軍醫署」署長，華盛頓方面的政策才得以改觀。政治立場上，科普雖然是個黑白分明的保守派，但同時也是個秉持客觀的科學家及偉大的醫師，他拒絕繼續誤導大眾。

兩年後，我有幸參加「波德曼克河畔帳篷聚會」（Meeting on the Potomac），我是數百個受邀來賓之一，主辦人伊麗莎白・泰勒費了很大的心力籌畫這個活動。當科普走進帳篷時，獲得如雷掌聲，因為與會者欽佩他在防治愛滋病上的努力；而當雷根總統致詞說，人們應當體認愛滋病是美國大眾健康的一大危機時，群眾的掌聲中夾雜著不少人的噓聲，他們多是醫界人士，確知雷根政府面對愛滋病危機曾犯下嚴重疏忽。政治戰勝真理的例子其實並不乏見，譬如，衛生部長瑪格麗特・海格勒（Margaret Heckler）便曾在一九八五年誇言，兩年內愛滋病疫苗就可以上市。

對我而言，「波德曼克河畔帳篷聚會」也是我的轉捩點。到目前為止，我已經在病毒性出血熱病的研究建立起地位，也設立了許多研究計畫，深深喜歡我的工作。同時間，有人推薦我到薩伊長時間研究愛滋病，我也覺得應當去設立一個長期研究計畫，但又不想放棄耕耘許久的病毒性出血熱病研究。徘徊在兩者之間，我不知道該如何是好。

19「西達計畫」開始

在為薩伊愛滋病研究計畫尋找新的主持人時，我想到約那罕．曼恩（Jonathan Mann），雖然我不認識他，但曾在「疾病控制中心」幾次醫學會議中聽過他的演講，對他的研究深感敬佩。曼恩身材微胖、一頭鬈髮、戴著金邊眼鏡、留著整齊鬍鬚，是個精力充沛、思路清晰、深思熟慮的人。當時他是新墨西哥州州立流行病研究員，住在聖塔非（Santa Fe）。我聽說他渴望新的挑戰，是最好不過的人選了。

一九八四年一月，我打電話問曼恩願不願意到非洲工作。

他大吃一驚道：「我從來沒有到過非洲。」他還有一些顧慮，譬如三個孩子到了非洲，教育問題怎麼辦？我向他保證薩伊有很好的美國學校，教育不成問題。大概是我的疲勞轟炸，最後他居然同意考慮一下。

一星期後他回電說願意試試看。

三月，曼恩和我一起到了薩伊展開愛滋病研究計畫。在薩伊，愛滋病有另一個名字，取自法文名的字首，叫「西達」（SIDA）。

我們抵達薩伊後與當地一些研究愛滋病的醫師會面，雖然他們多數支持「西達計畫」，但也有例外，其中一位是資深的薩伊籍醫師盧修瑪（Lurhuma）。雖然以薩伊的人力、物力，都需要外國的幫助展開愛滋病研究，但是盧修瑪對我們的研究計畫仍是相當冷淡。盧修瑪是位免疫學者，和政府高層關係良好，因而頗受同僚尊重。我不知道他是在哪一國受訓的，在我看來，他比較像個政客，而不像個醫師。盧修瑪對「西達計畫」的敵意，除了國家尊嚴外，還有個人因素，他是最早「號稱」已經研究出愛滋病療藥的非洲醫師，雖然他從未公布臨床實驗數據，但是媒體還是大肆報導他的「成就」。在薩伊這樣的國家，媒體就代表了公信力。為了酬謝他在愛滋病上的「成就」，莫布杜總統酬庸了他大筆金錢、一棟在金夏沙高級住宅區裡美輪美奐的房子。他所號稱的「療藥」，我們猜是一種成分不名的「營養液」。

數年後，「肯亞醫學研究所」（Kenyan Medical Research Institute）的大衛．考區（David Coech）醫師也宣稱發明了愛滋病療藥，他說他有臨床實驗證據，但是也沒有對外公布。據信，他的療藥提煉自細胞培養，應當是人體自體產生的干擾素，干擾素在某些狀況下會阻擾病毒的繁殖。雖然別人拿他的「療藥」做實驗，並未發現明顯療效，還是有不少醫師支持他的發現，後來「世界衛生組織」做了一次大規模的實驗，並未證明他的療藥有效。

推動西達計畫

人們是那麼迫切希望發現愛滋病療藥，但是對許多與愛滋病奮戰的非洲人來說，這些「號稱」的療藥不過是一劑又一劑的苦果。當考區宣布已經發現愛滋病療藥時，大部分非洲人與當地醫生已經認知愛滋病的嚴重性，急於讓西方世界知道他們也可以培育出對世界醫學有所貢獻的人，不再永遠扮演無助小孩的角色。結果，他們得到的仍是大吹法螺的密醫。其實面對愛滋病，已開發國家的密醫行徑比未開發國家的密醫更猖獗，因為他們的病患比較有錢，願意用大量金錢換取「縹緲的希望」。

儘管面臨反對，我和曼恩還是在薩伊逐步建立起愛滋病研究計畫，其中得力於穆恩比（Muyembe）醫師的地方很多。穆恩比與我曾在一九七六年伊波拉病毒爆發時共事過，一九九五年薩伊再度爆發伊波拉病毒時，穆恩比已經升任政府發言人了，除了與傳染性疾病奮鬥外，還要面對薩伊腐化的政府組織、暴力與隨時可能爆發的政治陰謀與暴動。

雖然經常面對人類苦難，穆恩比總是保持樂觀心境，他同時還是金夏沙唯一一所醫學院的院長，幾乎所有重要的醫療工作，他都占有一席之地。他做醫學院院長時，政府給他的預算還不夠給學生買紙筆，遑論教學器材。即使這麼困頓，他永不退縮。一九七六年薩伊爆發伊波拉病毒，他在那裡與它們奮戰不歇，七年後，他以同樣的毅力面對愛滋病。一九九五年，薩伊再度爆發伊波拉，他仍站在第一線工作。他的毅力簡直是超人，為了學好病毒檢驗，曾遠赴美國「疾病控制中心」的實驗室，跟我學了數個月的病毒性出血熱血清試驗技術，希望返回薩伊後可以在自己的實驗室做化驗，為廣大的同胞謀福利。不幸的是，他缺少維持實驗室的經費，連電力都不足，試劑放著就壞掉了。如果他有足夠的經費，一九九五年爆發的伊波拉病毒就不致奪走三百多條人命。

各國角逐激烈

曼恩和我面對幾個問題，首先，「西達計畫」的所在地應設在哪裡？每個人都有自己的想法。「西達計畫」代表了大筆的研究經費與個人醫療生涯的突破，人人都想插上一手。毋庸置疑的，這樣的機會製造了競爭，幾乎所有國家包括比利時、法國、加拿大、美國與英國，都紛紛投入愛滋病研究，人人都想拔得頭籌。當然，競爭下的研究成果使我們受益良多，譬如我們知道了愛滋病毒的結構，以及它如何以變色龍般的能力騙過人體的免疫系統。但是尋找愛滋病剋星的激烈競爭也破壞了科學界的友誼，激發了破壞性的怨恨與爭議，譬如法國「巴斯德研究所」（Institute Pasteur）與美國「國家衛生研究院」互相爭論哪一邊才是愛滋病毒的第一個發現者，就是一個例子，而這不過是愛滋病日益受到世人重視，引發諸多爭議與惡質競爭的一例而已。

曼恩全家在薩伊安頓下來，終於覺得「西達計畫」的刺激超過在薩伊生活的風險。往後，我幾乎每年都會飛往薩伊幾次，繼續我們的研究。這個研究計畫後來擴大成一個三邊計畫，透過比利時的巴布．科邦德（Bob Colebunders），美國「國家衛生研究院」的史基普．法藍西斯（Skip Frances）加上曼恩，我們讓「疾病控制中心」、「國家衛生研究院」與「李波王子熱帶醫學研究所」共同合作。

愛滋病會垂直感染

因為曼恩的研究，我們才得以了解愛滋病在都會區傳播的管道。他是最早發現孕婦會垂直傳染愛滋病給胎兒的人，也是第一個指出肺結核症狀出現與愛滋病有關的研究者。他與「疾病控制中心」的亞倫．葛林柏（Alan Greenberg）攜手研究，發現了瘧疾與愛滋病的關係。瘧疾並不會傳染愛滋病，但是會造成孩童貧血，以致需要輸血，在缺乏血液篩檢的地方，罹患瘧疾的小孩極有可能因此感染愛滋病。曼恩的研究也指出非洲愛滋病，和西方世界的表現略有不同，譬如非洲愛滋病的潛伏期就短得多，我們認為這和非洲人感染機會較多有關，尤其是寄生蟲感染，使他們的身體變成非常適合「人類免疫不全病毒」複製的場所。

薩伊的生活經驗，讓曼恩深深體會愛滋病對下層社會的衝擊，所以他才能挑起「全球防治愛滋計畫」（Global Program on AIDS）的重任，這個計畫是他與「世界衛生組織」共同創建的。現在他在哈佛大學成立了一個「衛生與人權研究所」（Institute of Health and Human Rights），企圖探索愛滋病與社會文化對病患的人權衝擊。

一九八四、八五年間，我們對非洲愛滋病患的潛伏期還所知不多，但是資料顯示，美國愛滋病的潛伏期約為二到五年（甚至可以長達十年）。當病毒已經將病患的免疫系統破壞殆盡，全面發作時，病人不但已經回天乏術，而且還在毫不知情的狀況下，傳染給其他人。拉薩病毒與伊波拉病毒就不一樣，它們來勢洶洶，兩個星期見真章，你要不死翹翹，要不就是活了過來，完全復原，此生絕不再患。

探索愛滋病的歷史

蘇珊有一次說，如果有人拿著槍抵住她的頭，要她選擇伊波拉病毒或「人類免疫不全病毒」兩支針筒注射，她毫不猶豫一定選擇伊波拉。回想起我在一九七六年不小心讓針筒刺破手指，當時雖不曾感染伊波拉病毒，現在卻有了新的顧慮：我在事後注射的「癒後血漿」是誰捐的血？一定沒做「人類免疫不全病毒」篩檢，我很可能得了比伊波拉熱病更致命的疾病。後來愛滋病篩檢一上市，我馬上將血液送去檢查，焦急地等待結果，一如當年蘇丹事件的翻版。當血液檢查報告傳來，說我不曾感染愛滋病時，我自覺好像中了彩券，兩次！

這麼多年下來，愛滋病仍讓人類束手無策。它為什麼發生在非洲？為什麼選擇在此時向人類顯露它的猙獰面目？為了確定愛滋病的歷史有多悠久，醫學界對金夏沙醫院裡儲存多年的血液做了一項血清化驗，那些血液樣本來自在醫院參加育兒訓練的產婦。化驗發現金夏沙早在七〇年代就有愛滋病了。

如果早在七〇年代就有產婦感染愛滋病，那麼愛滋病的歷史絕不會這麼短，但是發展成大流行卻是最近的事。究竟，愛滋病從何而來？為什麼會這麼致命？

20 揭露人類免疫不全病毒的歷史

了解愛滋病來自何方，有助了解此種疫病是如何發展的。不久，我們便發現愛滋病例集中在中非洲與東非洲，而且多數都居住在都市裡。當醫學界發現「類人猿免疫不全病毒」（Simian Immunodeficiency Virus, SIV）時，發現它和「人類免疫不全病毒」很像，雖然猴子感染了「類人猿免疫不全病毒」並不會出現如愛滋病的症狀，許多人還是迫不及待下結論說愛滋病一定是由猴子傳染給人的。以流行病學的角度來說，這個理論證據薄弱，猴子住在叢林，而愛滋病患多住在都市。雖然我們可以尋找那隻「罪魁禍首」的猴子，但是我懷疑會有什麼結論。所以，到底愛滋病的源頭在哪裡呢？

愛滋病的傳播方式其實不是很有效率，它必須透過性接觸或血液（譬如，吸毒者共用針頭或者輸血）才能傳染，這個訊息又代表什麼意義呢？

再度，我又重思打從「西達計畫」開始時就一直困惑著我的問題，這個困惑點不在愛滋病的歷史到底有多久，而是它為什麼可以潛存那麼久，卻直到八〇年代初才爆發開來？我從未見過任何一種疾病像愛滋病一樣（或許除了肺結核），少見於非洲鄉間，卻集中在大都市。過去幾年薩伊變化很大，最大且最深的一個改變就是迅速地都市化，數以百萬計的薩伊人從鄉村遷往都市。

在非洲鄉下（就我所待過的地方而言），雜交、濫交並不常見，人們不會容忍隨便的性關係，強大的社會約束力，會讓不遵守社會規範的人下場悲慘。此地盛行一夫多妻制，女孩都早早結婚，這種剝奪女性自由的社會體系，不但讓雜交、濫交不可行，也讓愛滋病缺乏傳播管道。加上愛滋病潛伏期很長，或許幾年下來，致死的病例不過幾樁，而在缺乏醫療設備與醫療人員的鄉間地區，這些病例也很可能被忽略了。

我覺得應該做一個縱線研究，觀察薩伊鄉間在一段長時間內，愛滋病患的比例到底有什麼變化。這時我想到一九七六年在楊布庫做伊波拉病毒研究時，曾抽取了六百個血液樣本，一直放在「疾病控制中心」的冷凍庫裡。

化驗一九七六年的血液樣本

我打電話回中心，找到負責做「人類免疫不全病毒」篩檢的同仁，請他化驗那一批血清。當年這種化驗很麻煩，因為化驗劑尚未上市，所有的試劑都必須由實驗室自己生產，更可怕的是還要做「放射免疫沉澱法」（radioimmunoprecipitation），這個試驗就像它的名字一樣冗長、麻煩、乏味，後來的「西方墨點法」（Western Blot）就簡單得多。這六百個樣本足足化驗了好幾個星期。

我耐心等待，猜想那些樣本中一定可以發現「人類免疫不全病毒」，雖然數目不會多，但也不會一個都沒，讓我的推論完全落空。我需要證據來追蹤一九七六年北部薩伊偏遠地方的愛滋病蹤跡。

終於，中心那邊有回音了，樣本檢驗已經做完了。

追蹤十年前的愛滋病毒

「免疫酵素檢驗法」（Enzyme-linked Immunoabsorbent Assay, ELISA）與「放射免疫沉澱法」做出來的結果相符合，六百個樣本中有五個對「人類免疫不全病毒」抗體有反應，顯示一九七六年楊布庫地區的居民約有百分之零點八的人口感染了病毒（一九八六年我們在巴黎的克勞．柏納醫院，又針對一批於一九七六年在蘇丹抽取的血液樣本做檢驗，結果是百分之零點九，兩地的結果相當接近）。但是我們並不以此為滿足，還企圖從那五個樣本分離出病毒來。許多病毒，包括「人類免疫不全病毒」，離開人體後無法生存得很好，會在數分鐘至數小時內死亡。為了保存，蒐集這些樣本必須很小心，以「人類免疫不全病毒」來說，最好是保存完整的血液，但是我們在楊布庫所採集保存的只是血清。雖說，我們小心地用乾冰處理，保存在攝氏零下八十度的低溫下，但畢竟已經十年了，要讓病毒在這麼不理想的環境裡存活十年，實在不容易。

我們同時知道這五個病例全部都熬過了伊波拉出血熱病，在當時他們也不曾出現愛滋病徵。

「人類免疫不全病毒實驗室」的珍．蓋契兒（Jane Getchell）負責做病毒分離工作。她年約三十五歲，個頭高瘦，從技術員幹起，一路讀完北卡羅萊納大學的博士，她的博士論文就是在「疾病控制中心」實驗室完成的。畢業後她加入了中心新成立的愛滋病研究室，現在我們又提供了另一個機會，她以一貫的認真態度抓住它。

分離人類最古老的愛滋病毒

蓋契兒的助理是唐納德（Donald），為了查明樣本中有沒有病毒，他們首先得用樣本培養出大量的淋巴細胞。淋巴細胞是人體免疫組織重要的一環，一有病毒入侵，淋巴細胞就會有反應。這些淋巴細胞的量不能太少，因此蓋契兒與唐納德必須先刺激淋巴細胞的量增加，再將懷疑有「人類免疫不全病毒」的樣本放入培養皿中。這整個過程非常繁瑣，需要耐心、組織能力、經驗與「運氣」，他們天天檢查培養皿，更換培養基（注一），定時化驗它們有沒有出現酵素反錄酶（注二）。當然，我們也不敢打包票一定有收穫，一方面是樣本年代久遠，而且數量不多。但是一年前，我們曾分離出一些病毒，那是一九八三年取自「雅莫媽媽醫院」病患的血液樣本，所以分離這批樣本應當是有成功機會的。不過話又說回來，從來沒有人分離出年代那麼久遠的病毒。

經過無數次的徒勞無功，終於其中一個樣本出現了反錄酶，蓋契兒與唐納德將樣本反覆放入新鮮的淋巴細胞培養中，看著反錄酶呈倍數成長。現在，我們終於掌握了最古老的「人類免疫不全病毒」了。

製作愛滋病毒系統樹圖

蓋契兒與唐納德所分離出來的病毒，後來被當成研究「人類免疫不全病毒」演化史的原種病毒株（prototype strain）。由於「人類免疫不全病毒」病毒株很多，科學家在不同時地裡分離出來的病毒，可藉由這個原種病毒株做演化比較。後來有科學家排出原種病毒株的基因密碼排列，可藉此判斷某個病毒株的基因改變了多少，也可藉此判斷兩個病毒株之間的關係有多密切。這些訊息全部加起來，就可以製作出「基因系統樹圖」（dendrogram，即所謂的族譜）。憑著系統樹圖，科學家發現雖然「類人猿免疫不全病毒」看起來和「人類免疫不全病毒」很像，但還是有差異，古早古早以前，它們可能共同擁有一個祖先，但後來卻分道揚鑣。到底這種病毒是由猴子傳染給人類？還是由人類傳染給猴子？或許我們永遠也不會知道答案。我們唯一確知的是兩種病毒在演化上的分道揚鑣，絕對不是最近的事。

我們更希望原種病毒株有助治療愛滋病，所以也送了一些給「沙克研究所」（Salk Institute），很可惜他們無法發展出愛滋病疫苗來。

雖然我們已經在實驗室裡分離出病毒，還是不知道愛滋病在非洲的分布狀況，由於愛滋病經常被誤診為肺結核或其他疾病，如果要對抗愛滋病，首先我們必須知道有多少人罹患了愛滋病。

到中非共和國研究愛滋病

我們在薩伊與盧安達的調查隊早在一九八三年就證實了「人類免疫不全病毒」在中非洲分布頗廣，我們必須加快速度。幸好，一九七九年曾與我在蘇丹共事的阿薩德醫師，現在是「世界衛生組織傳染病部門」（Division of Communicable Diseases）的負責人，中非洲正是他的轄區。在多次的書信電話往來後，阿薩德堅信必須在中非設立一個研究站，由「世界衛生組織」來支持。原先阿薩德的頂頭上司哈富丹．馬勒（Hafdan Mahler）並不贊成，後來我們說服他此事的重要性，他也贊成了，此後一直很支持這個計畫。

一九八五年初，我開始在中非共和國做「人類免疫不全病毒」研究，這個與蘇丹、薩伊比鄰的國家共有兩百四十萬人口，也就是一九七六年我在追蹤伊波拉病毒時，企圖自薩伊北邊入境不成的國家。這一次我改由首都班基（Bangui）入境，我只希望他們已經移走了那棵擋路的大樹，也換了一艘可以行走的渡輪。

與我搭檔的是「巴斯德研究所」的主任艾倫．喬治斯（Alain Georges），位於班基的這個實驗室是「巴斯德研究所」連鎖研究機構之一，他們的連鎖機構多位於以前的法屬殖民地。喬治斯是個精力旺盛的傢伙，喜歡研究工作，還是個美食家、品酒大師兼技術精良的潛水人員。到目前為止，他仍在非洲加彭共和國從事「人類免疫不全病毒」與病毒性出血熱病的研究。一九九六年他在薩伊分離出一種伊波拉病毒，是由黑猩猩傳染給人類。

我們開始調查不久，就發現「人類免疫不全病毒」已經擴散到中非共和國了。四月間，我問喬治斯要不要在班基開個「愛滋病學術會議」，由「世界衛生組織」出資。他同意後，我傳真給阿薩德，建議在十月時於班基召開這個會議，比歐洲即將舉行的同類型會議早一個月，阿薩德同意了。為了擴大會議的參與，我們發函邀請十六個非洲國家的代表，還有歐洲與美國的代表。我們希望在這個會議中，可以教導非洲以外國家的科學家認識愛滋病，並讓他們知道非洲愛滋病患的生活真貌。人們，甚至科學家，對非洲可以說是所知甚少，這個會議至少可以讓他們對非洲世界的傳染病有一些基本了解。

中非皇帝卜卡薩殘暴異常

不管與會的科學家對非洲有什麼「浪漫幻想」，中非共和國都會讓他們瞠目結舌。它是非洲大陸裡最貧窮、最低度開發的國家，一直到一九七九年以前，都由「皇帝」卜卡薩（Jean-Bédel Bokassa）治理。卜卡薩在位期間掠奪了數百萬元財富，並模仿偶像拿破崙，宣稱中非共和國為「帝國」，自己加冕為「皇帝」，雖然最後他被逐下位來，但是在那之前，他已經讓中非共和國淪為赤貧。卜卡薩在位時殘殺無數異己，謠傳他甚至啖食他們的遺體。即使在以暴君聞名的非洲，卜卡薩的暴虐仍是「出類拔萃」。

我們亟需面對的問題是估算愛滋病在非洲的擴散範圍，如此，我們才知如何著手、從何處著手來對抗愛滋病，這就是我們所謂的「流行病監測通報系統」，包括計算患者人數。但是在非洲要計算愛滋病患數字很難，一方面愛滋病患甚少能夠得到醫療照顧，另一方面，診斷方法與器材也不普遍，即使連設備最好的醫院也無法從事T4／T8細胞比試驗。缺乏這些試驗，我們只能憑臨床症狀來診斷，所以我們必須建立一套讓醫師可以依循的診斷標準，這也是我希望在「非洲愛滋病醫學會議」（African AIDS Conference）中達成的任務，讓醫師與研究人員齊聚一堂，為愛滋臨床症狀下一個定義，根據這個定義，我們才有辦法計算愛滋病患的人數。

美國駐中非共和國的大使幫了大忙，讓我們使用使館的設施與通訊設備。伴隨會議緊鑼密鼓地展開，我與喬治斯、他的妻子克萊黛（Claudie）（一個與喬治斯同樣精力旺盛卻更有耐心的研究員）和米契爾繼續對班基地區展開愛滋病調查。位於烏班基（Ubangi）河流域的班基是中非共和國的港口與貿易中心，共有三十四萬人，我們最感興趣的人口是「自由女人」，和薩伊境內的自由女人一樣，她們都是以身體換取生存的女人，居住在都市的外圍。在我們保證絕不會透露她們的身分後，她們便十分合作，接受我們查訪。

「班基定義」

這些「自由女人」接客的地方簡直簡陋得可憐，其中一人是在小貨車上加裝紙板與厚毯子，就用來接客了。她們都定期接受身體檢查，這使得我們比較容易追蹤感染比例。早在一九八五年，這些「自由女人」中就約有百分之四感染了「人類免疫不全病毒」，而我們擔心這不過是冰山一角而已。

那年夏天，喬治斯邀約了一些科學家討論在日內瓦成立一個愛滋病大型研究計畫的可能性，我認為在薩伊推動「西達計畫」的曼恩是最佳人選。曼恩也將參加十月的會議，我們可以一起說服他。果然如我所料，曼恩與喬治斯相談甚歡，雖然他沒有馬上答應接手這個「世界衛生組織」的愛滋病研究計畫，最後他還是一手建立了「全球愛滋防治計畫」，在其後的數年間，這個計畫一直是已開發國家中最大型、最具影響力的愛滋病研究計畫。雖然喬治斯在數年後英年早逝，但他對「世界衛生組織」的貢獻實在功不可沒。

同時間，我們在「非洲愛滋病學術會議」中所達成的愛滋病臨床症狀定義，引起了熱烈的爭辯。這個被學界稱為「班基定義」（Bangui definition）者是由多位有治療愛滋病經驗的與會醫師達成的共識，包括發燒不退（超過一個月）、體重減輕（減少了十分之一以上）與長時間的下痢，其他較輕微的症狀包括肺結核與不斷復發的疱疹感染。這套定義後來廣為「世界衛生組織」採用，對許多缺乏實驗室檢驗設施的非洲地區而言，它成為非常有用的臨床工具。

差點摔死一飛機的醫學家

當年參與這項盛會的多為非洲與歐洲的愛滋病頂尖研究員，裡面有兩位法蘭西絲，分別是法蘭西絲．巴理席納蘇（Françoise Barre-Sinoussi）與法蘭西絲．布朗法姿奈特（Françoise Brun-Vezinet）。第一位法蘭西絲服務於「巴斯德研究所」，是愛滋病研究史上的重量級人物，她在一九八三年率先分離出「人類免疫不全病毒」，當時的媒體都大幅報導她「發現」了「人類免疫不全病毒」，彷若純是好運氣，後來我才知道這全靠她孜孜不倦、驚人毅力，才有這項成果。她曾獲頒醫學界最重視的「費沙國王獎」（King Faisal Award for Medical

Science），直到現在，仍在開發中國家做愛滋病研究。

第二位法蘭西絲是第一位法蘭西絲發表「人類免疫不全病毒」論文的共同撰述者，除了在愛滋病方面的卓越研究外，這一位法蘭西絲還差一點讓「非洲愛滋病學術會議」變成醫學界的悲劇。那一次會議，主辦單位安排了與會人士搭乘直升機瀏覽鄉間，兩位法蘭西絲都在飛機上，第二位法蘭西絲的座位正好在駕駛員旁邊，不小心撞上操控螺旋槳的把手，剎那間，直升機直線下降，幸好駕駛員及時又將它拉高起來。所有的科學家在步下飛機時都還渾身顫抖，如果是在實驗室裡感染病毒，他們都有十足心理準備，但是偷閒出遊，卻死在中非共和國，可是一點心理準備都沒有。

一直到我離開中非共和國返回「疾病控制中心」時，我仍不知道愛滋病是如何產生的，但現在我們至少知道一九七六年，薩伊東部某村落的村民罹患「人類免疫不全病毒」的不到百分之一。我們不清楚的是，這些年來同一批村民感染「人類免疫不全病毒」的比例又是如何。如果我們推論得沒錯，感染比例應當不變，因為以這種病毒的傳播效率，它在鄉間還不足以爆發成大流行。我們亟需證明此點，因為它指出過去十幾年來「人類免疫不全病毒」到底藏匿在何方。同時我們也想證明快速的都市化、鄉村人口外移、生活方式的改變，尤其是性行為的改變是造成愛滋病流行的原因。必須有人到薩伊做一次調查才行。這時，凱文．狄庫克（Kevin Delock）上場了。

注一：培養基，一種含有養分的液體，讓淋巴細胞可以生長。

注二：酵素反錄酶（reverse transcriptase enzyme）是「人類免疫不全病毒」的名片，「人類免疫不全病毒」是一種反錄病毒（亦稱逆轉錄酶病毒），一旦感染了人體的細胞後，就能夠利用它的核醣核酸（RNA）來製造去氧核醣核酸（DNA）複本，進行這樣的工作，需要酵素反錄酶。RNA是「人類免疫不全病毒」的遺傳物質，這種反錄工程不會出現在人體的細胞，因此如果化驗出酵素反錄酶，便幾乎可以確定「人類免疫不全病毒」的存在。

21 人類免疫不全病毒順流而下

狄庫克的挑戰十分艱鉅，他必須到一個最與世隔絕的村落，詢問一個事隔十年的問題：過去十年來，「人類免疫不全病毒」怎麼了？他要找出十年前感染了病毒的人，尤其是那個年僅二十多歲的女性帶原者，我們就是在她的血液樣本中分離出人類最古老的「人類免疫不全病毒」的。

狄庫克是「疾病控制中心」的疫情調查員，曾經在肯亞做過研究，迫不及待要回去非洲。三十多歲的狄庫克體型修長，像個長跑選手，是個典型的世界公民，父親是比利時人，母親是美國人，他拿比利時護照、美國綠卡，說著一口流利的英國腔英文，娶了一位可愛的肯亞美女蘇碧托（Sopiatu）。狄庫克在英國布里斯托（Bristol）醫學院拿到學位後，搬到美國接受肝臟專科訓練，因為想研究非洲的病毒，所以投效「疾病控制中心」。

狄庫克出發去薩伊前，我把六百個樣本資料全給了他，其中最重要的是那五個愛滋病帶原者，他的任務就是查出這五人後來怎麼了。

狄庫克實在幸運，居然能在混亂中訂到一個由金夏沙起飛的機位，此次飛行讓狄庫克見識了觀光客看不到的薩伊真貌。途中他們的飛機曾在加德萊特（Ghadolite）短暫停留，這個北部薩伊的小城是強人莫布杜的出生地。狄庫克說，加德萊特機場的大廳真是舉世無雙、匪夷所思，從天花板到地板全部鑲金。這個位於荒漠中的小城什麼工業、農業都沒有，也沒有對外連接的公路，卻全日燈火通明，商店裡擺滿各式貨品，全部由薩伊航空公司運來。簡而言之，所有薩伊人民匱乏的東西，這裡統統都有。加德萊特就像個巨大的紀念碑，是莫布杜長期執政下腐化、貪污、奢華的明證。

愛滋病不是什麼新東西

我待在亞特蘭大，心裡焦躁不安。狄庫克能完成任務嗎？他會發現愛滋病蔓延開來了嗎？我幾乎有點嫉妒，我應該自己前往薩伊的。但相反的，我卻窩在辦公室，替狄庫克處理房子租約事宜，以這種奇怪的方式支援他的冒險。

尋找一條十年前的線索是艱難異常的工作，但狄庫克還是找出了那五個人的下落，一方面歸功他的努力，另一方面則要歸功薩伊鄉間社會組織的穩定。五個帶原者中已有三人死亡，為了確定他們是否死於愛滋病，狄庫克必須訪問他們的親人，訪查結果顯示他們死前都曾體重減輕，再加上其他症狀，讓狄庫克確信他們都是死於愛滋病。另外兩個人，狄庫克採了他們的淋巴細胞樣本帶回美國，後來化驗確定他們體內有「人類免疫不全病毒」抗體。

接下來狄庫克對村人做隨機取樣，約取了三百個血液樣本，整整花了六個星期，狄庫克才完工返回「疾病控制中心」，我們將這些樣本交給「人類免疫不全病毒」實驗室，然後等待結果。

結果證明我們推論正確，此次在楊布庫採得的樣本，帶原的比率和一九七六年一樣，只有百分之零點八。現在我們知道過去十年「人類免疫不全病毒」藏匿在哪裡，我們也確定非洲愛滋病不是什麼新東西莫名其妙地自叢林中竄出，事實上它的源頭就在中非洲鄉間，它潛藏在那裡，感染了一些人，但始終沒有爆發成足以對大眾構成威脅的大流行。法蘭西絲・布朗法姿奈特的研究，進一步證實了我們的推論，她化驗出一九七九年那一批採自蘇丹南部鄉下的血液樣本，感染「人類免疫不全病毒」者約只有百分之零點九。

都市化是愛滋病蔓延的原因

愛滋病在鄉間會維持一種不構成威脅的傳播率，到了都會區，卻演變成恐怖的大流行，這在當時還是一個新觀念。我們原先的理論是不是正確的？快速的都市化是不是讓愛滋病在短時間內人人聞之色變的原因？

狄庫克好奇河畔城市裡的居民罹患愛滋病的比例又是如何，他選擇烏班基河畔的里撒拉

（Lisala）城採樣，赫然發現此地單身女子帶原比率躍升至百分之十一。里撒拉城是金夏沙的貨物轉運樞紐，近年人口激增，「自由女子」不少，使得此地女性帶原比率遠高於鄉下女子。這證實了我們第二個論點：人口遷移、劇烈的社會變遷、性行為的雜亂與都市化有關，也助長了愛滋病的蔓延。在金夏沙，「人類免疫不全病毒」帶原比率約為百分之八到十，但是「自由女子」帶原比率則高達百分之三十到四十間。

現在我們手上有了愛滋病十年分布滋長圖，從比率甚低的鄉間到城市裡的高危險群（譬如自由女子），愈大的城市愈危險（譬如金夏沙）。過去十年來，「人類免疫不全病毒」正不聲不響地順流而下。

我還想知道一件事，那個為醫學界提供出最古老病毒的女子如何了？

狄庫克不必回答，從他的眼神我就知道她是那三個死去的病人之一。

「西達計畫」夭折了

她的悲劇，不過是巨大悲劇的一部分，「西達計畫」後來也夭折了，死於薩伊永遠不斷的內戰爭鬥。九〇年代初，莫布杜與政敵的緊張關係愈熾，戰亂一觸即發，政府軍因數個月領不到軍餉而群起叛變。混亂的局面中斷了愛滋病研究計畫。「疾病控制中心」的比爾·海華（Bill Heyward）接下了萊德（Robin Ryder）的位置，雖然操著一口流利的法語，仍然無法克服各式障礙，局面已經演變到危及研究員的性命了，一年後他也束裝返國。無論如何，「西達計畫」是最早的愛滋病研究計畫，對後續的研究與薩伊愛滋對抗戰都居功厥偉。

22 再訪拉薩計畫

一九八六年，距麥科明克於獅子山共和國建立拉薩病毒研究計畫八年後，現在輪到我了。在「世界衛生組織」的支持下，麥科明克安排我到獅子山共和國去做實驗，一探拉薩病毒對人體細胞與血小板的影響，希望我以前在猴子身上觀察到的實驗結果，能夠印證在活人身上，解釋他們為什麼會出血、休克，最後可以找出療法。

英國研究員蓋恩．尼爾德建議我帶一些前列腺素過去。在英國與北美，都有醫生用前列腺素治療敗血症病人，它可以保護血小板與內皮細胞，預防出血，讓病人不致休克。拉薩熱病患死亡原因之一是肺部積水導致的呼吸衰竭，這種肺水腫稱為「成人呼吸困苦症候群」，血管漏出的血液積存在肺部，病人最後等於是「淹死」了。英國方面的實驗，顯示病人對前列腺素反應良好，沒有副作用，值得在拉薩熱病患身上一試。麥科明克協助我申請人體實驗許可，藥廠也提供了各式實驗數據與免費的藥品。

我由倫敦出發，一出海關，就碰見一個英俊無比的青年，他顯然是在找我，「妳是蘇珊嗎？」

他是麥科明克手下的一名疫情調查員，叫作唐．佛索（Don Forthal），要到獅子山共和國研究小兒拉薩熱病。他雖因長途飛行而疲態畢現，我還是驚訝於他的美貌，真沒想到會有美男子為伴。佛索可真是個大眾情人，讓錫巴威瑪的女人神魂顛倒，他也很喜歡當地女子，她們普遍身材修長、頸部纖柔、面目姣好、雙眸似水，頭上永遠盤著色彩鮮艷的頭巾。錫巴威瑪女人認為佛索是她們僅見的美男子，他可著實讓不少女人心碎。最後他離開「疾病控制中心」，轉到「世界衛生組織」服務時，娶了一個衣索比亞航空公司的美麗空姐。

飛機拒絕下降

我們兩人都是初次到非洲，整個旅程不順極了。先是航空公司宣布因為「機械問題」，我們的班機將延後十二個小時起飛。這個消息壞透了，因為非洲機場的機械師人數甚少，僅憑幾把螺絲起子，誰知道能不能修好飛機？

蓋威特機場當時下著大雪，我與佛索只帶了適合非洲炎熱氣候的衣服，凍個半死。好不容易我們在晚上起飛了，後來證明上飛機並不困難，要抵達預定地才困難，這只是我們在非洲驚險萬分的飛行之旅的前奏而已。

天色微明時我們抵達甘比亞的斑竹機場，飛行員說他們已經超過法定的飛行時數了，現在必須換一批人來駕駛。新的駕駛員來了後，宣布我們下一站不飛到獅子山共和國的自由城，而是到利比亞的蒙洛維亞（Monrovia），回程時再送我們到自由城！

當我們自蒙洛維亞起飛時天剛黑，抵達自由城上空時天剛破曉，我以為終於要降落了，就在這時，駕駛員廣播說我們正在自由城上空三萬兩千英尺，祝我們享用早餐愉快，待會兒我們要飛回甘比亞，因為自由城機場大霧，無法下降。

我簡直不敢相信，我們已經兩次從自由城上空飛過，都沒有降落！當我們回到甘比亞的斑竹機場，駕駛員宣布他要回去倫敦時，所有的乘客「暴動」了。

我們這批要往自由城的乘客約有六十人，已經在空中飛來飛去整整二十四個小時，可不想回到原地——又濕又冷的蓋威特機場。我們威脅要「霸機」，不落座也不繫上安全帶。駕駛員忙著安撫我們，又提供了一份早餐，還有免費的威士忌，但是我們拒絕了。

我們就在飛機上談判，此時日頭漸高，驅散了自由城的大霧。駕駛員答應再與機場無線電通話，看看機場的情況容不容許降落。他花了一點時間，最後終於獲准降落。

我們雀躍不已，其他乘客可不。他們多數是到甘比亞「避寒」的英國遊客，上了飛機就打算返鄉，自由城可不在他們的行程表上。他們也威脅要「霸機」。幸好他們對非洲沒什麼概念，不知道轉到自由城其實要跨越兩個國家，機長說服他們說繞道自由城不會很麻煩。

終於飛抵自由城

現在我們的心情好多了，同意再吃一頓早餐。當我們吃完早餐時，飛機已經第三度抵達自由城。我們預定降落的朗基機場位在一片紅樹林沼澤裡，就在大河出口處，在這樣的地方降落，駕駛員需要熟練的技巧，這就是他們原先拒絕在大霧中降落的原因。朗基機場一天只有一到兩班飛機起降，晚上，此處的跑道只有一排燈光，是用發電機發電的，只有在大型飛機起飛時，或者是飛機降落時才點亮。即使在自由城，電力都是稀有的生活必需品，離開了首都，想要有電力，就得自己發電。

我們貼著沼澤區飛過，終於降落在跑道上，大家都鬆了一口氣。我們拿了行李就快步出飛機，生怕其他乘客發現他們其實是繞道到赤道北邊五度的沼澤區。一出機門，灼熱的空氣與濕氣馬上包圍了我們，彷若置身在漿糊中。機場大廳裡是非洲特有的嘈雜混亂，我從未見過這種景象，瘋狂的人群在匯兌、證件查驗蓋章等隊伍搶著排第一。相對的，海關官員不疾不徐，無視面前一雙雙揮舞著證件的手，好整以暇地聊天。反正一天只有一班飛機，那麼有效率幹嘛？幸好，奧斯汀．丹比（Austin Demby）前來解救我們。丹比是我們在獅子山共和國的同事，以「萬事通」著稱，沒多久，我們就發現丹比在各地都有一個「表兄弟」。有了丹比在場，通關突然變成順暢不已，官員禮貌性地看看證件就蓋章。奇蹟似的，我們所有的行李也都完整無缺。

丹比是蒙地族人，高大英俊，天生貴族氣息，父親還是個酋長。就像當地許多受過高等教育的人一樣，他也是在佛洛灣大學求學，但是還未畢業就被派翠西亞．韋布網羅，後來證實他真是個解決後勤問題（尤其是政治性問題）的奇才。丹比為人彬彬有禮、耐心十足，到哪兒都能交到朋友。我與他共事數年，只看過他發過一次脾氣，那次他已經兩天沒睡，四處張羅柴油，趕在銀行關門前去辦事，居然有人要插隊。那時有錢也買不到柴油，因為獅子山共和國外匯已經乾涸，無力進口石油。

八小時的顛簸之行

我們一出海關，丹比就問：「現在你們是要去自由城，大約兩小時車程，還是要直接去東省的實驗室？」

那時我不但累，也完全沒有地理概念，不知道實驗室離城裡有多遠，也不知道東省在哪裡。佛索比我還慘，因為他先由美國飛英國，又從英國搭機到非洲，時差完全調整不過來。丹比又過分禮貌，不願幫我們擅作決定，所以我說那就直接去實驗室好了。

如果當時我看了地圖，就會知道那差不多是搭車橫越了整個獅子山共和國。

離開機場，我們先是搭乘一艘老舊的渡輪橫渡大河口，然後上了一條公路。丹比說那是全獅子山共和國唯一的一條公路，全長兩百哩，坑洞比柏油還多。兩百哩後我們接上了老泥路，雨季將馬路沖刷得坑坑窪窪，車上沒有空調，想要涼快就得開窗，一開窗卻又塵土四起，跑進我的頭髮、牙齒，全身蓋滿灰塵。卡車在布滿坑洞的路上顛來簸去，偶爾會鑽進叢林中的小徑，那裡坑洞較少。開在老路上，大老遠你就看到對面來車像喝醉酒似地左晃右轉，直到你迎面開過去，才看到他們試圖閃躲的坑洞，可是已經來不及了。在這個危機處處的老路上，我們不時還要閃躲山羊、綿羊、雞隻與頭上頂滿重物的行人。不久，我就頭疼欲裂，但是休息是別想了，還不如把頭靠在車窗上，讓滿路的坑洞將我震得人事不知。事實上，好幾次車子落入坑洞中，我都撞得眼冒金星。

這一趟痛苦之旅足足花了八個小時，才抵達實驗室，當我們駛進錫巴威瑪時，我覺得自己就像洗衣機的脫水槽，裡面裝滿了灰塵，差一點連路都走不動，一邁開步伐，全身骨頭都好像要散開了。我亟需泡個熱水澡，但現在是乾季，不必想了，地下儲水槽裡有雨季時儲下來的水，只要將繫有繩子的桶子垂下去，水桶半滿時會浮起來，就用這半桶水洗澡。我很快就學會用半桶水洗澡的祕訣——先洗臉、再洗頭，最後再淋遍全身。

沒水沒電沒瓦斯

麥科明克最早的實驗室已經移到尼克森紀念醫院。幾年前，這所由美以美教會經營的醫院是國內最好的醫院，雖然現在已經不行了，但仍以低廉的收費、尚可的水準服務大眾。我們的計畫有兩個實驗室，一個是血小板實驗室，由醫院員工的宿舍改裝而成；另一個是拉薩熱病實驗室，位於對街，由麥科明克募款蓋成。由於住房奇缺，我們全住在醫院主任家。

沒多久，我就發現獅子山共和國裡的樣樣設備幾乎都需要汰換，汽油與柴油完全不可得，必須透過特殊管道，用強勢貨幣才買得到進口汽油。自麥科明克於七〇年代在此設立實驗室以來，獅子山共和國每下愈況，以前還可通話的電話，現在只剩一個話機掛在牆上，電話線根本沒連上。雖然有水龍頭，但是打開來沒水。也沒有桶裝瓦斯可以燒飯，我學會用三塊石頭圍成的爐灶燒飯，這是人類最古老的炊爨方法之一，可以回溯到新石器時代。它只需要一些柴火、三個可以架起鍋子的大石頭。麥科明克後來還表演了絕學，在這種爐灶上爆玉米花。

那一年經濟萎縮，連食物都成問題，實在叫人難以想像。獅子山共和國原本是土地豐饒的國家，但是長年的濫伐與焚耕，原始森林已經消失殆盡，所有的大樹都砍下來出口，剩下的樹根與雜草用火焚燒，農人在焚燒後的薄土上種植樹薯、咖啡和其他農作物，沼澤區的農民則種稻。獅子山共和國的人種植糧食作物，只管餵飽家人，很少有多餘的食物可以販賣，雖然我們所在的區域盛產香蕉，但我在當地的市場卻連香蕉都買不到。錫巴威瑪的市場裡，有時候一個攤子上只擺了三顆番茄、五粒洋蔥，客人一次只准買一顆。當地人多數時間以

「雜碎」果腹，那是一種可以吃的葉子，上面放著極少量的碎肉與碎魚乾（如果幸運的話，有可能是剛自沼澤捕獲的鮮魚），再撒滿辣椒。

快樂的艾迪酒吧

撇開貧窮與物資缺乏，錫巴威瑪倒是個友善的城鎮，人們以天生的樂觀面對貧苦，如果要擺脫煩惱，也總有棕櫚酒可喝。棕櫚酒採自樹梢，採酒工人僅用兩條竹子編成的吊帶，就爬上樹梢採酒。對我而言，棕櫚酒的滋味簡直致命，我寧可喝本地產的「星牌啤酒」或者是可樂。但是啤酒與可樂都須冰凍，這又是一個麻煩。這裡的冰箱是用煤油發動，經常缺油，一旦缺油，壞消息就火速傳開來——「冰啤酒，沒得」。每天夕陽西沉，我們收工後就到當地的「酒吧」消磨，雖號稱酒吧，不過是個茅屋，大門敞開，裡面擺了個重要的冰箱。我們坐在門外的木條椅上，當地居民、騎著摩托車的和平隊隊員，還有開著破車的各教派傳教士都聚在一起聊天。那種氣氛簡直稱得上是陶然。

雖然有許多酒吧開張，又有許多酒吧倒店，我們最喜歡的還是「艾迪酒吧」，後來這個酒吧還成為倫敦來的研究員大衛．康明斯（David Cummins）的私人研究室。康明斯結束工作後，一定造訪「艾迪酒吧」，在那裡進行各式詭異的實驗，譬如血小板在啤酒裡的成簇能力，他甚至還做了實驗紀錄，登記在吧台上。他的奇言怪行讓老闆不知所措，但我們都很喜歡有他為伴。

我是第一次到非洲工作，幸好有唐娜．莎梭（Donna Sasso）幫忙，莎梭是麥科明克在「疾病控制中心」實驗室裡的同事，年約三十多歲，身材壯碩，曾與我、米契爾一起在亞特蘭大的「第四級病毒隔離實驗室」裡工作過，研究拉薩病毒對猴子體內血小板的影響。

唐娜是那種環境愈困苦，實用價值就愈凸顯的人。操作實驗室需要體力，她壯碩的體型正好派上用場。實驗室裡每一項器材都需要用電，包括離心機、電燈，還有我遠自英國帶來的血小板凝集試驗器。要用電就得發動發電機，我們那個發電機是老舊機種，必須用力抽拉軸線才能啟動，我可是拿它一點辦法也沒有，每天上午全靠唐娜發動它，實驗室才得運轉。

演傀儡戲推廣拉薩熱病防治

每天，天剛破曉我就起床，在石灶上生火煮咖啡，這就是我的早餐；唐娜則需要「加油」，她的早餐包括培根肉、蛋、麥片，後者是她每次有機會到自由城的美國大使館，就會帶回一大箱的必要「補品」。飯後，我們到醫院巡房，有時一天看上十五個病人，遠比我原先想像的多得多。新到的病人坐在醫院門口的長凳上，等待驗血結果；重病患者則直接送進病房。檢驗項目包括拉薩病毒抗體、肝功能檢驗，如果病患的AST指數超過一百五十，就得進行「雷巴抗病毒素」注射治療。

由於「雷巴抗病毒素」療效良好，病人復原速度很快，對我的研究可是「大為不利」，因為這樣一來我就找不到重病患者來印證我在猴子身上的實驗結果。病患也不在乎他們對醫學有沒有貢獻，只是很高興痊癒了。現在話已經傳開來了：「如果你有拉薩熱病，就要去錫巴威瑪的醫院。」

防治拉薩熱病不能全靠口耳相傳，還包括教育推廣，告訴人們預防拉薩熱病的步驟。受過劇場訓練的凱西（Cathy）負責推廣計畫，她設計了許多小劇場、皮影戲、傀儡戲，有的完全是由小朋友擔任演出。戲中的主人翁總是因為家中沒有滅鼠，所以感染了拉薩熱病，然後住進醫院接受「雷巴抗病毒素」的治療，馬上病就好了，從此過著快樂幸福的日子。

這些戲的主題非常清楚，減少與老鼠的接觸，發病了就趕快到醫院，而不是去找巫醫。音樂在這些戲劇中不可或缺，凱菲的先生是個音樂家，他做了一些「雷鬼」音樂（Reggae，一種源自牙買加黑人的音樂，特點為重拍在後的倒置拍）的歌曲來推廣防治拉薩熱病。這種音樂大受本地人喜愛，畢竟有人說雷鬼音樂最早來自中非洲。不久後，到處都有人唱這首〈啊！拉薩，壞東西〉，而且極受當地舞廳歡迎（這個舞廳是丹比兄弟開的）。由於太受歡迎，全國各地都有人要求我們送卡帶。拉薩熱病防治遊行時，就由當地的樂手組隊表演〈啊！拉薩，壞東西〉，一隻紙做的老鼠被拖著遊街示眾，飽受亂棍毆打，最後施以「火刑」。參加遊行的人都頭戴面具、盛裝跳舞，在火燒紙老鼠的儀式中大聲歡呼。

研究拉薩熱病患的血小板

我們在獅子山共和國工作期間，所有的安全裝備不過是手套、消毒外衣與口罩，根據我的經驗，這些配備就夠了，重要的是不要讓針頭戳破手指，或者讓病毒侵入口中、眼睛或任何傷口。我們準備了很多家用的漂白劑當消毒劑，任何我們懷疑碰觸過病毒的衣物都仔細用漂白水洗過。護士的看護措施也跟十三年前一樣，她們照顧過一千五百個以上的拉薩病患，只有兩次意外感染事件，一件是讓病患的血濺到眼睛，另外一個是病患嘔吐物沾到看護的拖鞋，而看護的腳上正好有傷口。醫院馬上用「雷巴抗病毒素」為這兩個看護治療，她們很快就痊癒了。

每天我們查完房、抽完血後，就到血小板實驗室工作，我們先分離血清，然後進行試驗。血小板功能試驗很有趣，一般來說，正常人的血小板會防止出血，拉薩熱病患體內的血小板卻無法防止出血，顯然血小板功能出了問題。為了找出答案，我們先將血小板分離出來，同時不能讓拉薩病毒死亡。待血小板分離完成，我們就添加一些化學物讓它「凝集」，正常人的血小板會在血管的破裂處凝集起來，但是拉薩熱病患的血小板卻不會凝集。我們前後花了六個星期的時間企圖解謎，希望在麥科明克來到此處時，能有一些初步成果，沒想到，意外發生了。這個意外讓我們深入地見識到拉薩熱病的威力與真貌。

23 錫巴威瑪的珍妮・桑德絲

我到獅子山共和國不久，就認識了一些浪跡異國者，除了傳教士外，還有和平隊以及英國的「海外志工團」（Voluntary Service Overseas）。英國「海外志工團」與和平隊不同，他們只招收各行業裡有經驗的人，所以團員年紀普遍比美國和平隊隊員大，也比較世故。

和平隊的義工通常住在村子裡，不是從事農業改革計畫，就是教英文。他們的個性樂觀愉悅，但總是渾身髒兮兮，衣服沾滿紅土污垢，長期食用鮮黃色棕櫚油煮食的食物，讓他們雙手染得鮮黃。他們普遍經濟拮据，如果你願意與他們分享一餐、啤酒甚至可樂，他們都會感激不已。只要有人舉辦派對，一定可以看到他們的蹤影。

麥科明克雇用了幾個優秀的和平隊隊員，其中一個是汽車機械工約翰（John），還有醫院管理員蘇珊・史考特（Susan Scott），以及她的先生安德魯（Andrew Scott），他專門幫我們修理發電機。

英國的「海外志工團」則多是訓練有素的護士，在英國圈內是頂尖人物，追求冒險，也為了濟世，前來非洲工作。另一方面，她們如果待在英國，升遷上去就變成行政主管，她們還是比較喜歡與病人面對面接觸，不願坐辦公桌寫公文。我認識其中三人——狄兒卓（Deirdre）、李絲莉（Lesley）與席拉（Sheila）。狄兒卓資格最老，在非洲已經待了兩年；李絲莉與席拉才剛到獅子山共和國不久，還在適應中。

狄兒卓有一個好朋友珍妮・桑德絲（Jenny Sunders）在二十五哩外的龐瓜納醫院服務，和狄兒卓一樣，桑德絲也是一位資深的護士，還領有助產士執照。

危機四伏

龐瓜納位在鑽石礦旁，無數的礦工共居在擁擠的住屋裡，與老鼠為鄰，是拉薩熱病的溫床。龐瓜納醫院因為曾爆發過獅子山共和國境內第一樁「院內感染」拉薩熱病，所以「名聲」不好。

但是該醫院的名聲並未使桑德絲卻步，因為沒有人告訴她實情。桑德絲成日開開心心到「礦區俱樂部」游泳、打回力球，她還有一個未婚夫在錫巴威瑪教英文，也是「海外志工團」的一員。

雖然桑德絲每天都在醫院照顧病人，替人接生，卻從來沒有人警告過她或其他「海外志工團」的義工有關拉薩病毒的危險，密而不宣彷若一種陰謀。可笑的是，拉薩熱病的訊息其實四處可見，任何有需要的人只要到我們的醫院來即可，奇怪的是，英國「海外志工團」的人從未來找過我們。或許是因為偏見吧！英國人總覺得他們不需要美國人的幫忙，尤其是在大英帝國以前的屬地裡。

結果，「海外志工團」的醫療顧問是一個七十多歲的老醫師，在倫敦最高級的拜耳葛瑞雅醫院服務，他這輩子大概沒什麼治療傳染病的經驗，遑論致命的拉薩病毒。

護士桑德絲發燒了

星期天上午通常是我們的休閒時間，所以當巴布・奎溫被叫去醫院時，我們都覺得很奇怪，有什麼要緊事需要主任在星期天御駕親征呢？

一個小時後奎溫回來了，看不出有麼特別之處。他說龐瓜納醫院的英籍護士珍妮・桑德絲因為發燒被送進醫院來，現在和席拉、李絲莉住在一起，院裡的醫師麥可・普來斯（Michael Price）在照顧她，普來斯認為她得了傷寒或者瘧疾，也可能是拉薩熱病，所以請奎溫過去看一下。

當我過去探望桑德絲時，她也認為自己大概是得了瘧疾。桑德絲是個漂亮的金髮美女，性格愉悅，雖然發燒，前一天晚上還去參加派對。普來斯用氯奎寧治療她的「瘧疾」，絲毫沒有成效，這代表她極可能感染了拉薩熱病。

但是我們缺乏證據，桑德絲體內並沒有拉薩病毒抗體，一般而言，發病初期，體內還不會有抗體。雖然她的AST肝功能測試顯示有問題，但是兩項試驗結果相抵觸，奎溫決定暫時不給她做「雷巴抗病毒素」治療。嚴格來說，當時這樣的判斷並沒有錯。

我們還是提心吊膽，因為麥科明克設定的臨床診斷標準，考慮了當地人民喜歡拖延就醫、車程遙遠等因素，但桑德絲的例子可不是如此，她不過才發燒了幾天，如果是感染了拉薩病毒，也是非常初期，因此各項測試的指數都還算正常。治療病毒性出血熱病，要搶在病毒還未對人體造成不可逆轉的傷害前及時治療。現在，我們如果再碰到像桑德絲這樣的病人，一定是先治療了再說。

第二天我和一位素有經驗的看護庫卜拉（Coolbra）一起散步，他照顧過非常多的拉薩熱病患，桑德絲也由他照顧。我問他對桑德絲病況的看法，在等待他回答的時間裡，我簡直不敢抬頭看他。

他毫不遲疑地回答說：「拉薩熱病！」這正是我害怕的。

桑德絲得了拉薩熱病

我們繼續小心照料桑德絲，每天下午我從實驗室收工，都會看到她和男朋友多明尼克（Dominic）坐在前廊，多明尼克顯得很焦慮，他是那種沒事都要緊張的人，現在更是幾近抓狂。三天過去了，桑德絲的狀況沒有惡化，也沒有變好。到了星期四下午，我們最擔心的事情發生了。

桑德絲突然陷入抽搐，然後昏迷。抽搐是拉薩熱病患最糟糕的病徵之一，事實上，我們從未見過出現抽搐症狀還能存活的病人，因為這表示病毒已經侵入腦部。那天晚上，我們終於用「雷巴抗病毒素」為桑德絲治療，現在只能坐等奇蹟出現。

第二天，我們為桑德絲做一些新的血液試驗，結果不再互相抵觸，抗體試驗呈陽性反應，AST指數也急速上升。桑德絲不僅是得了拉薩熱病，而且已接近死亡邊緣。

星期五晚上由奎溫接手照顧桑德絲，實驗室裡的其他人也都動員了，當奎溫累了，就由普來斯或由佛索替手，莎梭和我負責實驗室化驗的部分。而其他沒有醫學技術的人，也負責提供看護三餐。桑德絲的朋友席拉、李絲莉二十四小時輪班照顧她，她們的細心奉獻叫人感動，為桑德絲提供了少見的醫療照護。她們時時為她翻身，以免她得了褥瘡，隨時注意她的點滴，定時為她注射「雷巴抗病毒素」。

這段時間裡桑德絲都在昏迷狀態，對注射的痛楚一點反應都沒有。兩位看護不停地與她說話，深信桑德絲聽得到她們鼓勵的話語，會給她勇氣與病毒對抗。到了星期五晚上，她們也知道桑德絲在生死一線間了。

桑德絲亟需輸血

為了防止感染，照護桑德絲的人都採取制式的安全措施，戴上手術用口罩、手套與消毒衣。因為拉薩病毒不是空氣傳染，而是血液傳染，所以我們處理針頭或其他器具時都得小心翼翼。

任何人要進入桑德絲的房間前，都要聽一遍預防措施守則，且為了安全起見，我們讓那兩位護士與多明尼克服用了口服「雷巴抗病毒素」。這套安全守則都是麥科明克制定下來的，讓看護可以安全地照料病人。

緊臨著桑德絲病房的起居室就成了我們的餐廳、休息室，我們在那裡進餐、交換意見，有時只是休息一下，準備迎接下一波的工作。完全沒有醫學經驗的多明尼克一整天都坐在桑德絲的床畔，握著她的手、安慰她，他希望還能做些積極一點的事，但是他能做些什麼呢？不久後，我們便發現有一件事非常需要他。

因為病毒造成出血，桑德絲非常需要輸血，問題是她的血型特殊，是RH陰性，本地人的血液完全不適合她，因為所有非洲人都是RH陽性。星期五，我和莎梭對全院的白人進行交叉配血試驗（注一），第一個對象就是多明尼克，很幸運的（至少當時我們覺得非常幸運），他的血型正是RH陰性。

由於普來斯急著幫桑德絲輸血，我們就先用了多明尼克的血。為了後續輸血所需，莎梭還是繼續做其他人的交叉配血試驗。

交叉配血試驗出問題

那天下午返回實驗室時，我看到莎梭一臉狐疑地坐在實驗室門口，手中拿著交叉配對表，莎梭的焦慮令我感到不安。

我問她：「怎麼啦？」

她說：「我剛剛做了我的交叉配血試驗，結果……。」

「怎麼？」

「檢驗結果我是RH陰性。」

「妳不是嗎？」

「我很確定我是RH陽性。」

這簡直是瘋狂，我們決定多做一些試驗，結果所有捐血人都是RH陰性，這就像連續拋擲銅板五十次，每一次都正面朝上般不可能，尤其是百分之八十五的白人、全部的非洲人都是RH陽性。唯一的可能是試劑因年份過久已經壞了。我們一秒鐘都不敢耽擱，連忙衝去冰箱看還有沒有試劑。

這一次我們很幸運，在塞得滿滿的冰箱深處找到一些年份較新的試劑，我們先對多明尼克的的血做試驗，結果他是RH陽性，與桑德絲的血型不合。

我和莎梭衝去桑德絲的病房，拔下她的輸血器具，可是太晚了，多明尼克的血已經有一些注入她的體內。RH陽性血輸給陰性的人，還不算有大礙，不像其他輸血錯誤會有激烈反應，但是它會造成某些女人對RH抗原產生抗體，以後如果懷了RH陽性男子的小孩，胎兒可能會有問題。但是這個階段，桑德絲未來的懷孕問題不是我們關切的重點，畢竟她能不能熬過今晚，都沒有人知道。如果她得不到輸血，她是鐵定熬不過去的，但我們手上所有的血，重新化驗過後，證明全是RH陽性的，要到哪裡去找RH陰性的血呢？

開車兩百哩去灌氧氣筒

桑德絲不僅需要輸血，她的肺部也因嚴重積水而呼吸困難，需要氧氣。雖然我們的醫院在獅子山共和國已經算是設備完善的，但是也沒有氧氣筒，事實上，它也沒有X光等現代醫院應有的設備。

醫院裡倒是有兩個用過的氧氣筒，但必須送去自由城灌入氧氣。「海外志工團」的主任布來恩（Brian）與他的司機負責這趟艱辛的跋涉，來回足足兩百哩，路況又壞。等到氧氣筒灌回來了，我們又面臨另一個問題，要用什麼為桑德絲輸送氧氣呢？醫院裡僅有的器材是鼻導管，非常不理想，我們需要的是一個換氣器。事實上，桑德絲需要的是一個設備完善的加護病房，就算獅子山共和國有加護病房，她的狀況也禁不起長途運送。我們只好有什麼用什麼，讓它盡量像個加護病房。

用鼻導管為她輸送氧氣，有一個問題，那就是千萬不能點燃蠟燭，否則會把我們全部炸到半空中，但是此處電力供應不穩定，發電機不管用時，我們都是點蠟燭照明。所以我們又到錫巴威瑪購買手電筒、蒐購電池，有了萬全準備後，才為桑德絲做鼻導管的氧氣輸送。

試用前列腺素

到了星期五晚上，桑德絲已經不省人事整整二十四小時了，當她陷入更深層的昏迷時，呼吸就愈顯困難，顯然已經有了嚴重的肺水腫，正是我們擔心的狀況，也和我們先前在實驗室裡所做的猴子試驗一樣，拉薩病毒會使肺部血管失去功能。稍早我們對桑德絲的血小板所做的化驗也顯示同樣的結論，她的血管已失去了功能。

我和普來斯討論要不要讓桑德絲接受還在實驗階段的前列腺素治療？因為桑德絲已經進入了拉薩熱病的末期，或許這種對敗血症有效的藥物，可以對拉薩病毒產生作用，讓桑德絲的血小板恢復正常功能。反正沒什麼好損失的，搞不好還可以救她一命。於是我們為她注射前列腺素，每隔五到十分鐘再檢查一次，接下來就只能看看她會有什麼反應。

午夜，桑德絲的呼吸愈發窘迫。這時病房裡只剩普來斯、李絲莉與狄兒卓，他們也和桑德絲一樣，緊張得喘不過氣來。普來斯不時調整點滴注射的流量，不一會兒，桑德絲似乎對前列腺素有了反應，呼吸好過了一些。普來斯很緊張，因為他不知道要維持什麼劑量，每當桑德絲呼吸窘迫了，他就加一點，她就呼吸順暢些。最後，普來斯決定只要桑德絲需要，前列腺素的注射就不要停下來。

當天上床後，我幾乎以為桑德絲應該熬不到天亮。但第二天起床，我照例去石灶燒飯，卻看到普來斯一臉疲倦地走來，一整晚沒睡，他既疲倦又興奮地說：「真是個奇蹟，桑德絲熬過來了，我想前列腺素有用。」

普來斯回去睡覺，我和莎梭在吃過早飯後去探望桑德絲，雖然她還是陷入昏迷，但是呼吸平順許多，高燒也退了。

除了布來恩仍得定時到自由城灌氧氣筒外，我們還是需要為桑德絲輸血，這裡的人我們已經化驗過，血型全都不合，必須求助錫巴威瑪以外的地區。我們在此地可說是與世隔絕，除了偶爾透過無線電與自由城的美國大使館聯絡外，幾乎是與外界音訊不通，必須沿用麥科明克的老方法，透過傳教士對外發布我們需要 RH 陰性血液的訊息。

捐血人自四面八方而來

結果捐血的人自四面八方湧來，有的開著破爛不堪的卡車，有的騎摩托車、腳踏車或任何他們找得到的代步工具。他們風塵僕僕，但是沒有人抱怨，都急著救人一命。他們有人認識桑德絲，有的只是同情她的際遇。我與莎梭忙著抽血，顧不得與他們寒暄，只顧捲起一隻袖子，尋找血管。我們忙到連這些人的臉長成什麼樣子都不知道。儘管如此，依他們的口音，我知道他們來自不同國家，有美國、英國、愛爾蘭、蘇格蘭、加拿大、德國，還有北歐等各種口音。我一邊抽血，一邊向他們解釋桑德絲為什麼需要他們的血液。

我們用新的試劑對這些血液做交叉配血試驗，一次又一次結果都是陽性，畢竟白人中也只有百分之十五的人是RH陰性。儘管如此，我們還是深信遲早我們會找到一個血型符合的人。

最後我們終於找到了，他可說是天主賜給的禮物——一個天主教傳教士，也是桑德絲的救星。

桑德絲的狀況雖已穩定下來，但仍是相當危急，誰也不知道她下一分鐘會有什麼變化。她有一些狀況很不理想，譬如整個頭與脖子都腫了起來，這是拉薩熱病末期徵兆。由於腫脹得厲害，她的身體整個變形了，一個數天前還苗條美麗的少女，現在簡直不成人形。有時她會有「除腦強硬」現象（注二），因腦部失去功能而導致頭部往後仰、雙手伸到背後、雙腿強硬伸展。由於她陷入昏迷，所以感受不到這個詭異姿勢的痛苦，但是旁觀者卻不忍卒睹。再度，我們無計可施，只能靜待進一步的發展。

擔心桑德絲腦部受損

不管多忙，我們還是得繼續原有的研究工作，這樣日復一日，我們全都累垮了，眼看著桑德絲日日在死亡邊緣徘徊，我們也天天盼望著她會出現好轉跡象，跨過疾病高峰期，邁向復原。但這畢竟都是我們的幻想，她一點都沒有改善的跡象。我們到底還可以照顧她多久呢？我們還可以超量工作多久呢？意外事件終於發生了。

有天我替桑德絲抽取血液樣本，結果針筒掉到地上。我和莎梭面面相覷，怎麼這麼不小心呢？我們連忙將漂白水倒在地上，讓它在污染的地面上停留半個小時，才刷洗乾淨。沒有任何人碰觸到這些血，應該沒有感染的危機。這個經驗實在恐怖。

最後，桑德絲終於完全退燒了，我們已經贏得這場對抗病毒的艱苦戰役，雖然我們可以略感安慰，但桑德絲還是完全沒有恢復神智的跡象。我們五個醫師都算對治療拉薩熱病頗有經驗，我們擔心桑德絲腦部已受到永久性傷害，將成為植物人。她需要一個腦神經專家為她評估腦部受損是否還可挽救，有人則說她應用類固醇治療。獅子山共和國沒有腦神經專家，我們必須送她回英國。現在她的狀況應當是禁得起移動，但是路況惡劣會殺了她，一定要用飛機才行。

和往常一樣，我們的無線電又不通，必須有人親自到自由城與英國行政官聯絡。奎溫和我自願跑一趟，因為他是研究計畫主任，而我知道應當和英國哪些人聯絡。

英國顧問冥頑不靈

當我們帶著滿身塵土與疲累到達自由城，便馬上和當地的英國官員聯絡。他很積極，也很關心桑德絲的狀況。透過他的協助，我們和英國方面最具權威的腦神經專門醫院「女王特區醫院」聯絡上，那裡的醫師說他可以收下這個病人，但是他說了不算數，要「科柏伍德醫院」資深顧問答應才可以，因為任何出血熱的病例都歸他管理。

當我好不容易與這位資深顧問通上電話，他卻告訴我他曾經治療過九個拉薩熱病人，比英國境內任何醫生都多，再加上「科柏伍德醫院」著名的塑膠隔離病房經驗（所有疑似出血熱的病患都要送進那裡隔離觀察），所以我不必告訴他如何治療拉薩熱病人，他已經「統統知道了」。儘管我現在人在非洲，和一群與拉薩病毒奮鬥十年以上的科學家共事，這些經歷一點都不能「震撼」他。

他以一種上司讚美下屬的口吻說：「你們做得很好，現在繼續照護她。」

我努力控制怒氣說：「長官，這裡五個經驗豐富的醫師一致認為她的拉薩熱病已經好了，但是有其他併發症，必須讓腦神經專科細心治療，我們這裡做不到，一定要送回英國才行。」

他絲毫不為所動，堅持我們判斷錯誤，他認為桑德絲的身體狀況不可能熬過長途飛行。照他的說法，好像我們根本不知道自己在幹嘛。

他斬釘截鐵地說：「我看不出有任何移動桑德絲小姐的必要，更沒有必要讓全英國的醫療人員暴露在感染拉薩病毒的危機中。」

我一再向他強調，根據經驗，醫護人員只要小心針筒，不要被病人的血液沾到，就不會有感染的危險。他一點都不感興趣，一再堅持桑德絲留在此地，即使任由她死亡，也不要讓英國人有感染的危險。儘管桑德絲的拉薩熱病已經好了，研究數據也指出感染的機會微乎其微，但這些，都無法軟化他的鐵石心腸。他不在乎桑德絲是個正值青春年華、懷抱滿腔熱血到非洲為貧苦大眾服務的少女，他只想避開責任。我完全無法說服他，那一剎那，我深深為我的祖國感到羞愧。

接待我們的官員一直在旁聽我們對話，我一掛下話筒，他就去找他的上司，他的上司也為倫敦方面的決定感到憤怒。就在我離開英國行政官署，到「海外志工團」辦公室半小時後，我接到他的電話，他說他發了一封措詞嚴厲的電報到英國外交部，希望有人可以駁回

「科柏伍德醫院」的決定。

如果我們期望有任何快速的回應，那註定是要失望了。英國的政治官僚絕不妥協，其他國家可以接受的做法，在英國，不行就是不行。如果「科柏伍德醫院」的顧問認為英國醫護人員不應暴露在拉薩病毒的危機中，那桑德絲就應當繼續留在非洲治療。我想，這表示非洲醫護人員的命「比較不值錢」。

桑德絲的父母趕來了

就在我們滿懷失望地回到錫巴威瑪，迎接我們的卻是喜悅，莎梭迫不及待地說：「桑德絲清醒過來了，她對聲音有反應，也認得照顧她的人。」

這是許久以來第一個好消息，莎梭說傳教士用無線電告訴她，桑德絲的父母正由英國趕來。想到他們可以看到清醒而不是昏迷不醒的女兒，我感到如釋重負。

當她的父母趕到錫巴威瑪時，掩不住臉上的訝異，他們差一點認不出她來，無法想像桑德絲真的是從鬼門關走了一圈回來。另一方面，我們也不敢抱持過分樂觀的態度，因為沒多久，桑德絲又感染了細菌性肺炎（bacterial pneumonia），陷入呼吸窘迫，我們必須為她做氣管切開術（tracheotomy）。

再度，她的護士朋友又輪番扛起照顧責任，氣管切開後必須不斷抽痰，她們用腳踏幫浦接上鼻導管來抽痰，我們也讓桑德絲服用抗生素。

一點一滴，桑德絲畢竟是復原了，當她的頭頸部水腫消失後，昔日那個苗條的金髮少女又浮現了，只是虛弱蒼白得像個幽靈。

英國皇家空軍專機接回桑德絲

當麥科明克來到錫巴威瑪後，我們告訴他桑德絲的例子，他非常吃驚，以他的經驗，他當然知道她能活下來是個多麼大的奇蹟。但是有兩件事令他著惱，第一，桑德絲根本不應該在龐瓜納醫院感染上拉薩病毒的，只因為醫院沒有採取應有的安全措施。第二是治療的延誤，他說：「這件事給了我們教訓，以後任何拉薩熱病人都應該馬上用『雷巴抗病毒素』治療。」現在，我們最關切的是如何將桑德絲送回英國。

就在我造訪英國行政官署兩天後，我們得到了消息，那封措詞嚴厲的電報似乎發揮了效用，英國方面在極不情願的狀況下，重新審視了原先的決定，現在桑德絲可以回國了。我很吃驚，顯然我們給英國的壓力遠比我想像的大。但是，桑德絲的苦難還沒有結束。

我們沒想到護送桑德絲回國，得動用到皇家空軍的飛機，桑德絲的離境成了獅子山共和國的盛事。為了避免桑德絲顛簸數小時到自由城搭飛機，獅子山共和國總統特許他的私人直升機飛到錫巴威瑪來載她，全城人都跑出來看這件盛事。

但是直升機也只能停在一哩外的足球場，我們還是得設法把桑德絲送過去。和往常一樣，我們窮則變變則通，變出一輛卡車來載送她，唯一能把整張病床放進去的卡車，正是我們那輛捕鼠卡車，實在是諷刺極了。

戴上防毒面具開派對

我們將桑德絲送到足球場，負責這次迎接任務的英國醫師就開始行動，他們隨身攜帶的器材簡直像《星際大戰》中的精密武器，兩名法國駕駛員目瞪口呆地看著醫師穿戴防毒面具，然後才恍然大悟地說：「載運她，有沒有危險？」顯然事前沒有人告訴他們真相。我們雖一再向他們保證說我們天天照顧她都沒事，仍然無法讓他們安心。

最後，我只好向前扯下他們的面具，交給他們一雙手套以及桑德絲的呼吸管與打氣幫浦，然後說：「你們只需要這些就夠了。」那位英國醫師顯然接受了我們的說法，因為那天上午，我們曾安排他到醫院參觀，他在那一上午所看到的拉薩熱病患，比英國那個號稱的「專家」一輩子看到的還多。

飛機起飛時，群眾爆出一陣歡呼，大家都知道拉薩熱病的厲害，能夠看到拉薩病患復原，所有的人都快樂得不得了。我則是慶幸桑德絲得以在較好的醫院接受後續治療。畢竟，任何人都不應受到她所承受過的痛苦。

朗基機場方面一定認為桑德絲的病況還是高度危險，否則直升機為何要停在機棚，不讓人看見？而且直升機一降落，臉戴防毒面具、身穿紅色隔離衣的英國皇家空軍，就自軍用運輸機跳出來，把她裝進塑膠製的隔離室，火速運走。

更妙的是，當運輸機馬達啟動準備起飛時，皇家空軍就把隔離衣脫下，丟下飛機。他們不打算把「病毒」帶回英國，但是留在獅子山共和國，大概沒關係。在旁目睹一切的布來恩既驚訝又羞愧，只好把隔離衣撿起來，放在吉普車後座帶回錫巴威瑪。

布來恩的描述讓我們啼笑皆非，無論如何，我們還是決定舉行一個派對，烤一隻羊，好好慰勞自己一番。幾個護士穿上英國皇家空軍留下來的隔離衣，戴上防毒面具，把派對變成了化妝舞會。隔著面具喝啤酒，有點困難，但她們還是辦到了。

桑德絲被關在隔離室六十天

到了倫敦，桑德絲的囚禁生活還沒有結束，只因英國醫學界大眾對拉薩熱病無知所導致的無理性驚慌，她被迫待在隔離室裡足足六十天，比對抗拉薩熱病還辛苦。雖然當時她的尿液裡還有少量的病毒，但那是癒後病人常有的現象，在隔離室外也可以良好控制。當桑德絲終於被放出隔離室時，已因長時間拘禁而無法行走。今日，世界各國已經放棄了用隔離室來檢疫病人，但英國仍在因循舊規。

不僅如此，「海外志工團」居然收到一張英國皇家空軍寄給他們的「任務帳單」，約七萬五千美元，如果接受麥科明克當初建議的，雇用一個私人醫生隨同桑德絲坐頭等艙飛回英國，反而還便宜得多。不過他們當初如果這麼做，英國政府可能會把整架飛機的人全部送進塑膠隔離室檢疫。

整個過程雖是驚險萬分，桑德絲卻完全不復記憶，她只記得自己有一點發燒，到錫巴威瑪找醫師，其他的，一片空白。

注一：交叉配血試驗（cross-matching）是用試劑化驗捐血者的紅血球與受血人的血清會不會起凝集作用。在許多沒有血液銀行的國家裡，交叉配血是一種簡單可靠的檢驗方法。

注二：除腦強硬（decerebrate rigidity），一種因切除腦幹所引發的雙腿強硬性伸展現象。

24 日落錫巴威瑪

雖然桑德絲不記得生病的經過，但是麥科明克和我都認為醫學界應當自她的例子學到教訓。那一年夏天，我轉去「中央公衛檢驗處」工作，找了幾位專家開了一次研討會，麥科明克也撥冗參加，向與會者解釋拉薩熱病傳播的途徑（以及哪一種接觸不會傳染），如何診斷、治療等。

我也找了那位當初拒絕她返國的資深顧問，以及戴著防毒面具接機的軍醫參與會議，讓他們上台陳述自己的觀點。至於桑德絲被迫在隔離室待了六十天，也有當時在隔離室負責治療她的醫生史都華．葛羅佛（Stuart Glover）報告治療經過。最後，我們讓桑德絲自己上台接受與會人士的發問。在那個場合裡，我看到桑德絲又恢復了護士的職業水準。

我認為這樣一個會議，到頭來總會給新一代醫界人士一些啟發，他們會自己判斷，明瞭英國政府的保護措施是反應過度，更糟糕的，反而可能對病人有害。

為了宣傳正確的拉薩熱病知識，麥科明克也打算在錫巴威瑪召開一次大型研習會，他將與好友——「全球愛滋防治計畫」的負責人阿薩德一起籌畫。光想到要在獅子山共和國鄉間召開大型會議，就覺得不可思議，我們要如何安排他們的吃住交通？此地沒有旅館、餐館、電力、自來水，甚至交通工具，有的只是泥巴路與許多拉薩熱病患。但是麥科明克堅持這次會議要在錫巴威瑪召開，他說：「如果我們要教導他們拉薩熱病的知識，就要讓他們有機會接觸拉薩熱病患。」

「和平隊」的蘇珊與安德魯．史考特夫婦負責所有後勤工作，他們說服了卡尼瑪（Kenema）的天主教會提供住處（就是這個教會的傳教士的血液救了桑德絲一命），但是我們還是需要一輛巴士做為交通工具，還要有人煮飯。

蘇珊．史考特憑著她的人脈，找來瑪莉（Mary）為我們做飯。瑪莉向來以此地的雜碎飯聞名，手藝好得讓那些經常在日內瓦、巴黎開會，遍嚐美食的與會人士讚不絕口。

蘇聯情報員也來了

我們的研習會先在自由城召開，雖然大部分的代表來自非洲其他國家，但也有一些代表來自歐洲甚至蘇聯，那位在「世界衛生組織」工作的蘇聯代表據傳是個「格別烏」（蘇聯情報員）。因為美國大使館很支持此次研習會，基於禮貌，所有與會代表都先參觀了美國大使館，一進大使館，那位蘇聯代表就侷促不安，低聲說道：「我必須出去一下。」

然後他就衝了出去，進入對街一棟掛著紅色「鋤頭鐮刀旗」的房子，原來是蘇聯大使館。阿薩德說：「他犯了錯誤，如果有人看到他沒有先到蘇聯大使館，就去了美國大使館，他就完了。」所有人都笑了。

結束自由城兩天的演講後，所有人移往錫巴威瑪，我們早上五點即起，上了由獅子山共和國政府所提供的巴士。當巴士緩緩駛向北方泥土路時，我看到來自東非的代表倒抽了一口氣，雖然他們的國家也很貧窮、落後，但獅子山共和國的赤貧依然超乎他們的想像。

到錫巴威瑪後，與會代表分成三隊，一隊去醫院看拉薩熱病患，一隊到村落看我們捕捉老鼠，最後一隊參觀實驗室化驗拉薩熱病。晚上，我們齊聚在卡尼瑪的山丘上吃晚飯，然後進行討論。就在那次研習會裡，與會代表為「世界衛生組織」建立了處理非洲出血熱病患守則，和我們在獅子山共和國處理病患的程序一樣。就一個研習會而言，此次不僅性質特殊，而且大有斬獲。

至於桑德絲呢？她在病癒後還是回到工作崗位，我與麥科明克經常去拜訪她與多明尼克，他們結婚了。我們叫外送的比薩，邊聊邊吃。桑德絲完全不記得她生病的經過，或許這樣也好。現在他們有了三個小孩，住在西英格蘭。

獅子山共和國的變化

獅子山共和國的經驗是我一生的轉捩點，從一九八五到一九九〇年，長達六年的拉薩計畫讓我對這個國家產生了強烈的感情。那六年裡，我每年都會去獅子山共和國兩次，有時與麥科明克一起前往，每一年都待很久。每一次造訪我都感覺到這個國家的改變，有些變化讓人難過。譬如一九九〇年那一次，我一到錫巴威瑪就感到有些不同，但是我不知道這個變化有多麼重要，直到當天傍晚。

那晚，我們依例到大街上的酒吧小坐（不是艾迪酒吧，艾迪酒吧已經關門大吉了）。通常這個時候大街上會擠滿人，有剛幹完農活上街買東西的大人，有擠在酒吧外面看「白人」的小孩。街上原本也應該散布著狗、雞、牛、羊，讓開車的人除了閃避坑洞外，還要提心吊膽。但那天卻非常奇怪，街上異常安靜，就連牲畜都不見蹤影，以往滿街亂跑的孩子現在一個也看不到。街上只有寥寥幾個行人，個個愁容滿面，眼神充滿焦慮。我感覺有什麼事情即將發生，空氣裡有一股沉重氣息，和大雨將落無關。

突然間，一輛軍用卡車駛上了山丘，開到酒吧正對面的警察局前，一位軍官跳下車來，神色緊張地衝進警察局，車後的士兵身穿迷彩裝，手握機關槍，緊張地望著我們。令人窒息的沉默籠罩大街，我們望著卡車，大氣不敢出。

幾分鐘後，那位軍官走回卡車，他們又以同樣的速度衝下山丘。兩分鐘後，街上的人才恢復了神智，大大舒了一口氣。我在沉默中飲完啤酒，回到住處，坐在我最喜歡的門前空地上，讓夕陽餘暉溫暖我的身體，看著大紅太陽在遠方的龐瓜納醫院的山丘緩緩下沉。回巢的白鷺成群飛越稻田，棕櫚樹上群鳥鳴叫。天色漸漸暗了下來，只見軍用卡車的尾燈慢慢地朝卡尼瑪駛去。蚊子愈聚愈多，我就回房了。

永別了，獅子山共和國

後來我才知道為什麼錫巴威瑪的居民一臉憂色，原來幾天前一群年輕的叛軍自利比亞邊境入侵，在卡拉罕（Kailahun）、可因杜（Koindu）兩地的市場見人就用機關槍掃射，這兩地都離錫巴威瑪不遠。錫巴威瑪的居民全都躲到叢林裡去，直到幾天前，聽說叛軍已經被擊退了，才回到村裡。

這一次的武裝衝突對獅子山共和國境內的外國人造成了很大的影響，所有的英國醫療人員都奉命撤退，醫院關門大吉。英國醫師在此地最後一次開刀，是幫一個在武裝衝突中受傷的人截肢。

我們停留在錫巴威瑪期間，聽說叛軍領袖向政府提出最後通牒，但到底怎麼一回事，沒有人知道。叛軍是些什麼人？也沒有人知道。我們只好焦急地等丹比去杜拉鎮（Daru）打探消息。杜拉鎮有個軍事基地，丹比有朋友在那裡。好不容易，丹比回來，他說，現在狀況比較平靜了，但是能平靜多久不知道。他建議，或許我和麥科明克應該考慮縮短在此地停留的時間。

雖然局勢不穩，我們還是按照此地的規矩開了一個告別派對，酬謝工作人員的辛勞。我們用棕櫚葉布置小木屋，烤了兩隻羊，痛飲啤酒，很多人都醉了。

這場派對成為我對獅子山共和國最後的回憶，我與麥科明克再也沒有機會回到這個國家。現在整個東省落入叛軍手中，人民在戰禍中無端被屠殺，百分之四十的人變成了流離失所的難民，我只能猜測錫巴威瑪既已落入叛軍手中，拉薩計畫的研究站大概也完了，帶著拉薩病毒的老鼠在人口擁擠的難民營，一定更加橫行無阻。

只是這一次不再有拉薩熱病房、「白人巫師」與拉薩熱特效藥；而〈啊！拉薩，壞東西〉的歌聲，也一定不復飄盪在獅子山共和國的鄉間了。

25 老鼠與花生殼

除了槍枝大砲、毒氣外，一次大戰時的軍人還有一個看不見的敵人，那是一種神祕疾病，讓許多士兵腎臟衰竭，出血死亡。二次大戰時，它又神祕出現，侵襲駐紮在芬蘭、挪威的德軍。沒有人知道它是什麼，有可能是細螺旋體病，也可能是漢他病毒的一種，感染漢他病毒，會出現「腎異常出血熱」。不管是細螺旋體或漢他病毒，老鼠都是宿主。我們只知道兩次大戰裡，這種疾病在歐洲爆發，因為戰壕裡老鼠橫行。

一九一五年當醫學界第一次在英軍身上發現這種新疾病時，稱它為「腎水腫」，不久，蘇俄東部居民也得了這種病。一九三〇年代，神祕疾病再度現身，這次發生在日本駐滿州國的士兵身上。一九四〇年代它現身中國，有一個新名字，叫「流行性出血熱」，一路往南推進。一九三〇年代末期，北歐地區也出現這種疾病，取名叫作「流行性腎臟病」，和亞洲的疾病很像，但是症狀較為輕微。

一直到了韓戰，這種疾病才正式出現在醫學期刊上。韓戰期間，共有三千名聯合國部隊士兵罹患這種疾病，造成四百人死亡。它每隔一段時間現身，就有一個新名字，此次也不例外，叫作「韓國出血熱」。

大量培養漢他病毒

醫學界自三〇年代起就企圖解開此種疾病之謎，據傳蘇聯醫師曾將病毒注入人體內實驗，日本也曾對中國俘虜做這種試驗。一九五〇年代，一位北歐醫師更勇敢，他喝下了十五公撮病人的尿液，企圖了解此種病毒對人體的影響。當尿液未發生作用，他又注射了五公撮病患的血液到自己體內，仍是沒事。他運氣好，顯然他採樣的病人體內已經沒有病毒了。

一九七八年，強森和韓國同事李侯萬（音譯）到韓國調查，他們猜測這種疾病與老鼠有關，因此將「韓國出血熱」病癒者的血清，放入老鼠的腎臟切片中，看有沒有反應，結果他們的靈感是正確的，他們分離出一種病毒，取名「漢他」（韓國一條河流名稱）。在這之後，許多科學家加入分離漢他病毒競爭，但都只能在老鼠身上或者組織培養中分離出小量的病毒，我們需要更多的病毒，才能判定病毒的品種、形狀、大小與組成，做為診斷的依據。

解決之道可能在保羅．普萊斯與強森培養的細胞列「維若E6」（VERO E6），用「維若E6」培養伊波拉病毒、拉薩病毒效果很好，應也適用在漢他病毒上。只要培養出足夠的病毒粒子（每公釐約含一百萬個病毒），我們就能用電子顯微鏡觀察它的形狀、大小與結構。

我尋求強森的意見，他說：「我要是你，就不會浪費這個時間，我們曾試過在『維若』細胞裡培養漢他病毒，並未成功，『維若E6』不見得有希望。」

但我還是覺得應該一試，於是找來了曾在獅子山共和國做過的唐娜．莎梭幫忙做組織培養，我們用的病毒就是強森與李侯萬分離出來的。剛開始，我們的實驗毫無進展，我有點挫折。接著又是細菌污染了培養皿，全部得丟掉重做。整個過程挫敗至極，每一次莎梭把新的病毒放進培養皿，那些病毒不僅不會繁殖，還轉眼消失無蹤。通常我們每隔兩三天就會丟掉培養皿，但是莎梭決定放久一點，看會不會有什麼變化。我們也加重了原始的病毒份量，希望能加速病毒的繁殖，但是份量拿捏十分困難，太少，不足以產生變化，太多，病毒又有可能干擾自體繁殖。

就像農夫要知道何時採收水果才是適當時機，研究者也要知道時間的拿捏，一般來說，五到六天後，組織培養就會腐壞，但是「維若E6」十分強韌，我們決定讓它放到兩個星期。天天，莎梭都盯緊了培養皿。

終於，我們發現培養皿裡有一圈黃色螢光，代表病毒的數目增加，我們可以用電子顯微鏡觀察它的真貌了，此時，距離我們開始培養病毒已經六個月。我們先用一種固定劑殺死病毒，以免操作時對我們產生危險，固定劑同時可以保持病毒組織的元素結構及生存形態，以便我們觀察。一切就緒後，我們將寶貴的樣本交給我們的電子顯微鏡技師愛克森．帕瑪。

帕瑪是個瘦小且寡言的人，對病毒結構研究貢獻頗大，是最佳人選。當我把樣本交給他後，就開始心神不寧，有可能病毒完全不現身，讓我們半年來的心血全部付諸東流嗎？

準備用電子顯微鏡觀察病毒需要兩三天時間，首先需用特殊化學劑染色，電子光束打下去時，才會顯像。然後還要將觀察物質切成薄片，才能在顯微鏡下觀察，因此，我們用電子顯微鏡觀察到的不是病毒本身，而是它染色後的結構顯影。

三天後，我們齊聚在一個黑暗的房間等著看結果，有些顯微鏡技師不喜歡工作時有人在場，因為會分心，但是帕瑪知道這件事對我們意義重大，所以特准我們站在他背後觀看。

我們希望能夠看到病毒粒子的對稱形式，或者是看到病毒套膜（注一），由於套膜有好幾種模樣，所以我們也不知道看到什麼形狀，就能確定是套膜。我們對這個病毒的模樣毫無概念，它有可能像拉薩病毒一樣，是一種砂狀病毒，因為它們都是以老鼠做為宿主。我們一直盯著螢光幕看，直到兩眼昏花，還是看不出有任何像病毒的東西。

我們只看到細胞、腐化物，沒有病毒。

「花生殼」現身

回到實驗室，我們苦思下一步該如何進行。我們在螢光顯微鏡下可以看到黃黃的一圈，顯示一定有病毒，只是看不到它的樣子。一公釐液體裡只要有一千到一萬個病毒，就會顯現螢光，但是要在電子顯微鏡下看出它的模樣，病毒密度需要提高到一百萬個。

別無他法，我們必須用超級分離機將病毒粒子分離到試管底部。超級分離機每分鐘旋轉十萬次，一般實驗室的分離機每分鐘只能旋轉五千到一萬次，使用超級分離機，將可讓病毒密度提升十倍。

超級分離機有它的缺點，首先，它很費時；第二，高密度病毒十分危險，如果試管破了，病毒將在空氣中四溢。所以我們到「第四級病毒隔離實驗室」中做，莎梭穿上太空裝，她願意以豐富的經驗與風險一搏。

數個星期過後，我們終於拿到了那一撮留在試管底部的物質，我們用固定劑處理後，又送給帕瑪。三天後，他叫我們前去觀看。

我們再度齊聚在他黑暗的房間，看著電子顯微鏡投射出來的螢光幕，只見帕瑪慢慢地轉動按鈕，尋找病毒的蹤跡。一個針點大小的空間，就可能存在著數十億個病毒，更何況針頭大小的物質，如果病毒數量很少，就很可能錯過了。帕瑪必須以十億分之一立方公尺做為單位面積搜尋病毒，看看能不能看到病毒套膜。病毒的體積約十億分之二十到五十立方公尺不等，搜尋起來非常費時且辛苦。

帕瑪是個很有耐心且技巧十足的技師，樣本裡可能充斥各式形狀的東西，有時一個病毒粒子破損，你只看到部分殘骸，仍要能辨識出它是病毒的一部分才行。

一會兒後，帕瑪坐直了身體，我們壓抑住興奮，他看到病毒了嗎？帕瑪抬起頭說：「我看到一些像是病毒的東西。」

我聽到大家心跳加速，「拜託，帕瑪，讓我看一下。」

但是帕瑪不是那種你可以催他的人，沒有百分之百把握，他可不會讓他的寶貝亮相。幾分鐘後，帕瑪把影像投射到螢幕上。

我大叫出聲：「花生？」

這是人類第一次看到漢他病毒的長相。帕瑪冷靜地說：「我想它是一種巴尼亞病毒。」巴尼亞病毒（注二）是一種套膜病毒，通常病毒的套膜都是圓形，但是我們在處理樣本的過程，有可能將它拉扯成各式形狀，包括眼前這種花生殼形狀。

如果漢他病毒是一種巴尼亞病毒，那麼它是全新的一種，因為我們曾拿「腎異常出血熱」病患的血清和其他巴尼亞病毒做化驗，都沒有反應，顯示漢他病毒應當有完全不同的結構與化學組成。

現在，我們解開了此種病毒的部分謎題，接下來是如何給它迎面痛擊。莎梭以無比耐心做出來的組織培養方法，後來成為科學家們分離漢他病毒與製作試劑的標準方法，也讓我們對它的分子結構、遺傳組成有較多的認識，後來的研究者才能據此開發疫苗。

在歷經數個月的辛苦工作後，我們將純化過的病毒與細胞列送給「美國陸軍傳染病醫學研究所」、法國、比利時、英國與日本的研究者，希望對他們的研究有所助益。諷刺的是，如果我們的研究晚了十年才成功，我們可能會申請專利來保障自己開發出來的病毒分離方法。但是，一九八二年的醫學界和現在大不相同，那時的醫學界還深信通力合作，打擊疾病才是最重要的。

發現法國第一病歷

愛瑞克・道南是個傳染病學家，在巴黎有自己的實驗室，雖然人手經費都不足，還是成果豐碩，成為第一個在法國發現「退伍軍人菌」的研究單位。一九八〇年他到「疾病控制中心」參觀「第四級病毒隔離實驗室」時，我建議他在法國追蹤漢他病毒，我認為一次大戰法國發生的「腎水腫」病例，有可能是漢他病毒造成的。

道南身材修長、皮膚黝黑，像個中古世紀的法國美男子，性好冒險，曾教我水肺潛水。他的教學方法很特別，先是口述十分鐘潛水祕訣，然後一把推我下水，他說他就是這樣學會潛水的。道南是個老菸槍，每次釣魚時，總是一根接一根地抽，我懷疑他釣魚時志不在魚，而是藉機思考。不過，我們也都同意釣魚是哲學，不是運動。

道南與我幾經研究後，決定鎖定法國一種類似「流行性腎臟病」的疾病追蹤，這種疾病的病毒與「漢他病毒」略有差異，宿主是一種紅色的小溝鼠。

四個月後，道南寄來了一個病人的血清，這個病人因嚴重腎衰竭而住院。根據病人的說法，他在萊茵河畔有一個度假小木屋，度假期間他曾在一個廢棄的穀倉裡砍柴火，三個星期後便開始發燒、寒顫、肌肉痠痛，尤其是下背部。沒多久，就停止排尿。

他的家庭醫師正好是道南的好朋友，知道道南在尋找「腎異常出血熱」的病例，就將病人的血清送給了道南。當血清寄到亞特蘭大，我交給莎梭去化驗，結果證明那名法國人得的是「腎異常出血熱」，道南又締造了一個第一。

道南和一個同事繼續追蹤，跑到病患度假小屋的穀倉，企圖捕捉感染了病毒的老鼠。他們什麼安全配備都沒穿就進入穀倉，他們一定想，不過是個穀倉，不會有什麼危險。更何況這裡是法國，如果戴了防毒面具，別人不覺得你瘋了才怪。

他們設下一些捕捉活鼠的陷阱，在穀倉裡停留約半個小時，第二天回去收取老鼠，但一隻也沒捉到。但是二十一天後，道南的同事突然開始發燒，肌肉、頭部與眼窩發痛。一開始，他以為自己得了流行性感冒，但是連續數天熱度不退，他決定應當和道南聯絡。

後來證明道南這位同事得的是「腎異常出血熱」，但是病狀輕微，不久後就完全痊癒。就如同我和道南原先猜測的一樣，法國的「腎異常出血熱」與北歐的「流行性腎臟病」比較接近，症狀輕微，不像亞洲同類疾病那般嚴重。

漢他病毒會透過空氣傳染

一九八二年我自西非返國，在歐洲轉機，順道拜訪道南，我們又去那個穀倉追查病毒。道南那位同事的意外顯示，雖然僅僅是灰塵，也可能傳染「腎異常出血熱」。蘇聯與亞洲的例子也指出漢他病毒和其他病毒性出血熱大不相同，是會空氣傳染的。我們決定小心為上，兩人都戴上了防毒面具，但又擔心我們的奇形怪狀會驚擾到居民，甚或引來警察，所以選擇清早行動，以避人耳目。

前一晚，我們在當地找了一家小旅館住下來，豪華地享受了一頓道地的法國餐與香檳。田野調查，很難得有這種奢華享受。天色微明，我們驅車前往穀倉，像兩個祕密情報員，偷偷摸摸穿戴防毒面具，進去穀倉放置捕鼠器。我們在裡面大約停留了四十分鐘。

弄完捕鼠器，道南先探頭看看外面有沒有人，才脫下防毒面具與衣物，這些衣物事後要焚毀的。一切妥當才清晨六點半，我們驅車回去旅館，坐下來享受一頓早餐。飯後，我們一起去拜訪當地的醫療人員，希望探知此地是否曾有過「腎異常出血熱」例子。一些醫師表示他們曾看過病人有類似的症狀，但是不敢確定是不是這種病。後來，我們建立了通報系統與抗體試驗，發現此區「腎異常出血熱」病例並不少見。

當晚我們又回去穀倉，發現捕到了一隻活鼠，我們就在穀倉裡採取檢體，然後放進我們帶來的乾冰容器。一隻老鼠不夠，我們又設下一些陷阱，第二天再去時，又捕到了兩隻老鼠。後續的檢驗發現其中一隻老鼠含有病毒抗體，雖然我們未能自那隻老鼠身上分離出病毒（它遠比漢他病毒難培養得多），但是芬蘭的科學家成功分離出病毒來，取名普瑪拉。

我們在法國發現普瑪拉病毒的地方，是香檳酒之鄉，也是歐洲最早有人居住的區域，我不禁懷疑在一次大戰前，羅馬帝國是否曾出現過這種疾病？二十世紀初被醫學界稱之為「腎水腫」的疾病，現在證據確鑿，是「腎異常出血熱」。

後來，道南又成為第一個在法國發現萊姆熱的人，也投入愛滋病研究與預防。但就在我們清晨拜訪穀倉的十年後，道南過世了，對法國醫學界、他的家人和我來說，都是莫大損失。

調查計畫移師中國

四年後我又開始追蹤病毒帶原老鼠，這次是在中國。此地共有兩種「腎異常出血熱」病毒，一種是由家鼠傳播的「漢城病毒」，主要出現在都市地區，症狀輕微。另外一種病毒是「漢他病毒」，多出現在鄉村，死亡率可高達百分之五到十五。一般來說，它比其他種類的病毒性出血熱要輕微，很少出血，可是一旦出血，會流到腦部，對神經細胞造成不可逆轉的傷害，最後導致死亡。

這種漢他病毒的宿主是中國鄉間常見的田鼠，不僅在河邊、溪邊滋生，也酷愛水溝與稻田。就和拉薩病毒一樣，漢他病毒襲擊幼鼠，但是帶原老鼠終身都不會發病。可怕的是，整個中國人口稠密的鄉間充斥著養得肥肥的、體內充滿漢他病毒的老鼠。為害之重，讓中國官方把漢他病毒導致的「腎異常出血熱」列為第二嚴重的病毒性疾病，僅次於肝炎。

一九八五年底，蘇珊曾和幾位中國同事在浙江省調查「腎異常出血熱」，我們在一九八六年秋天來到中國，繼續她未完成的調查。春秋兩季是中國「腎異常出血熱」的高峰期，由於春秋兩季都是稻米收割期，我們懷疑兩者之間有關聯。有趣的是，春季發作的「腎異常出血熱」與秋季發作的，在症狀與嚴重程度上都大不相同，沒有人知道為什麼。

調查隊伍還包括兩位中國專家，一個是「第一醫學院」的傳染病學家吳教授，一個是先前曾和蘇珊合作過的傳染病學家譚易威（音譯）。我們自上海搭船，展開此次的調查，現在就讓蘇珊來陳述當年的故事。

頭等艙髒亂不堪

碼頭上一片混亂，亂軍中，我們搭上了「頭等艙」。當我看到所謂的「頭等艙」時，大吃一驚，如果這就是「頭等艙」，那真不知道二等艙、三等艙會是什麼德性。兩張臥鋪並排在十呎平方的小空間裡，床單最起碼三個月沒換了。房間裡僅有的家具是一張小茶几，幾乎連放行李的空間都沒有。我們行李中包括一個血小板凝集機以及要送給天台醫院的血液機。

走遍世界，我從未見過像中國船上那種完全「不堪使用」的廁所，它是男女混用、臭氣四溢、排泄物直湧到廁所門口，一看到廁所的模樣，我馬上限制自己的喝水量。晚間我爬上臥舖，赫然發現床上爬滿蟑螂，這怎麼睡得著？幸好離開「疾病控制中心」前，我準備了安眠藥，原是打算應付時差用的，現在我決定趕快服下，否則一夜都別想睡。

第二天我們在浙江省東邊一個小港口下船，因為安眠藥效未退，我始終沒搞清楚那個地方叫什麼。我們四個人上了車，在蜿蜒的山路中開了好久，愈攀愈高，終於抵達天台山。一九八七年時中國大陸汽車很少，沿途我們必須與自行車、板車、拖曳機與行人爭道，簡直寸步難行，因為行人擠到我們車旁，鼻子貼著車窗，探頭探腦地往內瞧。天台山居民從未見過白人，我終於嚐到在動物園裡被人圍觀的滋味。

隔離治療降低死亡率

到了醫院後，我們戴上帽子、面罩，換上消毒衣後就開始參觀病房。我們的嚮導說：「一樓所有的病患都是『腎異常出血熱』患者。你們要看哪一個階段的病人？」

「腎異常出血熱」患者通常分為五個階段，很自然的，我們說想先看第一階段的病人。

正當我們打算前往病房時，突然有人叫我們讓路，回頭一看，一個病人全身僵硬扭曲，由醫護人員攙扶著緩緩前行。這就是中國，輪椅是負擔不起的奢侈品。

我們走進第一間病房，嚮導說：「這是第一階段的病人。」

所有的病人都有「腎異常出血熱」初期病徵：高燒、兩頰熱燙、眼睛浮腫，嘴巴與腋窩出現瘀斑，這是患者血小板功能受損，小量出血所形成的。

第二個房間是第二階段病患，全部陷入休克狀態，包括我們剛剛在走廊碰到的那個病人。第三個房間是第三階段病人，腎臟已經失去功能。

第四、第五個房間的病人則是已經進入恢復期，有些第四期病人的腎臟功能仍有些異常，但是第五階段的病人就相當穩定。

我從未想過這種情景——一整層樓全是「腎異常出血熱」患者！不過，我也敬佩中國醫師的專業，他們迅速診斷出病人的病情，分階段隔離治療，大大降低了死亡率。

當晚，院方招待我們在天台山一座古老寺廟吃齋飯，雖然每一道菜都有個葷菜名字，外型也做成雞腿、豬肉、鴨胸肉的樣子，卻完全是素菜。麥科明克是個老饕，埋頭猛吃。飯後，我們散步回去住處，經過寺廟的廚房，我們探頭一看。

兩隻老鼠正鬼頭鬼腦地奔竄。

當然，佛教徒是不殺生的，包括老鼠在內。我們至少可以確定今晚的菜餚裡，不會出現非洲的鼠肉大餐，我只希望這些和尚處理菜餚時，消毒得夠乾淨，讓我們沒有感染漢他病毒之虞。

捕鼠計畫

第二天，我們由天台山出發至建德縣，這個城鎮座落在水壩旁，附近有知名的觀光名勝千島湖。這附近的村落據說有許多罹患「腎異常出血熱」的病人，此次陪伴我們的是肝炎與「腎異常出血熱」專家蘇齊易（音譯），他曾在「疾病控制中心」工作過好多年，發表了許多重要論文。蘇齊易是個好脾氣好教養的人，說著一口完美流利的英文，和許多中國科學家一樣，他也在文化大革命中吃盡了苦頭。

此地剛收割完稻米，正在曬穀，馬路上到處是一堆堆稻米，迫使我們的車子必須不時繞道。即使連屋子裡都堆滿稻米，仔細一看，會看到許多細小的足跡——老鼠的足印。我們沿著小河下行，經過一座危橋，據說，對岸的村落裡有許多人罹患「腎異常出血熱」。

沿途我們看到不少人挑糞，那是此地農作的天然肥料。我們進入了一個農家，家中只有一個老農與孫子，老農說：「我們家中有五個人得過『腎異常出血熱』。」一副理所當然的口吻。顯然「腎異常出血熱」在此地殊屬平常，沒有人認為一家有五口人得病，比例實在太高了點。我們四下一望，毫不意外，屋裡有好多老鼠洞。

我們問老農有沒有試過要滅鼠，他嘟囔了一句家鄉話，我們等著蘇齊易翻譯。

蘇齊易說：「他說他試過，但是滅鼠藥卻毒死了豬和貓。」

蘇齊易顯然知道老農的困境，他說：「好多年前，我在安徽調查『腎異常出血熱』病例，當地政府決定要滅鼠，把浸過毒藥的稻米放在老鼠出沒處，我們將米染成橘色以做區分，還讓士兵守著這些毒餌。他們的工作就是驅離小孩、豬隻、雞鴨和狗，以免誤食。中國人口很多，所以一個士兵守著一堆毒餌，不成問題。」

我們回到當地的「疫病防治所」，和所內人員開會討論如何捕捉活鼠，好分離病毒。唯有如此，我們才能研究出中國春秋兩季的「腎異常出血熱」為何不同。

會議進行下去，聲浪愈來愈高，對一個不懂中文的人來說，中國話聽起來像在吵架，爭論得非常激烈，我轉頭問翻譯他們在吵些什麼，出我意料，他的回答是：「馬博士說他沒法捕捉活鼠。」馬博士是田野調查員，負責捕捉老鼠與化驗工作。

問題在哪裡？捕捉老鼠很難嗎？

不是，問題不在那裡。

老鼠不多嗎？不是，問題也不在那裡，老鼠多得是。

沒法活捉嗎？不是，活捉不成問題。

麥科明克如墜五里霧中，「捕鼠陷阱夠不夠？」

馬博士說：「夠。」

既然捕鼠陷阱也不成問題，那他們是覺得捕捉活鼠對整個研究來說，並不重要囉？

不是，他們一致覺得很重要。

這樣了無交集的對話又進行了好一會兒，馬博士突然自椅子上彈起來，轉身走出會議室，過一會兒，他拿個捕鼠器走進來。那是個捕捉活鼠的鐵籠陷阱，看起來管用得很。

然後與會的中國專家開始計算，每五公尺擺一個，總共有多少稻田要擺，又要擺多少個晚上。這些都是正常流程討論。

我們仍是不解他們的困擾，問道：「你們的捕鼠器夠不夠？」

當然夠，這不是問題。

那到底問題是什麼？

最後我們終於發現問題所在，通常我們捕捉活鼠是用夾鼠器，它比較不占地方，一卡車就可以裝好多。但是眼前這種鐵籠捕鼠器，就算一個個堆高，一卡車也裝不了幾個，他們不缺捕鼠器，缺的是載運捕鼠器的卡車。

我們很願意幫忙，說我們會通知「疾病控制中心」寄來他們所需的夾鼠器。

漢他病毒春秋症狀不同

第二年春天，「疾病控制中心」送給中國的夾鼠器派上用場，捕捉了許多小鼠（mouse）與大鼠（rat）。化驗結果顯示只有大鼠身上有漢他病毒，可是到了秋天，卻只有小鼠身上有病毒。這就是為什麼中國的「腎異常出血熱」春秋兩季所顯現出來的症狀與嚴重程度會有差異。如果中國科學家想要開發疫苗，就必須針對兩種不同病毒研究，他們已經開始著手了。美國「陸軍傳染病醫學研究所」的漢他病毒分子結構專家康妮．舒瑪薔，和她的指導教授喬伊．達里麥波共同研究，已經開發出一種頗具潛力的疫苗。達里麥波是病毒研究先驅，和道南一樣，也是個老菸槍，一九九〇年英年早逝，再度顯示，香菸是遠比病毒更可怕的殺手。

當然，疫苗是防治「腎異常出血熱」的希望，同時，發病初期如果用「雷巴抗病毒素」治療，也可以降低死亡率。為了追蹤「腎異常出血熱」病毒，我們從法國鄉間追到浙江省，但這不是唯一一種我們必須繞過半個地球追蹤的病毒，也不是所有的病毒都願意輕易地對人類展現它的真貌，不久後，我們就發現拉薩病毒跑到了美國芝加哥。

注一：套膜（Envelope），主要功能在保護核酸以抵抗物理與化學性之影響，並促進病毒與細胞接受體之接觸。

注二：巴尼亞病毒（Bunyavirus），字源來自Bunyamwera，非洲語「社區」之意，也是一種負股RNA病毒，通常會侵襲動物、鳥類身上共生的寄生蟲，特別是蝨子，常見的有「克里米亞剛果熱病毒」與漢他病毒。

26 拉薩熱來到芝加哥

那是一九八九年一月十三日的下午，阿茲奇威（Azikiwe）正在芝加哥辦公室裡看藍圖。電話響了，是他太太薇洛妮卡（Veronica）。她很少在上班時間打電話給他，尤其這個時候孩子都下課了，她一個人照料六個孩子，忙得很。薇洛妮卡在電話裡的聲音聽起來很煩。

她說：「你媽媽突然生病去世了。」

阿茲奇威感覺腦袋一下子空了，他有沒有聽錯？他沒聽說母親生病，怎麼突然就死了？阿茲奇威本來打算將雙親接來美國玩一玩，兩個較大的孫子多少還記得祖母，那四個小的就一點印象都沒有。

他知道自己沒時間沉浸在悲痛中，他向老闆請假，訂機位飛往奈及利亞。他痛恨此次飛行，倒不完全是無法面對失母之痛，而是奈及利亞拉哥斯機場是全世界最腐敗、最沒有效率的機場。而且抵達機場後，他還得搭很久的車子才能回到老家，這條兩線道的公路不僅路況差，沿路還有許多路障。但他還是打起精神準備返鄉。

返鄉路遙

這趟旅途就像他原先想像的一樣糟糕，他為家人準備了許多禮物，原先以為會搞丟，託天之幸，居然所有行李都平安抵達。接下來，他還得面對長達六個小時的車程，才能到中途站貝南（Benin），再由貝南搭乘兩個小時的車子回到艾克波瑪（Ekpoma）的老家。這些巴士是有空調的，但是乘客過多，四個人擠在三個人的座位上，走道上擠滿了人，空調也發揮不了作用。司機開起車來，就像惡靈附身一樣，為了閃避對面來車與路面坑洞，沿路一直踩著油門不放，好幾個乘客暈車了，但是他們習慣了非洲鄉下惡劣的環境，沒有人抱怨。

好不容易抵達貝南，阿茲奇威感覺骨頭沒散開來，真是上帝保佑。在貝南，他換搭一輛日產的小巴士返家，整車都是剛自市場回家的女人，座位原本就不夠，還要擠出空間給她們帶上車的雞鴨、棕櫚油等各式農產品。許多女人揹著娃兒，他們倒是頗能忍受嘈雜，一路安眠。在非洲鄉間旅行，嘈雜是不可或缺的一環，每個人都放大嗓門，企圖蓋過震耳欲聾的馬達與嗚叫不已的禽畜。

好不容易到達艾克波瑪，阿茲奇威已經疲累不堪，但仍難掩返鄉的興奮。他環顧四周，希望有熟人能載他到依山村（Ishan），這時他才發現艾克波瑪變了很多，雖然小時他不曉得出入此鎮幾千次，但此刻站在街頭，他卻感到萬分陌生，甚至有點害怕，怎麼一個熟人也不見？好不容易看到一個老朋友，可以用摩托車載他回家，行李就擱著，待會再叫弟弟來拿。

踏進家門，阿茲奇威下意識地尋找母親的身影，好一會兒，才想到母親死了，他再也看不到她。與家人一一道安後，他們移到門外的涼廊聊天，這種用茅草搭成的涼廊，可以一掃暑氣。阿茲奇威這時才注意到父親，比上一次看到他時彷彿老了許多。

寂靜的村子

阿茲奇威醒來時，天還沒亮，他的時差還沒有調整過來。坐在床上，他感覺有點不對，好一會兒，才發現是什麼不對勁。村子實在太安靜了，沒有車聲、引擎聲、狗吠聲，一片死寂。他起身穿衣走出屋外，外面還是一片漆黑。非洲的星空就像神的恩賜，清澈無比，繁星閃爍。他簡直不敢相信他在芝加哥所看的天空，和眼前所見的是同一片穹蒼。非洲夜晚，空氣不似白天悶熱，涼風輕輕吹撫著他的身體。

他坐在涼廊的凳上陷入沉思，想起童年及家鄉的朋友，想得最多的是那些和他一樣受過高等教育，追隨他的步伐，放棄農夫生涯搬到大城市求生的朋友。雖然他的事業成功，但他還是不禁想，割斷了自己的根來追求這些，值得嗎？

小時他不愁吃穿，青少年時期也不乏冒險。是什麼原因讓他放棄了這裡的一切？是厭煩了一成不變的生活？還是對優渥生活的渴欲？現在他的生活算是相當優渥，在一家頂尖的工程公司做事，擁有自己渴欲的一切，內心深處卻似有缺憾。

第二天，大家忙著母親的喪禮。身為長子，阿茲奇威必須監督喪禮，確保一切都照規矩來，這代表他必須拜訪村中的長老、智者、打鼓者以及「朱朱」(juju man)（村子的薩滿、巫醫及傳統療法者）。少了這些人，喪禮就無法依禮進行；喪禮如未依規矩舉行，母親就無法順利轉世，這是他的責任。當然，請長老、智者、朱朱前來主持喪禮，阿茲奇威必須付他們「禮數」。同時間，還要注意食物夠不夠，因為喪禮要連續舉行好幾天，遠方來的親戚要住在家裡。

喪禮需要全家大小參與，整個過程都由朱朱監控，以確保靈界允許死者轉世。在非洲，不管你是哪一種信仰，人人都相信靈界的存在。靈界就像你可以摸得到的器皿、可以嗅聞香味的赤素馨花、可以聽聞的口哨聲一樣，都是真實存在的。阿茲奇威雖是個虔誠基督徒，但就像所有非洲人一樣，他也相信靈界的威力。

父親也病了

儀式足足進行了一天，一直到晚上他才有機會詢問母親的死因。奇怪的是，沒有人願意談論它，他的妹妹語焉不詳，他的叔叔也是支支吾吾，而他的父親更是一言不發。阿茲奇威特別訝異父親的沉默，到底出了什麼問題？以母親的年紀而言，死亡也不算意外。

接下來幾天，阿茲奇威都和家人在一起，原本預定月底返回美國，但就在喪禮結束幾天後，他的父親抱怨寒顫、背痛與頭疼。阿茲奇威去找配藥員拿藥，配藥員給了他氯奎寧，那是治療瘧疾的特效藥。由於非洲瘧疾肆虐，任何發燒都先用氯奎寧治療，就像西方世界的阿斯匹靈一樣普遍。父親用了氯奎寧後症狀並沒改善，反而增添了喉嚨痛與噁心，沒多久，就因吞嚥困難而吃不下東西。讓阿茲奇威更感不安的，家人似乎非常畏懼父親的疾病。

這時妹妹才告訴他，父親的病徵很像母親死前所得的病。

朱朱作法？

父親罹病，讓鄰居也感到恐慌。現在，阿茲奇威知道早先村中的死寂是為什麼了，有人說村裡的朱朱正在作法對抗病魔，但是這事不可說出來，誰說出來，誰就會遭受厄運。

雖然阿茲奇威自小接受非洲文化，但也是個美國工程師，會用科學推理來判斷事情，他知道疾病的產生不是因為「詛咒」。但此時他徘徊在兩種文化中，一是科學理性，一是信服未知的超自然。在阿茲奇威成長的文化裡，朱朱是村中的主人，負責維持人與自然的和諧秩序，任何現象，朱朱都有理由可以解釋。如果你的動物死了，他會幫你找出那個下咒的人。

阿茲奇威的父親是否被人下咒？顯然他不是唯一罹患這種怪病的人，村人說大街上有不少人因染上了喉嚨痛而死亡。但喉嚨痛怎麼會死人？沒有人知道。儘管阿茲奇威受過西方科學訓練，他也覺得朱朱是唯一理由，否則你怎麼解釋？自他有記憶以來，就聽聞村中有惡法巫師，或許，他們是造成不明疾病的原因？

父親的狀況日益惡化，成日躺在床上，痛苦到無法言語。阿茲奇威認為或許父親想一死以解脫思妻之苦，好到另一個世界與她會合。

一月二十八日，他的父親死了。

現在阿茲奇威又要留下來應付父親的喪禮，喪禮後，他必須離開奈及利亞，他在美國還有工作與家庭責任。帶著滿心的痛苦與滿腔的疑惑，他整裝返回美國。

阿茲奇威也病了

二月一日，阿茲奇威返抵芝加哥的奧哈拉機場，他與等在機場的妻子相擁而泣，此次返鄉讓阿茲奇威心碎，莫名其妙地失去雙親。不管是西方宗教或者是他自小熟知的超自然信仰，都不能解釋父母的雙亡，他的傷痛永遠不會消退。

阿茲奇威不在家的日子，薇洛妮卡也不好過，兩個小孩都因流行性感冒病倒了，社區裡一半的人也感染了這波流行性感冒。睡了一夜後，第二天，阿茲奇威就回去上班了。

拉薩熱病到了美國

幾個星期後，我正在亞特蘭大準備「一號疫情報告」，這是在疫病爆發時，「疾病控制中心」派人調查前必須準備的報告書，報告書中記載了疫病的狀況，為什麼需要調查，以及調查結果會對疫病控制有什麼幫助等等。報告書中也會有病患名字，一九八九年二月十五日那份「一號疫情報告」這樣寫道：

一九八五年二月十五日，「疾病控制中心」中心所轄的「病毒疾病部門」的特殊病理部主任麥科明克接獲通報，伊利諾州開業醫師羅柏．蔡斯（Robert Chase）大夫有一名疑似拉薩熱病患，病患為祖籍奈及利亞的四十三歲男子，最近才自奈利亞返回美國。查諸病人的病史、身體狀況與化驗結果，顯示罹患拉薩熱病的高度可能性。

阿茲奇威回去上班幾天後，感覺身體不適，那天是二月三日，他認為是疲勞、傷痛所致，也或許是孩子把流行性感冒傳染給他了，完全沒有懷疑自己罹患了家鄉那種病。那一天他提早下班。

但是有件事一直讓他不安。

他的孩子罹患感冒，幾天後又生龍活虎，但他不一樣，體溫持續升高，頭疼欲裂，阿斯匹靈一點都不管用。幾天後，他開始喉嚨痛，連湯都吞不下去。晚上，他的孩子都到房間陪他，因為他已經沒有力氣起床，他們坐在床邊餵他吃飯，甚至共用一個盤子。

薇洛妮卡和幾個大一點的孩子知道阿茲奇威返鄉後碰到不明疾病，所以相當擔心。二月七日，阿茲奇威開始抱怨眼窩裡面很痛，且高燒不退，薇洛妮卡決定不能再拖了，他一定得去看醫生。又扛又抬的，她將阿茲奇威塞進車裡，送到醫院。醫生發現他的扁桃腺發炎，淋巴也腫了，腹部觸壓有痛感，白血球降低，不過這也是流行性感冒常有的症狀。醫生判斷他得了感冒，給他一些退燒藥，叫他回家休息。

四度進出醫院，病因不明

八日上午，阿茲奇威勉強打起精神回去上班。九日那天，他只上了一個小時左右的班，就撐不住提早回家。雖然他也滿心期望自己不過是感冒，但內心深處，他知道這個病比感冒要嚴重得多。

他又回去醫院，這次除了喉嚨痛與發燒外，還覺得嘴裡有一股苦味。兩次就醫，阿茲奇威都沒有向醫院提起他最近曾回去奈及利亞，醫生也沒想到要問他最近是否曾出國，畢竟現在是流行性感冒期，何必疑神疑鬼？儘管如此，醫生對他的病也感到不解，病期拖得太長，超過一般的感冒，而且病勢嚴重，不像一個身強力壯的中年人應有的現象。

不過這一次問診，醫生倒是發現了不尋常的現象，阿茲奇威的喉嚨有膿，因而診斷他得了咽喉炎，給了他盤尼西林，叫他回家休息。

阿茲奇威的病愈發嚴重了，十二日，他開始便血，肋骨與背部刺痛，咳嗽帶有濃痰，連喝水都有困難，因為喉嚨實在太痛了。薇洛妮卡手足無措，不知該怎麼辦才好。

當薇洛妮卡帶他到同一家醫院時，阿茲奇威的體溫高達華氏一百零三度，這時他已經連續發燒九天了。血壓很低，略微超過一百而已。他的脖子發腫，扁桃腺腫得更厲害，腹部觸壓的疼痛敏感度比前幾天更高。薇洛妮卡告訴醫生，阿茲奇威的小便中有血。雖然薇洛妮卡已經六神無主，但她記得阿茲奇威說過，美國醫生不像他們奈及利亞家鄉的醫生，他們知道自己在幹什麼，所以她毫不擔心醫生會找不出病因。但是，連續來看了三次醫生都不見起色，薇洛妮卡快要失去信心了。

直到現在，她與阿茲奇威都沒想過要告訴醫生，不久前病人才去過奈及利亞。這一次醫生診斷阿茲奇威得的是咽喉炎與痔瘡，仍然是給他盤尼西林治療。

醫師也對他做抽血化驗，包括肝酶指數，指數高得嚇人，卻沒有人覺得異樣。現在，阿茲奇威所有的症狀都顯示罹患了拉薩熱病，醫院方面卻仍診斷他為咽喉炎與流行性感冒。

求助「疾病控制中心」

束手無策下，薇洛妮卡帶他去另一家醫院，也沒用，所有的耳鼻喉科專家都研判他得了扁桃腺炎，將抗生素的份量加倍。到現在為止，都沒有人問過他最近是否曾出過國。

再度，病人返家療養，薇洛妮卡已經無計可施，只能成天陪在阿茲奇威的病榻旁。幸好她也不完全是孤立無援，教區的牧師會過來看看她，教友們也會來幫忙準備三餐、照顧孩子。阿茲奇威已經換了兩家醫院，四個醫生，病勢卻愈發沉重，此時，薇洛妮卡也只有尋求上帝的安慰了。

阿茲奇威逐漸陷入昏睡，不時發出囈語，全是家鄉話。薇洛妮卡企圖跟他說話，但他似乎聽不見。薇洛妮卡再也承受不住，放聲大哭。

二月十四日，薇洛妮卡將阿茲奇威送進了「都佩奇郡立醫院」急診室，急診室裡的醫師也不知道該拿他怎麼辦才好，這個病人已經持續發燒兩個星期，體重減輕了十五磅，各式抗生素對他的喉嚨痛都無效，除了小便帶血外，他的鼻子也出血了。

阿茲奇威語無倫次，醫生只能先用點滴注射，防止他體液流失得太厲害，接著馬上幫他進行一些檢驗。幾個小時後檢驗結果出來，醫生訝然發現他的肝酶指數高得嚇人，這樣高的指數通常代表病人有肝炎，但是病人又毫無黃疸跡象。第二天一早，蔡斯大夫前來巡房，他是第一個想到要問病人最近有沒有出國的醫生，當他聽說阿茲奇威甫從奈及利亞回來，他知道他必須尋求「疾病控制中心」的協助了。

搶救阿茲奇威

我接到蔡斯大夫電話的那天是星期四，他問：「奈及利亞有什麼病症符合這種病症的？」

我說：「有，這是典型的拉薩熱病症狀。」

阿茲奇威在受了十四天的活罪後，至少現在知道自己得了什麼病。根據電話中的描述，阿茲奇威的預後不佳，已經超過了「雷巴抗病毒素」可以治療的階段，只能盡量給他所有的維生設備，看他自己有沒有辦法可以挺過這一關，也讓「雷巴抗病毒素」有發揮作用的時間。在非洲，如果拉薩熱病人拖到像阿茲奇威這樣的階段，那是必死無疑的。但是話說回來，非洲沒有此地醫院的維生設備，或許阿茲奇威還有一線希望。

他問：「給他人工呼吸管及用史／甘氏導管安全嗎？」

去年，我們才將在獅子山共和國處理拉薩熱病患的經驗對美國的醫學界發布，現在阿茲奇威給了此地的醫界一個很好的實證經驗。我向蔡斯大夫確保導管很安全，並教導他如何看護阿茲奇威，醫護人員才不會有感染的危機。雖然阿茲奇威已病入膏肓，但是蔡斯大夫說，只要一拿到「雷巴抗病毒素」，就會對阿茲奇威做靜脈注射治療。

我向蔡斯大夫保證「疾病控制中心」會馬上組支隊伍過去幫助他。掛斷電話後，我連忙打電話給「雷巴抗病毒素」的生產廠商，請他們馬上送一些過去芝加哥。蘇珊此時人在塞內加爾，我只好打電話給她的實驗室助理庫卡・裴拉茲（Cuca Perez）。

我說：「庫卡，趕快準備化驗器材，我們今天下午出發。」

阿茲奇威宣告不治

我們只有五個小時可以把移動式實驗室架設完成，還要安排交通、打包行囊，出發去機場前，還要與都佩奇郡的衛生局聯絡。拉薩熱病發生在芝加哥近郊，一定會有很多人急著想知道疫情會不會擴大，就某一方面來說，我們算是幸運的，因為愛滋病的蔓延，醫學界對疫情通報的警覺性比前幾年高多了。大部分的醫護人員知道病毒會透過血液與排泄物傳染，處理病人的安全措施也比前幾年謹慎得多，除了戴上手套，也小心避免針頭戳破皮膚。即使是處理「非愛滋病患」，醫護人員也都很小心，因為沒有全面實施愛滋病篩檢，你實在不知道病患是否為「人類免疫不全病毒」帶原者。或許因為如此，處理阿茲奇威的醫護人員都採取了安全措施，沒有一個人受到感染。

就當醫院打算讓阿茲奇威使用維生系統時，他出現了拉薩熱病末期病患的「成人吸吸困苦症候群」。簡單地說，他得不到充足的氧氣，因為肺部無法將足夠的氧氣輸送到血液循環系統去。病毒性出血熱病患的毛細血管床會嚴重受損，尤其是肺部血管會出現漏洞，讓肺部積滿了液體。蔡斯大夫讓阿茲奇威使用呼吸器，同時用「史／甘氏導管」幫助他的心臟運作。這都是「疾病控制中心」的建議療法。

但是這一切都太晚了，兩、三個小時後，阿茲奇威還是因心臟衰竭宣告死亡，這時，「雷巴抗病毒素」還沒從加州送抵芝加哥。

拼湊真相

正當我打算搭機到芝加哥，蔡斯大夫打電話向我報告阿茲奇威的死訊，我們也不必派調查小組去了，裴拉茲收起移動式實驗室，除非還有第二個案例，否則不會再用到它。因為不少人曾接觸阿茲奇威，安全起見，我還是帶了一個助手蓋里．何姆斯（Gary Holmes）前去芝加哥，這是何姆斯第一次參與病毒性出血熱的調查。

此行的目的是建立一個後續的通報監督系統，以防萬一。此外，還有一個問題。

蔡斯大夫問：「我們要怎麼處理屍體？」

我建議他做肝臟解剖與血液檢驗，以進一步確定死因。處理屍體的人要戴上手套，千萬不能讓銳器戳破皮膚。至於屍體，火化不符合奈及利亞人的習俗，所以我建議防腐處理，但防腐不保證可以殺死所有的病毒，所以我還是有一些疑慮。但是如何處理屍體是家屬的事，我們實在無法決定。不過，喪禮上如果他們要開棺讓人一睹遺容，我想還是無所謂的。

我們到了芝加哥後，查訪了所有接觸過阿茲奇威的人，慢慢的，才把真相拼湊出來，顯然阿茲奇威是在返鄉時感染了拉薩熱病。現在當務之急是確定哪些人接觸過阿茲奇威？接觸的程度如何？我們設定了三個星期的觀察期，這足夠病毒發作了。最後，我們判定只有薇洛妮卡與孩子是高危險群，於是讓他們全部服用「雷巴抗病毒素」口服劑。

展開奈及利亞追蹤之旅

兩天後，我們又去拜訪薇洛妮卡，她剛接到奈及利亞家中的電話，阿茲奇威的妹妹說，在他離開奈及利亞後，家中也有一些人得了這種怪病，他另一個妹妹與八歲的姪子都得病，後來痊癒了，但是阿茲奇威的弟弟——一個三十六歲的醫生——卻沒熬過去。現在家裡正四處聯絡那天曾來參加喪禮的親友，看還有誰染病，這不太容易，很多親友住得很遠，要花一點時間。整件事真是個噩夢。

芝加哥部分的調查算是已經結束了，現在，我們需要一個熟手負責奈及利亞那邊的調查。很幸運的，我們正好認識歐依威利．托馬利（Oyewale Tomori），朋友都叫他威爾。他曾在「疾病控制中心」工作過，現在在奈及利亞的伊巴登大學教授病毒學。由於奈及利亞的通訊很爛，我抱著一線希望打電話給他，沒想到一打就通，當我告訴他阿茲奇威的病例後，他答應前往艾克波瑪一探究竟。

在這之後，是個曲折離奇、複雜萬分的調查，不過，這是蘇珊的故事，讓她自己來說。

27 朱朱

經過二十四小時的飛行，我和麥科明克抵達了雜亂不堪的拉哥斯機場。在我這輩子的旅行經驗裡，從未見過比拉哥斯機場更無政府的。我們還搞不清楚狀況，就赫然陷入兩路人馬的爭奪戰中，其中一隊是「疾病控制中心」在拉哥斯的代表，另一邊是兩個奈及利亞人。我們不知道他們是誰，但顯然他們知道我們是誰，而且非常堅持我們跟他們走。

他們說，機票已經幫我們準備好了，要馬上飛往依奴加（Enugu）。

我們不太確定為什麼要飛往依奴加，在阿茲奇威逝世後，我們一直試圖申請到奈及利亞調查，始終無法獲准。後來全靠依奴加地區一位與政府高層關係密切的醫師幫忙，才獲准入境。這兩人和依奴加那位醫師有關係嗎？我們也不太確定。

其中一位奈及利亞人問：「雷巴抗病毒素呢？」

現在我明白他們志在「雷巴抗病毒素」，當時行李輸送帶壞了，我們正坐困愁城不知如何取得行李時，這兩人還是鍥而不捨地追問：「雷巴抗病毒素呢？」

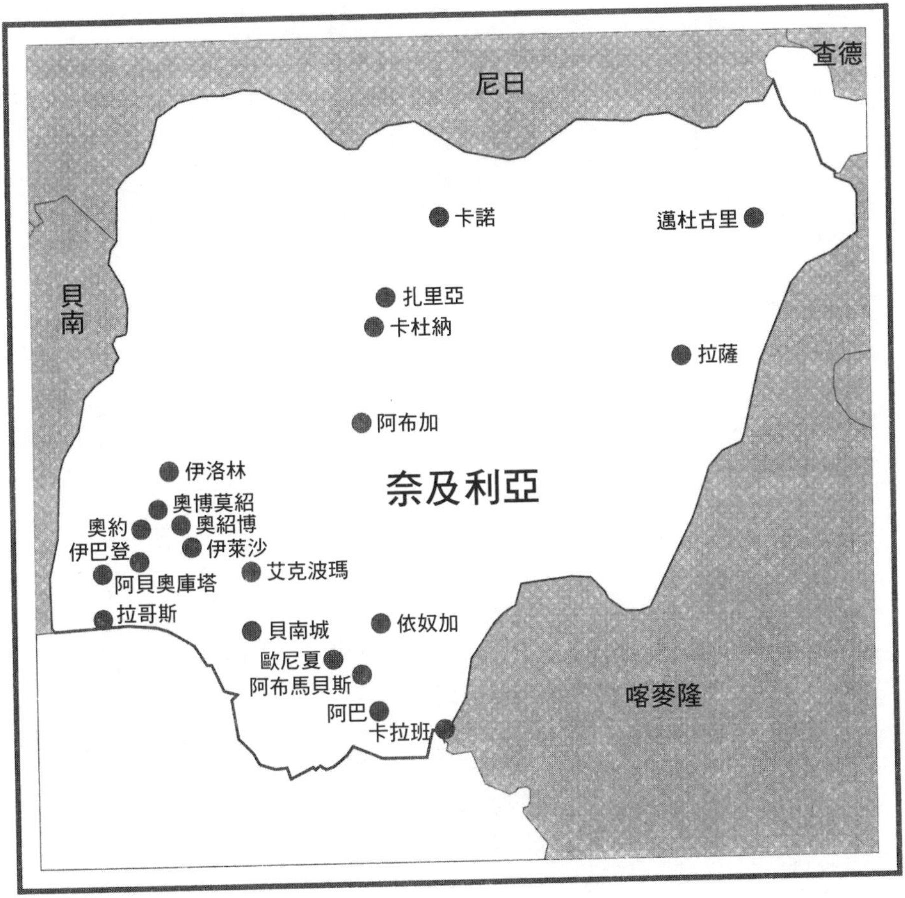

查德
尼日
卡諾
邁杜古里
貝南
扎里亞
卡杜納
拉薩
阿布加
伊洛林
奈及利亞
奧博莫紹
奧約
奧紹博
伊巴登
伊萊沙
阿貝奧庫塔
艾克波瑪
拉哥斯
貝南城
依奴加
歐尼夏
阿布馬貝斯
阿巴
卡拉班
喀麥隆

他們堅持：「你們必須跟我們走，雷巴抗病毒素呢？」又說，如果我們不能與他們一起去依奴加，為什麼不直接把「雷巴抗病毒素」交給他們呢？

我早該料到這種狀況，出發前兩天，我接到一大堆電話，有奈及利亞駐美官員、有我們奈及利亞友人的朋友、位居要津者的親戚等等，我們完全搞糊塗了，唯一確定的是：有人怕極了拉薩熱病。

我們與托馬利聯絡，證實了奈及利亞不斷出現拉薩熱病例，謠傳已有許多人死亡。雖然我們帶了「雷巴抗病毒素」，但是可不能隨便給了前來接機的這兩位人士。第一，我們不知道他們拿這些藥要幹嘛？第二，「食品藥物管理局」尚未核准「雷巴抗病毒素」用來治療拉薩熱病，只允許我們做一些臨床實驗。所以，我們只好對這兩位奈及利亞人說，第二天一定會帶著「雷巴抗病毒素」飛去依奴加。

直到我和「疾病控制中心」的同仁離開機場好久後，那句「雷巴抗病毒素呢？」依然不斷在我耳邊迴盪。

與政府官員打交道

展開調查前，我們必須先和奈及利亞政府代表協商。與當地政府打交道真是折磨人，我從未見過這麼迂迴曲折的過程。我們先去拜會衛生部，從一個部門到另一個部門，不是我們要找的人不在，就是人在，但是劈頭一篇冗長演講，指示我們如何做調查。好不容易聽完「教訓」，他又說他不是這件事的負責人，我們該找另一個部門的人，但是要找那個人，必須先約時間。我們後來發現，「約時間」也沒有保障，對方不見得會露面。

偶爾我們會碰見一個「表示願意合作」的官員，但是我們又得擔心他的「保證」到底可不可靠。

最後當然沒有結論，他們總有一些聽起來一點道理都沒有的藉口。沒多久，我們就發現不管表面理由為何，骨子裡，他們就是要錢。

一個官員答應支援我們一輛車子與田野調查費用，我們不敢相信，反正，死馬當活馬醫，任何一絲希望都值得期待。

最後我們決定離開拉哥斯，前往內陸看看。但在這之前，我們想知道阿茲奇威接觸過的人，還有沒有染病的。托馬利已經找到阿茲奇威的家人，也取得了血液樣本，送去拉哥斯一家病毒學實驗室。該實驗室的負責人納薩地（Nasidi）在蘇聯接受過醫學訓練，娶了一個蘇聯太太，雖然是個伊斯蘭信徒，但是信仰與生活平衡得很好，是個具有高度幽默感的人。納薩地手上沒有拉薩熱病毒試劑，但還在等我們到來，好化驗那一批血液樣本。

雖然我們的時差還沒調整過來，還是著手做化驗。化驗結果出來後，我們讓納薩地先看，他看完後默然不語，然後麥科明克接著看結果，他看過許多拉薩熱病人，是我們當中最有經驗的。他看完後非常興奮地說：「凡是那些托馬利記錄下有疑似拉薩熱病症狀的人，化驗結果都呈陽性。」事實上，差不多所有阿茲奇威接觸過的親友，血液化驗都呈陽性。

前往依奴加

第二天在納薩地陪同下我們前往伊巴登（Ibadan）去找托馬利。我們帶了一個液化氮容器，可以用來裝樣本；也帶了許多塑膠手套，準備抽血用。雖然納薩地說，他已經得到政府承諾要大力支持，但是我頗懷疑這些承諾是否真會實現。

我們的交通工具是由「救援兒童計畫」（Child Survival Program）主任約翰．尼爾遜（John Nelson）提供的，上面還掛了「外交使節」車牌。事實上，此次內陸調查的支援全部來自於他，沒有他與美國大使館的支援，我們簡直寸步難行。此地的警方習慣設路障，全副武裝向來往車輛索賄，人們也不敢抗議。我們的車牌大概發揮了作用，沿途都沒受到刁難。

我們到達伊巴登，找到托馬利，他看來氣色不錯，但是一見面就慨嘆：「這個國家完了，一個原本美麗富有的國家，現在它的人民卻要自毀前程。」

除了部落紛爭不斷，腐敗在奈及利亞已經成為一種生活態度，石油所帶來的財富全部被高官存到瑞士的祕密帳戶，讓這個國家在世界上以走私毒品、騙子橫行而惡名昭彰。對托馬利來說，最痛苦的莫過於祖國無法安居樂業。

他說：「我一接到電話，就決定馬上去阿茲奇威的家鄉一趟。那裡真是慘透了，他的雙親都死了，許多親戚也無法倖免於難。我盡量找到所有的親戚，取了他們的血液樣本，看來他們全部都是在那個喪禮感染上的。現在疫情算是結束了，有一些人嚇得搬去南邊的哈克（Harcourt）港，我們必須去那裡一趟。但是在這之前，我們必須先去依奴加。」

依奴加？不就是在機場時那兩個奈及利亞人死命要我們去的地方嗎？為什麼？

拉薩熱病殺死了兩個醫師

托馬利說：「拉薩熱病已經蔓延到依奴加了。」

為什麼這麼確定？

托馬利說，當他在艾克波瑪村落調查時，曾到依奴加大學參加「人類免疫不全病毒」學術研討會，一位與會的醫師對托馬利說，他醫院裡有兩個愛滋病患，問他要不要去看一下。那兩位病人，一男一女，都是醫師。托馬利看到他們時，均已陷入休克且嚴重出血。托馬利說：「那兩個人已經沒救了，但不是愛滋病，在我看來，他們得的是拉薩熱病。」

他通知該醫院診斷錯誤，告訴他們應當採取安全措施，以免感染拉薩熱病，也採了那兩位病人的血液樣本，送到拉哥斯。我們後來化驗這兩人的血液樣本，他們的拉薩熱病毒數量高達每公撮一百萬個，是我見過病毒濃度最高的。

托馬利說，依奴加那邊的醫院正等著我們，還安排了一場討論會。現在我們終於明白機場裡那場混亂是怎麼一回事。

當我們到達依奴加醫院時，那兩名患者已經死了，負責治療他們的努瓦科拉（Nwokolo）教授憂心忡忡，事實上，醫院裡所有人都煩惱極了，他們擔心自己隨時會因拉薩熱病而撒手人寰。當我們與努瓦科拉教授一談後，才恍然大悟他就是那個與政府高層關係良好、想辦法讓我們入境調查的人，也是他派人去機場接我們與「雷巴抗病毒素」。他擔心自己感染了拉薩熱病，那些「雷巴抗病毒素」是他要用的。

可樂果實的歡迎儀式

我們抽取血液樣本，向醫院員工解釋拉薩熱病的潛伏期已經過了，他們應該都沒有感染到病毒，聽完後大家都如釋重負，直到我們聽說還有第三個醫師死了。

這個醫師哪裡來的？他們說是依摩州（Imo）的伊波區（Ibo），和那兩位醫師同一州。有沒有他的血液樣本？沒有，但聽說他們三人在同一家醫院服務。情況有點複雜，我們盡可能蒐集所有的資訊後，就出發往依摩州去了。

我們先到依摩州的首府歐威里（Owerri），與該州的衛生局長碰面。在非洲你不可能走進一個官員的辦公室，劈頭就問問題，通常他們會以冗長複雜的儀式歡迎你（尤其我們又代表奈及利亞衛生部與美國「疾病控制中心」），此地歡迎儀式一定少不了「可樂果實」（一種非洲產的果實，可做興奮劑與強壯劑）。

可樂果實含有大量咖啡因，旅人經常服用它來提神，以捱過長途跋涉。對伊波地區的人來說，可樂果實是一種「酬賓佳禮」，透過隆重的餽贈儀式，才能表達對來客的尊敬與歡迎。此地人對可樂果實十分尊敬，甚至還會對它說話。不過，可樂果實餽贈儀式，女人不可以參加，也不能對可樂果實說話。對我來說，反正沒什麼損失。

鄭重其事地餽贈可樂果實、所有的男人都對它說過話、讚美它、吃掉它後，我們才進入主題，問衛生局長有沒有聽說新的拉薩熱病例。他說，聽說有一個名叫伊茲瑞克（Ezirike）的醫師死在依奴加的醫院裡。伊茲瑞克來自歐威里附近的阿布馬貝斯（Aboh Mbaise）地區，當地人對他的死因眾說紛紜，有人說他的對手醫師對他下毒，也有人說巫師對他施法。

後來我們發現，無論哪種理由，都沒有計程車願意載你去那裡，司機遠遠地就把你丟在村外，一溜煙地開走。等我們好不容易找到伊茲瑞克的醫院，卻發現早就荒棄杳無人煙了。

重建疫情歷史

雖然那所醫院還很新，卻很小而且設備很差。病房是兩個黑暗的房間，約有十二個病床。手術房是一間小小的水泥房間，裡面並沒有任何設備。我無法想像幾個星期前此地是何種景象？病床上躺著幾個病人？院內有幾個護士？缺乏藥品與設備，手術一定是在最簡陋的狀況下進行，沒有醫療安全可言。現在這裡杳無人煙，只有飛舞的蒼蠅與追逐牠們的壁虎。

當我們坐在醫院外的長椅時，伊茲瑞克的遺孀現身了。她既憤怒又悲傷，什麼話都不想說。幸好，伊茲瑞克的父親與弟弟也來了，他們倒還滿健談，講的都是「朱朱作法」、陰謀、法術，顯然他們深信這個家族是被邪惡籠罩了。

當麥科明克與納薩地外出查訪鄰近的村落，我和托馬利則到伊茲瑞克的辦公室，看能不能找到蛛絲馬跡。屋裡比屋外更為悶熱，我想要打開窗子透氣，滿天蚊子卻迎面飛來，是瘧疾的極佳溫床。我們找不到病患的詳細病歷表，資料表上只有藥方，其他資料付之闕如。搞了半天我們才發現為什麼藥方紀錄那麼完整，因為要以此向病人收費。

儘管如此，我們還是決定根據有限的資料重建病人的病歷，包括初診日期、住院日期、出院或死亡日期。令人吃驚的，伊茲瑞克顯然只有四、五種抗生素可開，病人發燒，他先開一種抗生素；如果發燒持續不退，他會改開另一種抗生素，為了提防可能是瘧疾，還會加開氯奎寧；如果病人嘔吐，他就開止吐藥，病人感到疼痛，就開止痛藥。儘管資源有限，伊茲瑞克用藥量卻驚人，有時一口氣開了六種注射劑、六種口服藥，包括一些毫無療效的維他命。這倒是一種賺錢的好方法。

他會給一些病人輸血或開鐵劑，是不是代表這些病人已進入拉薩熱病的出血階段？有的病人則服用抗驚厥劑，拉薩熱病人後期會有痙攣現象。當一切辦法都失效後，伊茲瑞克會使用類固醇，企圖讓休克的病人血壓回升。

有時我們在他的處方單上會看到一兩句註腳，譬如「尿血」、「痙攣」等，更使我們深信病人罹患的是拉薩熱病。我覺得我們像在解開古埃及羅塞達（Rosetta）石的象形文字之謎，有時伊茲瑞克所寫的註腳會被後來的藥品記帳蓋住，不易辨認。

追尋疫病源頭

連續兩天，我們都待在他蚊蟲肆虐的辦公室裡整理這些資料。整理完後，我們也對這家醫院的可憐境遇有了初步輪廓。

十七個病人在休克、痙攣、出血後死亡；二月裡甚至有一天幾個小時內，就連續死了好幾名病人。也就是在這時，處方單上不再是護士的筆跡，變成伊茲瑞克的。我們猜他此時慌了手腳，一再檢查開過的處方，看看還有什麼藥可以合併使用。

但是什麼方法都沒用，他救不了病人，最後連自己也賠上了性命。

災難的源頭還可以往上追，一月間，伊茲瑞克在依奴加大學念書的姪子返家數天，他似乎得了鏈型細胞盆血症（sickle cell anemia），這是西非洲黑人很常見的遺傳病，病人的紅血球呈鏈球狀或新月形。這個男孩住進了叔叔的醫院，和其他病人一樣，他打了許多針。不一樣的是，他病癒出院了。

出院一個星期後，他又突然發燒、喉嚨痛，再度住進醫院，醫生並不知病因為何，又給他打了許多針。證據顯示，醫院裡的病人共用針筒、點滴，畢竟，這些器材很貴。

這一次，男孩沒有痊癒。他的處方箋就像墳墓裡傳出的無力吶喊，充滿了各式各樣的抗生素、不斷增強的藥劑，最終只剩痛苦與絕望，徒勞無功地企圖擊退病毒，但是病毒愈來愈強，男孩進入嘔吐、出血、休克階段，最後，痙攣，死亡。

一個星期後，當初曾與男孩同房的一個病人在出院後，因發燒再度住院。雖然同樣的病例一再發生，不知是因為無知，還是基於自尊，伊茲瑞克深信自己可以應付這種病魔，他拖了三個星期才承認自己束手無策，當他向有關單位求援時，已經有十七個病人死亡，他自己也被感染了。

重新檢查這些資料，我們認為那個男孩很可能是在院內感染拉薩熱病的，搞不好是因為注射時共用針頭。至於第一個病例是誰，我們無法確定。

為了確定疫情有沒有從醫院擴散出去，我們走訪此間另一個醫療院所，訪問醫師護士，翻閱他們的病歷資料，查問最近有沒有病逝的患者，確定他們的死因，也對醫護人員抽血化驗。結果發現，拉薩病毒在伊茲瑞克的醫院肆虐，殺死了大部分的病患後，就此消失無蹤。

護士拒絕照護拉薩熱病患

斷了線索後，我們決定查訪歐威里地區其他醫院，其中一家小醫院經營得不錯，院長曾在美國中西部開業，他一聽到我們來訪的目的，就坐直了身體。

「是的，」他說：「我知道你們要找的是什麼。跟我來，你們應當看看樓上一位病人。」一爬上窄窄的樓梯，我們進入一間單人病房，床上躺著一個三十出頭的男子。他看起來非常虛弱，雖然尚未出血，但是喉嚨很痛，扁桃腺已經化膿，是拉薩熱病的徵兆。此外，他也抱怨腹部與背部刺痛，這也是拉薩熱病的病徵。我們抽了血，臨走前告訴醫護人員應當如何看護他，才不會感染。我們是一直到返回亞特蘭大做了組織培養後，才確定他得的是拉薩熱病。很幸運的，這名病人活了下來，照顧他的醫護人員也沒有人被感染。

我們在歐威里一家大醫院也發現了一名病例，這名女病患剛流掉一個死胎。罹患拉薩熱病的孕婦通常保不住孩子。如果懷孕不到六個月，孕婦存活的機會比較大，如果進入懷孕最後三個月，死亡率就變得很高。這個病婦身體很虛弱，也很孤單害怕，拒絕接受我們的調查。

看護知道我們此行的目的後，陷入驚惶，沒有人想要再照顧這名病婦，她的家人顯然也拋棄了她，已經好幾天都不見蹤影。這名孤單的病婦躺在地上的床墊，我們建議讓她住進一般病房，但是沒有人敢接近她，我只好和麥科明克一起將她搬進病房，但還是找不到護士願意照顧她。

我們一再向護士解釋只要小心血液的接觸，採取適當的安全措施，就沒問題。護士們都點頭表示聽懂了，但是我懷疑我們走了後，可能還是沒有人會去照料她。

「雷巴抗病毒素」出現偽藥

當我們忙著做調查時，奇蹟似的，奈及利亞政府答應提供給我們的車子真的撥下來了，托馬利說調查經費也會託司機帶來，結果，一毛錢也沒有。

錢呢？沒有人知道。司機對天發誓沒有這筆錢，逼問也沒用，只好放他回去拉哥斯。

現在我們把目標轉向追蹤那兩位醫師——愛卡基（Ikeji）與安娜芭（Anamba）。我們知道她們來自南邊一個繁榮的市鎮阿巴，我們驅車前往，找到當地的衛生官員，表示我們想看看此地的醫院，他說不行，我們得先去拜訪他的上司才行。雖然我們對拜見他的上司不感興趣，但也沒辦法。

這名官員帶著我們去見他上司，旋即兩人展開熱烈討論，重點是招待我們去哪裡吃中飯。我們說不想吃中飯，可否直接去醫院？經過激烈的爭辯，我們終於勝利了，這讓那個衛生官員失望極了，免費午餐的美夢泡湯。

我們找不到那所醫院，納薩地負責探聽地址，我們則到鎮上其他診所查訪醫師護士，看看能不能找到拉薩熱病散布的軌跡。我們找不到拉薩熱病例，卻發現了「雷巴抗病毒素」，我們問這位醫師是在何處買到「雷巴抗病毒素」的，他說：「市場呀！不然哪裡？」

包裝上寫著中國製。

阿巴城的市場簡直是漫天要價，人人樂此不疲。任何你說得出來的東西，不管是塑膠盆、鍋子、草蓆、鼓、米、洋蔥、爬滿蒼蠅的屠體，只要有錢，都可以弄得到。如果你要的東西沒有，攤販會叫你半個鐘頭後再來，你簡直無法想像半個小時就可以憑空變出這些東西來，包括「雷巴抗病毒素」，市場裡多的是偽藥，偽藥在許多開發中國家都有很大的市場。

院長的弟弟堅稱疫病是「朱朱」作法

我們好不容易找到那家想要查訪的醫院，它位於一條堆滿泥巴、廢棄物的窄巷底，已經人去樓空。

托馬利與納薩地查訪到院長的弟弟，他和此地多數人一樣，認為整件事是他哥哥競爭對手的陰謀，利用「朱朱」作法或者施毒，好讓他哥哥的醫院關門大吉。他的家人拒絕任何人進入醫院，包括衛生部的官員在內，他們認為一旦打開醫院大門，「朱朱」就會加害他們。幾經托馬利與納薩地的說服，他們才勉為其難拆掉醫院大門的木板封條。

這家醫院開業僅兩年，顧客多是市場裡的窮人，收費低廉，病人很多。這家醫院像所監獄，中庭是個水井，病房成輻射狀圍繞著水井。醫院裡有兩間手術房，每間約八乘十呎大小，其中一間有一台婦科診療椅，打開來可兼做手術台。房間角落裡有個水槽，地上放著瓦斯爐具，應該是用來消毒器具的。僅有的照明是一盞昏暗的燈泡，架子上掛著幾副陳舊的外科手術手套，一切看來都破敗不堪。

院長的弟弟現在態度很合作，甚至找來兩名曾在醫院工作過的醫師作陪。他們打開話匣就滔滔不絕，是的，醫院裡死過一些病患……

第一個死者是護士長，她原本是個活躍健壯的人，不曾生過病，一月間，突然發燒、喉嚨痛，治療無效，沒多久就死了。聽起來像個拉薩熱病例。還有其他病人和她一樣，包括一名護士、一名病患。

至於那兩名醫師的死因呢？出人意料，這家醫院的醫療資料十分詳盡，我們開始找出過去幾個月來的手術紀錄、病人住院紀錄與病歷資料，希望能找出兩名醫師致病原因。他們同時轉診至依奴加的醫院，又在同一天死亡，我們猜想可能也是在同一個狀況下感染了拉薩熱病。資料顯示那個女醫師安娜芭執行大部分的手術，這很合理，手術是極佳的感染途徑。

另一個醫師呢？院裡的同事說：「他不喜歡開刀，大都在病房照顧病患。」

其他同事呢？有人在那兩個醫師染病時同時也生病嗎？

「是的。有一個護士病得很重，她後來返回鄉下，沒有人知道結果怎樣。」

「她擔任什麼工作？」

「手術房護士，她的名字叫皮絲．烏芭（Peace Uba）。」

手術房裡的感染

現在線索逐漸明朗，或許是這個護士傳染給另一個醫師。我們再檢查一次開刀紀錄，發現安娜芭與烏芭在二月間曾合作過一次急診手術，開刀日期正是安娜芭死亡前兩天，詳細資料不可得，但是部分員工回憶湧現，記起那名病患是個年輕人，住進醫院已經一段時間，診斷是「盲腸功能失常」，用抗生素治療。一個星期後，年輕人又發燒了，醫生認為他的盲腸惡化，連忙將他推進手術房。

那名病患在手術時流了很多血，不管用什麼方法都止不住，手術枱上都是血，安娜芭控制不住狀況，連忙找院長愛卡基醫師來幫忙。

我們檢查了開刀紀錄，那是那個月愛卡基醫師唯一一次進開刀房，現在我們知道他是怎麼感染上的，而且當天護士就是烏芭。那個年輕人是在院內感染了拉薩熱病，可能是共用針頭。我們打算訪談所有的醫院員工，一一抽血，看看還有沒有人感染。

第二天我們到了醫院，大吃一驚，大廳裡擠了兩百名女孩，咯咯笑個不停，大部分是青少女，頂多二十出頭。醫院說她們是護士，女孩們則說她們是在醫院裡實習。麥科明克與我負責做訪談、筆記；納薩地負責抽血，托馬利整理記錄血液樣本。

每個女孩的答案都差不多，她們承認沒念過多少書，也沒受過專業訓練，但是她們在醫院裡做的可是專業護士的工作，包括打針、給藥、照顧病患，替他們潔身。至於那名年輕病患，她們都不復記憶，在燠熱脫水和沮喪的打擊下，我簡直是累壞了。

尋找烏芭

直到我問一名女孩同樣的問題：過去四週妳曾生病嗎？如果有，是什麼病？

那名女孩害羞地說：「有，我心臟病發。」她才十八歲！十八歲的女孩心臟病發？她看起來健康得很。

「妳說什麼病？」我要她形容給我聽。她指指自己的胸口說：「我這裡痛。」

我有一點懷疑，胸口痛是拉薩熱病徵之一，導因於心囊發炎的心包炎（Pericarditis）。

我問她有沒有住院治療？

她說：「有呀！我和烏芭同一張病床。」

我屏住呼吸，她是說同一間病房吧？有可能因為病人太多，而讓兩個人擠一張床嗎？我再問：「那個年輕人開刀時，妳有幫忙嗎？」

她說：「有，我清洗那些開刀房的布和衣物。」

我向納薩地點點頭，他趕緊替她抽血看看有沒有抗體。

那晚我們在旅館啜飲著啤酒時，一個問題浮現腦海：烏芭在哪裡？納薩地決定尋找她的下落，第二天上午他就出去探聽消息，中午回報說：「我知道哪裡可以找到她了。」

納薩地說烏芭的父母是農人，烏芭受過教育，在染上拉薩熱病前，有著大好前程，是全家人的希望。納薩地又說，聽說烏芭是個美麗的女孩。

烏芭耳聾了

我們必須開很久的車子深入奈及利亞的南邊叢林，好不容易到了一個小農場，在雜草叢生的河岸步行好久後，才找到烏芭家的小屋。納薩地敲門，好幾分鐘，都沒人應門，突然間門打開了，出來了一群人，他們和納薩地談了好久，納薩地說：「她在這裡，她的家人會和我們合作。」

烏芭沒有馬上現身，她家人親切地接待我們。我們詢問他們例行問題，替他們抽血。

終於，我們的女主角出現了。她是個緊張瘦小但非常美麗的女孩，顯然花了一點時間打點自己，難怪姍姍現身。她小心翼翼地走到納薩地的身旁坐了下來。

納薩地咧嘴微笑，他喜歡美女。

不久後，我們就發現情況詭異，納薩地問她問題，她都沒有反應，一直呆呆地看著我們，怎麼回事？納薩地再度開口，用手輕碰了她一下，烏芭才有反應，露出緊張的神情，幾分鐘前的笑容消失無蹤。

她耳聾了！

聽力喪失是拉薩熱病的後遺症之一，有時會全聾，而且無法恢復。我們請她起來走幾步路，她的步履蹣跚，呈現典型的運動失調，顯示腿部無法接收腦部的指揮，讓她失去平衡感，這也是拉薩熱病可怕的後遺症之一。雖然失聰可能是永久性的，但運動失調卻可望慢慢改善。我們替她抽血後，又和烏芭的家人訪談了一會兒。

我們終於重建此次的疫情傳染，知道它如何傳至阿巴城，讓兩名醫師死亡、兩名護士感染。以此區的人口來看，感染比率不算高，但我們還是不知道拉薩熱病毒如何抵達此區，以及它會不會再度爆發？何時會爆發？

碰到「王子」官員

追蹤拉薩熱病疫情，我們整整繞了一大圈，我們先是在依奴加發現拉薩熱病神祕來去，然後到了歐威里，與當地官員吃了可樂果實，再到阿布馬貝斯調查，那裡一家醫院有一名醫師與十六名病患死亡，又到了阿巴城，拉薩熱病毒在此地殺死了兩名醫師，讓醫院關門大吉，最後，我們在烏芭家結束了我們的追蹤之旅。

現在我們必須去查訪阿茲奇威的家人，這是我們此行的原始目的。我們先到南邊哈克港尋找，托馬利聽說他的一些親人在葬禮後搬遷至此地，但是一個也沒找到，或許他們躲起來了。我們決定轉往艾克波瑪與依山，這條路線漸往北行會到貝南城，途中經過歐尼夏（Onitsha）城，勾起了我的記憶。

我想起了一九七四年歐尼夏有三名拉薩熱病例，一名是奈及利亞籍男孩，兩名是德國傳教士。第一個傳教士是因為照護男孩而感染，出血得很厲害，不停地抽搐，最後陷入昏迷死亡。第二名傳教士被送去依奴加的醫院，最後活了下來。

奇怪的是，在當地找不到其他感染拉薩熱病毒而能夠痊癒的人。有沒有可能是這個稀有的拉薩熱病毒株，不讓罹病者留下活口？顯然，我們仍有許多謎團待解。

我們並未在歐尼夏停留，直奔貝南城，我們與一個衛生官員有約。當接待人員帶我們進入這位官員的大辦公室後，他真是令我們印象深刻，因為他一再強調他不是普通的官員，而是一個「王子」！接下來的過程，千篇一律，他耐心地聽取我們的說明，我們向他強調疫情的嚴重性，他保證會給我們所有的合作與支援。

然後，什麼也沒有。

最後，我們還是空著雙手前往艾克波瑪。後來我們才知道，那名「王子」官員居然上電視向居民說，拉薩熱病肆虐是「朱朱作法」！

走訪阿茲奇威的家鄉

我們已經習慣了這個氣氛，艾克波瑪村民十分畏懼巫術，一進入村落，你就可以感受到那種恐懼。我們的工作是查出鄰近居民有多少人感染，並捕捉傳染拉薩病毒的老鼠，抽取牠們的血液。抓老鼠簡單，但要活抓，同時還要確保不被感染，這代表我們必須親自動手。

接著我們必須調查此地到底有多少人感染拉薩熱病。依山村民全都居住在大街上，每戶人家門口都有一個三分之一畝到半畝的田，種植家人所需的糧食。我們挨家挨戶查訪，每一次都碰到相同的反應，沒有人願意談，不僅如此，連笑容與歡迎都很吝惜。最後我們終於認清事實，如果沒有頭目首肯，我們什麼查訪也無法完成。困難的是我們搞不清楚誰是頭目，以往，頭目的地位十分清楚，但現在大不相同了，伴隨著西方文明的入侵、現代化與人口外移，傳統世襲的勢力與威權已逐漸瓦解，我們赫然發現此地的頭目不止一人，無法確定哪些人家歸哪個頭目管轄，更糟糕的是，我們也無法確定頭目對那些人家的管轄威權有多大。

別無選擇，我們還是只能挨家挨戶地查訪、抽血。以往，人們總是熱情合作，最隱私的問題都願意回答；現在則大不相同，我們可以看到他們臉上的恐懼，不是拒絕回答問題，就是回答得非常簡略。抽血，原本應是沒問題的，現在只要一個人拒絕，圍在他身邊的人（在非洲，你總是被一大堆人包圍）就統統追隨他的榜樣。我們簡直寸步難行。

整件事顯得邪惡萬分，我們的一舉一動都被監視，人們躲在門後、簾後偷窺我們的訪談，讓我們覺得好像在從事非法活動。由於阿茲奇威與他的家人是在葬禮上感染了拉薩熱病，所以我們急著知道葬禮是如何進行的，但卻一無所獲，因為葬禮祕密進行，沒有人敢談論它。托馬利倒是探聽到一些訊息。

他說，此地人死後先送去停屍間冰存，直到家屬齊聚，可以舉行葬禮時，才把屍體領出來。我們很確定葬禮儀式有血液接觸，否則阿茲奇威不會受感染，但是我們不知道是在什麼狀況下接觸到死者的血液。托馬利說，謠傳葬禮時死者的心臟要挖出來。真的嗎？那心臟哪裡去了？處理它的人又如何了？

居民以彎刀相向

儘管居民不合作，我們還是漸漸查知死亡人數不少，死前的症狀都一樣：發燒、喉嚨痛、出血。只有拉薩病毒（或者伊波拉病毒）會造成這些病徵。

我們決定分成兩隊，托馬利與納薩地一組往另一個方向查訪，我和貝南大學的微生物學家一組，麥科明克則追蹤仍在躲藏中的第一個指標病例。我原本預期托馬利與納薩地那組要幾天後才會回報，沒想到不久後他們就回來了，光看他們的表情，就知道他們嚇壞了。

我問：「怎麼啦？」

他們不時恐懼地回頭，確保已經平安無事，才勉強地吐出：「彎刀。」

「什麼？」

托馬利說：「有人用彎刀追殺我們，我們根本還來不及做任何查訪。」

指標病例逃亡他村

我們找到了阿茲奇威的家人，他們也和其他村民一樣拒絕合作，唯一的例外是阿茲奇威的妹妹薇若麗雅（Valerie）。根據她的說法，指標病例應該是她的表妹，這個年僅二十歲的表妹是在去年十二月底發病的，發病期間，與阿茲奇威的母親，還有家族裡其他人接觸頻繁。一、二月間，家族中一個六歲男孩與一個四十三歲女人相繼得病死亡。薇若麗雅不太確定這兩人與家族其他成員有沒有接觸。

我們決定追蹤那名指標病例，但是困難重重。她雖然僥倖活了下來，卻因為替村人帶來災難，被視為賤民、女巫，她的家人凌毆她，迫使她逃離家鄉。

她現在人在何處？薇若麗雅只知道她逃到一個遠親家，她不知道在哪裡。

憑著偵探電影般的毅力與巧妙辦案手法，我們終於查出她的下落，原來她躲到鄰村的叔叔家。等我們到了那個村子，卻發現這個叔叔不是那個叔叔，那個收留她的叔叔在下一個村落，我們又繼續往下搜尋。

到了下一個村子，此地完全沒有住址，只有大街才有街名，我們必須仰賴路人指路。這一次我們找到了「正確的叔叔」，但是找不到那個女孩，叔叔說她不在這裡。顯然這個女孩不想現身，因為她有生命危險。女孩的叔叔是個六十多歲的智慧長者，會說一點點英文，我們一再強調只想和她談一下病情、抽血化驗，別無他意。

最後他終於同意了，帶我們進入小屋，讓我們在擁擠的起居室稍坐片刻。一會兒後，他的太太走了進來，她的態度就強硬得多，不肯答應我們和女孩見面。

托馬利不願放棄，畢竟我們長途跋涉追蹤到此處，他又不畏麻煩地從頭解釋一遍。從托馬利的表情，我看得出來他逐漸說服了這對夫婦，最後叔叔同意我們見那個女孩，但是抽血免談。托馬利有著外交官的手腕，這總比什麼都沒有好。

為指標病例抽血

幾分鐘後女孩進來了，蒼白瘦弱，一臉驚惶，四面環顧，不敢和我們的目光接觸。許久後，我們才將她安撫了下來，開始訪談。根據她的描述，她的拉薩熱病很輕微，這就是為什麼她能痊癒的原因。她承認與一些親人有過接觸，但是無法全部記得。遲疑了許久，她說出病癒後，家人毆打虐待她，為了保命，她才逃出家門。

她帶著滿身傷痕，血跡斑斑，在樹林中逃竄，千辛萬苦才抵達叔叔家。但家人仍不滿足，找了「朱朱」對她施法下咒，她現在比以前更害怕，就像個囚犯，不敢離開屋子一步。

我們向她保證，我們絕不是「朱朱」或者是她家人找來追蹤她的。托馬利問她的嬸嬸可否為她抽血做抗體化驗，她的嬸嬸同意了，就當托馬利拿出針筒，打算將針頭刺入她的血管時，女孩尖叫著跑出房間。我們又重來一遍，整整花了一個小時才說服她回到屋裡抽血。她的血液後來送往拉哥斯化驗，驗出大量的抗體。但是我們不知道她在何處感染了拉薩病毒，可能是老鼠。此處，老鼠無所不在，人們也經常捕抓老鼠烹食，感染的機會太高了。

沒人在乎拉薩熱病

我們的調查計畫後來戛然而止，一來是村人以彎刀相向，二來是原先答應支援我們的「美國國際發展局」跳票，後來我們才知道原先答應撥款的承辦人員，後來改口說不會將預算用在拉薩熱病研究上。顯然，拉薩熱病不在美國援助發展中國家的優先順序表上。這可是國務院的一大挫敗。

接下來的兩年，我們四處申請經費，寫了一個又一個的企畫案。我們深信持續研究下去，一定能查出奈及利亞南部地區拉薩熱病疫情傳播範圍有多大。我們也希望持續研究老鼠，找出拉薩熱病散布到阿巴城的途徑，因為阿巴城人口上百萬，但拉薩熱病基本上是一種鄉村型的傳染病。我們也想知道葬禮儀式對拉薩熱病散布有何影響。唯有徹底了解拉薩熱病，我們才有希望讓它絕跡，這就是流行病學家應做的工作。每當我們好不容易在打擊病毒上有一點成就，卻在面對行政官僚或者村民迷信上束手無策，官僚們顯然認為「錢」應當花在比「救人」更重要的事情上。

至於托馬利，我們仍維持親密的友情，他現在是「世界衛生組織」派駐在辛巴威的研究員。每年他都會帶來同樣的訊息：「又一次拉薩熱病疫情，奈及利亞拉薩熱病依然肆虐，但是沒有人在乎。」

現在，拉薩熱病已被當成日常生活的一部分，沒必要驚慌。畢竟，奈及利亞每年都還有黃熱病爆發，一死就是數百上千人，而黃熱病卻早在一九四〇年代就有疫苗可以預防了。

28 伊波拉侵襲維吉尼亞州？

一九八九年十一月三十日，「傳染病中心」的主任佛瑞德．莫非到我的辦公室。

他說：「我接到『美國陸軍傳染病醫學研究所』羅素（Russell）將軍的電話，彼得．詹寧分離出一種病毒，和伊波拉病毒一模一樣，來自維吉尼亞州雷斯頓（Reston）地區一個人家養的猴子。」

詹寧是美國境內研究病毒性出血熱病的高手之一，但是維吉尼亞州有伊波拉病毒？就在華盛頓首府旁？我需要冷靜思考一下。

我問：「當初他們怎麼想到要分離病毒的？」

莫非說：「當初他們要找的是『類人猿出血熱病毒』（Simian Hemorrhagic Fever Virus, SHFV），沒想到卻發現這個很像伊波拉的絲狀病毒（注一），詹寧自己比任何人都訝異。」我們和詹寧很熟，幾年前就是他完成了「雷巴抗病毒素」猴子實驗，近來他專心研究美國境內的「類人猿出血熱」。這個疾病非常猛烈，原本應該只存在於非洲、印度，科學家除了知道

「類人猿出血熱病毒」是一種大顆粒的去氧核醣核酸病毒外，其他都一無所知。而「疾病控制中心」是不研究「類人猿出血熱」的，因為它是一種動物疾病，對人類毫無影響。

此次詹寧前去雷斯頓調查，因為當地傳出「類人猿出血熱」病情，詹寧照著一般流程，先在病猴、死猴身上採取血液樣本，做組織培養，沒想到他的技師卻在電子顯微鏡下看到令他大吃一驚的不明東西，他連忙叫詹寧過來看。詹寧一瞧就知道那是什麼東西，那個蛇狀物是一種絲狀病毒，不僅如此，它看起來很像伊波拉病毒，人類所知最致命的幾種病毒之一。

亞洲出現神祕絲狀病毒

彷彿這樣還不夠驚心動魄，他們還發現這些猴子不是來自非洲，而是最近才從菲律賓進口的，那裡原本連「類人猿出血熱病毒」都沒有，遑論伊波拉病毒！

「美國陸軍傳染病醫學研究所」邀請我們一起謀求對策，畢竟，「疾病控制中心」在對付伊波拉病毒上比較有經驗，而且，我們對任何可能危及人體健康的疾病都有責任調查。

在飛往華盛頓的途中，莫非和我心中疑雲翻騰。伊波拉病毒是如何自非洲猴子跑到亞洲猴子身上的？有人自非洲走私猴子到亞洲嗎？走私途中如何接觸到病毒的？

這批進口的猴子是搭乘荷蘭航空公司的客機入境美國，裝進木箱放在貨艙中，與其他偷偷走私進口的動物相比，牠們的境遇可稱得上是豪華。

如這些猴子不是來自非洲，那可不可能亞洲有了一種新的伊波拉病毒株？就我們所知，絲狀病毒只有伊波拉與碼柏葛兩種。伊波拉病毒的兩種病毒株——薩伊（Zaire strain）與蘇丹（Sudan stain），只存在北薩伊與南蘇丹；而碼柏葛只存在烏干達北邊的維多利亞大湖區及肯亞的愛剛區（Elgon）。儘管努力研究，當時我們對絲狀病毒所知就僅止於此。

第一個被確定的碼柏葛病例發生在一九六七年的西德，共有三十一名實驗室技術員、動物學家感染，其中七人死亡。研究者認為病毒來自一批烏干達進口的猴子，那批猴子因感染病毒，加上旅途緊張，死亡率奇高，二到三天內就死掉三分之一。此次意外有可能是同樣的狀況。

有趣的是，我們從未懷疑此次發現可能是實驗污染，我們對詹寧的專業能力十分尊敬，如果他說病毒是自猴子身上分離出來的，那就絕不可能是污染。

伊波拉病毒跑到美國首都？

下機後我們租車前往於狄屈港（Detrick）的「美國陸軍傳染病醫學研究所」的總部，各部門的負責人都等在那裡準備召開緊急會議，包括羅素將軍、詹寧、彼德斯，還有海薩頓（Hazelton）實驗室的主任——動物學家唐．達卡德（Dan Dalgard），海薩頓實驗室就是進口這批猴子的單位。我很欣慰與會還有維吉尼亞州衛生局的代表。

詹寧首先報告他的發現，他說，先是達卡德發現有些猴子罹患了「類人猿出血熱」，送了一些樣本請他化驗。詹寧的助手瓊安・羅德烈克（Joan Rhoderick）注意到其中一個培養皿的細胞不見了，顯然有東西殺死它們。詹寧原本認為是實驗室細菌污染的結果，但他還是不放心，叫另一名助手湯姆・基斯柏格（Tom Geisberg）用電子顯微鏡看一下，發現顯微鏡下的病毒長得像伊波拉。

有可能伊波拉病毒在潛伏多年後，突然現身在全世界最先進的實驗室裡，而且，在美國首都腳下？會議室裡充滿興奮氣息，有趣的是，與會者只有我曾真正面對伊波拉熱病患者。聆聽著與會者的高論，我不禁想起在尼薩拉的草屋中，就著昏暗的煤油燈，跪在地上為病患抽血的日子。那是真實的！但是在這裡，華盛頓旁邊有伊波拉病毒？難以想像。

會中決定「疾病控制中心」負責「公共衛生」的部分，我們必須與維吉尼亞州衛生局密切合作，提供他們一切協助，這也是納稅人養我們這個機構的目的。會中同時決定「美國陸軍傳染病醫學研究所」負責動物傳染部分，他們必須研究出一套方法控制疫情不致擴散出實驗室。會中分工如此，所以當記者理察・普雷斯頓（Richard Preston）將此次意外事件寫成小說《棘手地帶》（*The Hot Zone*），暗示「疾病控制中心」在此事上企圖一手包時，我與莫菲都感到很意外，這完全不是我們的一貫作風，更何況我們也無力處理猴子的問題。

面對媒體

當然，華盛頓是全世界媒體敏感度最高的地方。在這之前，病毒性出血熱的研究一直很難獲得官方資助，我們只能眼睜睜看著大筆研究經費投注在比較不具危險性的疾病研究上。有時我們會開玩笑說，我們最需要的是幾隻帶原老鼠在首都跑來跑去，或許國會議員才會明白什麼是病毒性出血熱病。

突然間笑話成真，媒體一旦知悉這個消息，我們鐵定會被追得團團轉，隨時要提防攜帶隱密麥克風、小型攝影機的記者現身，讓我們的工作更是提心吊膽。

事情一旦曝光，我們必須冷靜提防大眾產生恐慌。我曾處理過芝加哥的拉薩熱病事件，幾年前紐澤西州也曾冒出疑似伊波拉熱病的案例，我發現處理的祕訣就是保持冷靜、評估可能的風險、發展控制疫情的對策、詳盡地解說內情，才能預防民眾的惶恐。面對媒體，我一向坦白，絕不講連自己都不明白、不肯定的事情，即使處於焦慮狀況，我也一向力持鎮定。

我們決定以「美國陸軍傳染病醫學研究所」與「疾病控制中心」聯名對媒體發布新聞，指出海薩頓實驗室裡的實驗猴身上，發現了疑似伊波拉病毒。我們的工作計畫包括過濾海薩頓研究室中有多少人接觸過這批猴子，評估這些猴子的狀況，找出其他地方的猴子是否有感染現象。我們還必須清查實驗動物進口商，找出猴子感染伊波拉病毒的原因，這個工作落在

「疾病控制中心」的「檢疫部」（Division of Quarantine）上，他們長期以來就在做實驗動物進口追蹤工作，很快就進入狀況。

維吉尼亞州衛生局官員不但能力奇佳，而且從頭到尾都非常鎮定，在聽完我們解釋伊波拉病毒傳染的途徑後，他們通情達理，沒有驚惶失措地把接觸過猴子的人全部抓起來隔離，這種理性的態度減低了我們的工作難度。

不幸的是，一些記者抓住機會大炒新聞，不管我們如何解釋以往面對伊波拉病毒的田野經驗，或者是我們知道如何控制疫情等等訊息，在他們的筆下全被扭曲了。唯一的例外是地方報的記者布藍特．布萊克列區（Brent Blackledge），他不僅寫出了不少好故事，而且扛起一個記者對社區的責任，提供正確訊息給居民，安撫了惶恐情緒。

對實驗室員工展開檢查

我與「疾病控制中心」的同仁研究疫情擴散到人群的可能性，開列了一張接觸過猴子的工作人員清單，並設計了一張問卷評估他們可能感染的程度，然後我們展開調查。

事情進行得並不順利！

當我抵達海薩頓實驗室時，發覺該公司已經召集了所有接觸過猴子的員工開會，主持會議的是一個出身軍方的動物病理學家，她不僅不知道我是誰，對伊波拉病毒也一無所知。我看會議進行得井然有序，不便打擾，也就保持沉默，直到她邀請我發言為止。

聆聽會議的過程裡，我必須時時壓抑起身反駁她的欲望，她對伊波拉熱病的描繪與事實相去甚遠，但是當眾反駁，沒什麼好處，只會讓大家莫衷一是，加深惶恐的情緒。當我好不容易有機會發言時，我告訴與會人員他們感染伊波拉的機率很低，病毒不會從實驗室溢出跑到祕書小姐身上，這根本就是天方夜譚。僅僅是與猴子的組織培養皿同一個房間，也不可能就此感染上伊波拉病毒。他們當中唯一危險群是與病猴有密切接觸的人，此次會議的目的就是要過濾出這些人，進行密切的觀察。

在這次事件裡，我最欣賞達卡德博士的冷靜自持，也不得不同情他的困境。他在海薩頓實驗室負責動物實驗，此時不但憂心忡忡他的病毒會不會危及同事，還得煩惱此次意外對實驗室會不會有財務影響。不管如何，海薩頓的員工都算十分冷靜，並未驚惶失措，跑去向媒體胡說八道，或者向參議員投訴；相反的，他們通力合作，依據他們與猴子接觸的程度，自動過濾出危險群。

伊波拉病毒究竟會不會空氣傳染？

過程中，大家不免討論伊波拉病毒究竟會不會空氣傳染？每當病毒性出血熱爆發，這個爭論就會再度出現，但是一九六七年、七九年三次疫情，還有碼柏葛熱疫情，都顯示空氣傳染說法毫無根據。雖然非洲病房經常是空氣不流通，但是唯一的傳染途徑仍是血液、尿液、嘔吐物及下痢。即使最近在加彭地區傳出的案例，也是幾個年輕人帶回了死於伊波拉病毒的黑猩猩，在處理啖食它的過程中感染的。確實也是因為對此傳布途徑的了解，才使艾倫・喬治斯及他在弗郎絲國際醫學研究中心的工作人員得以及時控制住疫情之擴散。

困難的是你無法證明伊波拉病毒不會空氣傳染，要證明一個不存在的事，真是很難。天花、流行性感冒、痲疹都是空氣傳染，它們和伊波拉病毒大不相同，首先，它們的宿主是人，人是最大的傳染源，呼吸系統則是最大目標。第二，它們的傳染途徑非常有效，傳染率也比伊波拉病毒高得多。非洲病人都住在空氣不流通的草屋內，上述空氣傳染的疾病，甚至肺結核，傳染的速度與效率都比伊波拉病毒高很多。

「美國陸軍傳染病醫學研究所」實驗顯示病毒性出血熱病可能會經由空氣傳染，但他們的實驗是用沾滿病毒的口罩，緊緊摀在猴子或天竺鼠的口鼻上，這不是自然狀況，就我看來，這個實驗就算驗證了空氣傳染的可能性，也絕對微乎其微，不是我最需要擔心的狀況。

我們在蒐集了員工與猴子接觸程度的名單後，將他們區分為「高危險」、「中度危險」與「低度危襝」三群，然後對他們展開嚴密的觀察，每天記錄他們的身體狀況與體溫。

我的工作也包括萬一有人傳染了，必須確保他們得到應有的醫護照顧，包括隔離病房，病毒性出血熱的病人需要高度的醫療戒護，只有在醫院才辦得到。為了保險起見，庫巴・裴拉茲特地弄來了移動式的「第四級病毒隔離實驗室」。

虛驚一場

十二月四日，一位實驗室工作人員突然發燒嘔吐，引起眾人警覺，連忙將他送進醫院，住進加護病房。醫院員工照我原先指示的方法照護他，我則負責檢查工作。我懷疑他真的得了伊波拉熱病，因為伊波拉熱病徵非常典型，除了突然發燒外，還合併關節、肌肉痠痛與頭痛，這個人看起來不像。但是他也可能感染了一種全新的伊波拉病毒，所以不能掉以輕心。二十四小時後，裴拉茲化驗結果出來，所有的項目都呈陰性，這名員工並沒有感染，同時間他的熱度也退了。我猜想可能是極度焦慮導致他發燒嘔吐，以海薩頓實驗室當時的緊張氣氛來說，也不能怪他。

不久，蘇珊就針對這個絲狀病毒展開一場從歐洲到亞洲的追蹤之旅。

注一：絲狀病毒（Filovirus），是一種單股負股RNA病毒，目前共有伊波拉、碼柏葛兩種，全部都是第四級病毒，到現在科學家還是無法確定這兩種病毒的自然界宿主是什麼。絲狀病毒在電子顯微鏡下看起來細長而薄，呈現奇怪的蛇狀旋轉，和人類的病毒很不一樣，所以稱之為絲狀病毒。Filo在拉丁字源意指線、絲。

29 亞洲炸彈

一九八九年十一月三十日，我注意到麥科明克辦公室有不尋常的動靜，從莫非的聲音就知道他很興奮。我很好奇發生了何事，所以探頭進麥科明克的辦公室，他們就叫我們進去。

麥科明克說：「羅素將軍剛打了電話給莫非，詹寧在實驗室猴子身上發現了疑似伊波拉病毒或者是碼柏葛病毒的東西。實驗室就在華盛頓附近。」

我知道詹寧，多年來他一直在狄屈港的「第四級病毒隔離實驗室」研究拉薩與伊波拉病毒。但是，華盛頓地區有伊波拉病毒？我說：「他一定是眼花了。」

但是我又想，以我們對碼柏葛病毒幾近一無所知來說，這並非完全不可能，它既然爆發過一次，就有可能再來一次。莫非興奮地轉述羅素將軍的陳述，好像詹寧用死猴做組織培養，裡面有大量的絲狀病毒。

我問：「這些猴子哪裡來的？」我預計回答會是烏干達，碼柏葛病毒原發地。

「菲律賓。」

我說：「有絲狀病毒的猴子都是產於非洲，菲律賓根本沒有『類人猿出血熱病毒』！」

莫非與麥科明克顯然也對這點頗感疑惑，但是我們都熟知詹寧的能力，他說有就是有。此外，他還很肯定這些猴子帶有「類人猿出血熱病毒」，照這樣看來，那批猴子應當是感染了合併式病毒。但是不論是絲狀病毒或「類人猿出血熱病毒」，都應只存在於非洲或印度。

第二天莫非與麥科明克飛去「美國陸軍傳染病醫學研究所」與軍方開會，回來後，他們開始研擬防治計畫。計畫中，麥科明克與史帝芬．歐斯妥夫（Stephen Ostroff）到雷斯頓建立病毒通報系統，萬一有人感染，還要負責醫療部分。麥科明克說：「蘇珊，我們到現在還不知道這些猴子的感染途徑，我們需要一個人去追蹤。」

疫病調查管轄權起爭議

這個任務很麻煩，首先我必須打許多電話給那些知道實驗室猴子進口事宜的人，包括「世界衛生組織」的吉姆．米根（Jim Meegan），以及在菲律賓馬尼拉負責「疾病控制中心」的「傳染病學田野訓練計畫」（Field Epidemiology Training Program）的馬克．懷特（Mark White）。此外，我還要聯絡蘇聯與德國研究者，因為謠傳猴子是由這兩國輸出的。懷特的工作特別重要，麥科明克拜託他細訪馬尼拉的實驗室，看看處理那些猴子的研究者能不能提供進一步的資訊。這是個艱鉅任務，因為菲律賓鄉間叛軍作亂，懷特承受了很大的風險。

我也和荷蘭航空公司派駐紐約的貨運部經理詳談，他告訴我這批猴子是在十月間自菲律賓運來的，根據他的紀錄，馬尼拉當地有四個猴子貿易商，這批猴子屬於同一個貿易商，曾在阿姆斯特丹的「動物旅館」過了一夜。

一般，百分之五的猴子會死於長途飛行的壓力，但這批猴子死亡率高達百分之二十到五十，顯然有不對勁的地方。更糟糕的，我們後來查出這批猴子除了在阿姆斯特丹過了一夜外，也在紐約甘迺迪機場的動物旅館過了一夜。現在，除了華盛頓外，我們還要擔心紐約也可能傳出疫情。我很確定這些猴子一定與非洲有關聯，但要如何找出關聯呢？我與麥科明克討論過幾種策略，他說：「妳最好去阿姆斯特丹一趟，查看運送過程到底出了什麼差錯。」

這個任務牽涉到複雜的「管轄權」問題。我先與日內瓦的米根聯絡，他是個病毒學家，他從鑽研「節足動物媒介病毒」。多數「節足動物媒介病毒」頂多是第二級或第三級病毒，他從未接觸過像此次意外如此致命的病毒。結果米根說他要前往阿姆斯特丹調查，隨行的還有一個動物學家，他讓我覺得這是他專屬的戰爭，儘管他對伊波拉病毒毫無經驗。時代改變了許多，雖然名義上我們仍是「世界衛生組織」的顧問，但是政治優先。

調查行動不受歡迎

當我與荷蘭方面通過電話後，事情變得更棘手。荷蘭衛生官員表示，他們能夠理解我們追蹤病毒來源的需要，但是如果我執意前往，可能「不會受到歡迎」。當我向莫非報告我的窘境時，他讓我與荷蘭的病毒學家，同時也是鹿特丹「熱帶醫學研究」（Institute of Tropical Medicine in Rotterdam）布因斯瑪（Prof. Bruinsma）教授聯絡。我一跟布因斯瑪通上話，就知道他是個盟友。

他說：「別理那些官腔官調，趕快到阿姆斯特丹來，我會去接妳。」他說，荷蘭衛生官員將在海牙舉行一次會議，討論此次的疫病，我應該去參加。雖然有了布因斯瑪的鼓勵，我仍然覺得沒有官方正式邀請，貿然跑去很危險。但是莫非說：「不管它，還是去一趟。」

通常，我們一定要接獲正式邀請才能前往調查，即便是美國境內愛達華州的狂犬病，或是內布拉斯加州的食物中毒，如果疫病調查地點是在國外，更是需要正式的邀請。除非情況特殊。我想這稱得上特殊情況吧？更何況，莫非是我的上司，他叫我們去，我能說不嗎？荷蘭航空公司在紐約的經理也說，我到了阿姆斯特丹，該公司的人會傾力相助。我看，我是別無選擇，只能去碰碰運氣。

當晚我就搭上飛往阿姆斯特丹的飛機，旁邊的座位沒人，正慶幸可以躺下來睡一覺時，一個肥胖的中年男人在我身旁坐了下來：「我跟妳一起去，我是檢疫部的查克．麥肯斯（Chuck McCance）。」

檢疫部在「疾病控制中心」的另一棟樓，以往，我們甚少有業務接觸。他們和其他部門不同，有相當程度的「官方行政權」，管理猴子進口就是他們的業務。當我向他表示荷蘭衛生官員不歡迎我們前往，麥肯斯大吃了一驚，他以為我有正式邀請，沒想到在這種情況下，我的上司還是堅持我去荷蘭一趟。

忍受屈辱達成目的

布因斯瑪依約到機場接機，顧不得寒暄，就催著我們驅車前往海牙參加會議，到海牙約莫要一小時車程，我們已經快趕不及了。車上他說，我們的焦慮不是杞人憂天，歐洲不喜歡「以前的殖民地的人」來告訴他們應當如何做。

他說：「政治歸政治，比不上查出伊波拉病毒有沒有出入荷蘭機場來得重要。」

一到海牙，他就帶我們進入一間會議室，兩張會議桌一擺，占滿了整個房間，我簡直看不出有我容身之處。會議室裡已經有幾個人，我認得「世界衛生組織」的米根，態勢很明顯，在座的人中，只有我對伊波拉病毒有經驗。不知是緊張還是時差的關係，我覺得很累。

出乎意料，會中氣氛還滿友善，他們甚至請我針對伊波拉病毒發言。一個小時後，會議愈接近尾聲，整體氣氛就愈比我原先想像的和善，他們允許我去查看運送猴子的設施。不過，會議結束後，一位衛生官員趨前，低聲在我耳邊說：「我告訴過妳，我們不需要妳。」

我回說：「對不起，通常我不會這麼做，但是我的上司命令我來，我也沒辦法。」

那位官員點點頭說：「看在妳是個女人的份上，我沒有把妳請出會場，但是請妳向妳的上司說，下次絕不可再犯。」

儘管情勢敏感，我也受到屈辱，但是我已經達成此行的目的。第二天，我前往機場貨運區的動物旅館查訪，那是間高大且空氣流通的大型建築，從家庭寵物到各式珍奇異獸都可容置，有兩個房間是用來收容猴子與鳥的。我很訝異此處的寬敞、舒適、管理有效率，簡直比人擠人的機場入境大廳舒服多了。

他們說，猴子與鳥經常放在同一房間。可不可能我們在追蹤的是一種鳥類病毒？這並非全無可能。有時我們懷疑伊波拉病毒是一種植物病毒，因為長得最像伊波拉病毒的一種絲狀病毒就是植物病毒。

動物旅館經理說，那批運往雷斯頓的猴子只停留了幾個小時，事實上，根據登記表，是停留了六個小時。有可能這些猴子在短短的六小時內，在此處接觸了來自非洲的動物嗎？當天此處的非洲動物只有兩隻，一隻是狒狒，另一隻是迦納的猴子，目的地是墨西哥市的一個私人動物園。經理說，那批亞洲猴子與這兩隻非洲靈長類共用一個水盆，病毒很難用這種方式由一隻猴子傳播到另一隻猴子身上，更別提一口氣傳染了兩種病毒。不過，我們還是勸告經理最好讓不同的動物分用不同水盆，他馬上請屬下去辦。

又一批疑似感染的猴子

當晚，麥科明克遠自亞特蘭大撥來的長途電話吵醒了我，他說：「壞消息！有一批來自坦尚尼亞阿魯沙（Arusha），要運往德州的猴子，正前往阿姆斯特丹途中。聽說，拉魯沙地區的實驗室有很多猴子病死。」

他告訴我飛機班次，那是一架荷蘭航空的飛機，已經起飛了。我看看手錶，半夜一點，我將鬧鐘設定在六點半，好起床打電話通知機場的動物旅館人員。

不管謠言來源如何，結果那批猴子健康得很，准予放行到德州。

查出此次絲狀病毒是來自非洲還是亞洲新病毒株，對我們而言非常重要。所以當麥科明克聽說有兩隻來自非洲的猴子，與那批亞洲猴子在動物旅館共處一室時，他感到非常好奇，設法聯絡了墨西哥市那個私人動物園。靠著支離破碎的西班牙文，他居然探聽出那兩隻靈長類抵達後十分健康，但對麥科明克來說，這還是不夠，他需要牠們的樣本來測試有沒有伊波拉病毒，所以他找了中心裡的同事喬治．貝爾（George Baer）。貝爾搞了一輩子的狂犬病研究，在墨西哥有非常好的人脈，靠著他的關係，麥科明克弄到了樣本，化驗結果呈陰性。現在他堅信我們面對的是亞洲新病毒株。

我們對送到德州的那批猴子還是不敢掉以輕心，中心裡「動物資源部」（Animal

Resources）主任巴比．布朗（Bobby Brown）決定親自前去看一下。他與當地的動物學家相當熟，合作得很愉快。化驗結果顯示這批來自坦尚尼亞阿魯沙的猴子，並沒有感染非洲伊波拉病毒，但是一些猴子身上卻有抗體。布朗帶了幾隻回來，養在實驗室中好長一段時間，結果這些猴子都沒有發病，又是一條錯誤的線索！但至少我們證實了猴子身上帶有伊波拉病毒抗體，不會危及其他猴子的健康。這很重要，因為自從雷斯頓事件後，我們接到許多動物學者的電話，他們的猴子帶有抗體，不知道該如何處置，這些猴子對他們而言十分珍貴且重要，不希望處死牠們。

管制猴子進口

自阿姆斯特丹返回美國途中，我繞道紐約，在那裡碰到前往調查動物旅館的歐斯妥夫。那家動物旅館是由「美國保護動物協會」（American Society for the Protection of Animals）經營，負責人是個大塊頭、三十好幾的女士。顯然她對動物極有愛心，那裡簡直像個動物天堂，雖然以空間、清潔度來說，比不上阿姆斯特丹的動物旅館。因為地方不夠，有時好幾隻動物擠在一間，有的則綁在走道上。任何動物不舒服，都會被抱出籠外照顧餵食。

歐斯妥夫和我簡直嚇呆了。如果說非洲猴子的病毒要傳染到人身上，還有什麼更好的途徑？當我們詢問經理有沒有動物或管理人員傳染伊波拉的例子，我們更是呆掉了。

經理說，不只一例。兩年前她自己就曾經發高燒病倒過，她所描繪的病徵，聽起來很像出血熱病，我們連忙為她採血檢驗，發現她有極小量的抗體。後續的檢驗顯示無論她當時得的是什麼病，都和此次的伊波拉病毒無關。

當我返回亞特蘭大時，發現檢疫部門已經開始管制美國境內猴子進口。他們首先對付那些「惡名昭彰」的進口商，這些進口商不僅虐待猴子，把牠們關在擁擠的空間，而且非法把牠們當作「家庭寵物」販售。一九九〇年三月，檢疫部終於下令暫停所有猴子進口，惹得科學界抱怨不已。當時我們不知道科學界多麼倚賴這些實驗猴子，後來才知道美國一年進口兩萬隻實驗猴，其中一萬六千隻是來自亞洲的獼猴，也是此次雷斯頓事件的主角。這些猴子大部分供醫療研究，用來測試藥物安全。我們不知道實驗猴進口是大大有利可圖的行業，裡面還有黑社會組織插手。

但是禁令頒布前還是有許多實驗猴進口，裡面有一些是病猴。所以我和麥科明克忙壞了，要寫通報給各地的實驗室研究者與獸醫，讓他們注意可能的病毒，以及如何處理猴子。一九六七年碼柏葛病毒爆發時，檢疫措施要求所有動物都必須檢疫觀察三十天，才能提關。這個方法也有不周延的地方，因為禁閉中的動物總有幾隻會死亡，有時檢疫人員會誤以為猴子是因為這類原因死亡，忽略了可能是病毒危機，讓其他已經傳染了致命病毒的猴子放行。

更壞的消息，賓夕法尼亞州一家實驗室的猴子也傳染了伊波拉，同樣的，這批猴子也是來自菲律賓，而且此次的航運路線是走亞洲線，跟非洲完全沒有牽連。現在我們確知這個病毒是亞洲病毒株，也確定它似乎不會傳染給人類。

又一批死於絲狀病毒的猴子

一九九〇年一月，事態愈趨嚴重。雷斯頓實驗室從老地方進口了一批猴子，結果，猴子又陸續發病死亡，也是絲狀病毒。

簡直不可思議。

是實驗室有病毒？還是他們兩次進口的猴子本來就傳染了？看來後者的可能性較高。

厄運連連，二月初消息傳出德州實驗室有致命疾病，幾乎所有實驗猴都死光。我打電話給該實驗室的史帝夫．皮爾森（Steve Pearson），他是個冷靜而技術精良的動物學者，即使在電話中我都可以感受到他失去這些寶貴動物的心痛，皮爾森下定決心，能救幾隻就救幾隻。我很確定這次的伊波拉不是薩伊病毒株，因為如果是薩伊病毒株，早就有人感染了。我建議皮爾森先找出病毒傳播管道，否則無法控制。

我認為皮爾森可能需要人手，便指派了派姬．蒂波（Peggy Tipple）前去協助。蒂波熱愛動物，也喜歡研究、蒐集資料。此次調查比較單純，因為他們只要追蹤伊波拉病毒傳播管道即可，它不像是雷斯頓意外事件，是兩種病毒混合。透過蒂波與皮爾森的緊密合作，我們終於拼湊出此次疫病傳播的管道。

共用注射針頭惹的禍

大部分實驗機構，包括德州這家在內，都會對實驗動物做結核菌素型反應測試（tuberculin skin test）。囚禁中的猴子最容易得到肺結核，如果染有肺結核，經注射試劑後，皮膚就會隆起一塊。每個小玻瓶中的試劑共七份，雖是個小細節，卻是蒂波「破案」大關鍵。

蒂波請實驗室人員告訴她，是以何種順序幫猴子做結核菌素型反應注射，結果她發現每一次都一樣，注射完一排籠子的猴子，再注射第二排。蒂波很仔細地核對注射順序與猴子罹病紀錄，赫然發現，如以七隻猴子為一個循環，第一隻猴子都健康，二到七隻猴子都有感染紀錄。很顯然的，實驗室人員一次抽出七份的試劑，沒有替換針頭，就重複替猴子注射。

蒂波的發現扎扎實實證明了德州此次的病毒，就像碼柏葛病毒、伊波拉病毒、拉薩病毒一樣，是會透過重複使用針頭傳染的，如果是空氣傳染，那麼每八隻猴子中的第一隻猴子就不應倖免於難。

30 動物技工感染了

雷斯頓實驗室裡共有五名技工負責照顧實驗動物。當動物自海關出關後，他們要負責鋸開木條箱，把動物抓出來放進標準的不鏽鋼籠子裡。這是個耗力又麻煩的工作，木條箱裡擠滿了動物，滴滿了牠們在長途飛行中的排泄物。

在「疾病控制中心」的「第四級隔離病毒實驗室」裡，我們常接收其他單位不要的實驗動物，有的體型龐大，有的年紀老邁。處理這些靈長類動物，要小心不要直接與牠們的眼睛相望，因為牠們會認為這是挑釁行為。在檢查、採取樣本前，這些猴子都會先經過輕微麻醉。實驗室規定我們每一次處理動物時，至少要兩人一組，互相支援，而且每處理過一隻猴子，就要換一隻注射器。

這是我們中心做事的方式，但是許多民間實驗室的技師常常都自恃「神勇」，赤手空拳對付實驗動物，連手套都不戴——靈長類對靈長類。有時一個籠子關兩隻猴子，讓技師奮鬥起來更痛苦。曾有例子，實驗室技師被猴子抓傷，感染了「B型猴子病毒」（Monkey B

Virus），那是一種疱疹病毒（herpes virus），在猴子身上頂多是引起大水泡、唇疱疹，但是傳染到人身上，就會引起類似狂犬病般的致命疾病。由於病例太少，所以人們都忘了它是一種會傳染給人的疾病。一九八〇年代中，佛羅里達州一個實驗室技師死於「B型猴子病毒」，檢查人員到他的辦公室一看，赫然發現他桌上有一本醫學教科書，翻開在「B型猴子病毒」那一頁，顯然他知道自己得了什麼病，卻不敢對老婆說。

實驗室技師出事了

一九九〇年一月的一個早晨，歐斯妥夫走進我的辦公室說，雷斯頓有一個實驗室技師在解剖死猴的肝臟時割傷了手。麥科明克當時正在蘇聯開會，所以我打電話給詹寧。

情況不妙，詹寧已經檢查過那隻猴子的肝臟，裡面都是絲狀病毒。警報響起了，碰到這樣的意外，很難逃得過伊波拉病毒的魔爪。

我致電給蒂波，中心正好派她到雷斯頓建立通報系統，她已經檢查過那個技師，目前看來他還算健康，毫不緊張。這位有感染之虞的技師年約四十、超重，並患有嚴重的糖尿病。

我告訴蒂波每隔一個小時檢查一次，但是還沒有必要限制他的行動。我說：「總之，在他熬過潛伏期前，不要讓他離開妳的視線，差不多一個星期左右。」結束與蒂波通話後，我又打電話給詹寧，他認為最保險的方法是每天都採取此人的血液樣本追蹤。

第二天麥科明克回來，聽完我的簡報後說：「處理得不錯，如果這個人感染的是我們在非洲碰到的那一型，要不了幾天，他就會發病了。」

接下來的十天，蒂波寸步不離地跟緊這個人，定時為他抽血、量體溫。意外發生後第三天，我打電話給詹寧，看送去的血液樣本有沒有什麼變化。他說有，那個技師身上已有了伊波拉病毒抗體。無疑，他是感染了。

但是，什麼事也沒發生。那個人一點病徵都沒出現，既無發燒，也沒有喉嚨痛、頭痛，甚至連他的血糖都在控制情況下。我們也檢驗了另外四個技師，其中三人現在身上也有了抗體，同樣的，沒人生病。

顯然，這是一種新的伊波拉病毒株，應當可以讓我們鬆一口氣，結果不然，麥科明克是首當其衝者，讓他來說好了。

新的伊波拉病毒株讓我惹爭議

那位動物技師沒有生病，顯然他所感染的絲狀病毒對人體沒有致病性，照理說，應該是個好消息，但是我的評估卻讓很多人不高興，包括「疾病控制中心」裡的同事。

我萬萬沒想到，人們很不容易放棄預設立場，要他們接受這是一種對人體無害的病毒，實在很困難。前前後後，我在中心裡參加過幾次會議，總是很不愉快。

其中一次鬧得很出名，「美國陸軍傳染病醫學研究所」的彼得斯（C. J. Peters）質問我為什麼將那位技師安置在一般醫院，而不是放在「門內」，即軍方隔離病房。我只能說根據經驗，把出血熱病患關在隔離室裡沒有什麼意義，純粹只是安撫人們的惶恐而已。拿以前護士桑德絲的悲慘境遇來看，我可不想讓自己的同胞也去受那種罪。老實說，以我十五年的經驗來判斷，把病人放在隔離室中，並不是確保醫護人員減低風險、讓病患得到良好醫護的方法。病患需要的是加護病房，「疾病控制中心」的醫護手冊也是如此寫的，我看不出有什麼理由不照章行事。

雖說這種絲狀病毒對人體無害，但是我們並非全然高枕無憂，誰知道什麼時候哪批進口實驗猴子會帶來對人體有害的病毒？我們必須想出一套控制猴子傳染的方法，首先需要嚴格的數據收集方法與流行病學分析，但是處理猴子的人都是動物病理學家，對流行病方法學一無所知，所以我建議歐斯妥夫到雷斯頓實驗室幫忙，至於「美國陸軍傳染病醫學研究所」，他們則悍然拒絕歐斯妥夫的協助。

我們對雷斯頓實驗室發現的那種伊波拉病毒株實是所知無幾，才造成猴子的大量死亡。資料顯示牠們是因為合併感染了「類人猿出血熱病毒」與伊波拉病毒，才會死亡率那麼高。蘇珊後續所做的研究顯示，伊波拉病毒的亞洲病毒株，即使大量注射到猴子身體，死亡率都遠不及非洲的伊波拉病毒。

但是這些都說服不了我的上司，我的評估讓太多人失望，甚至憤怒。接下來，我讓蘇珊來完成這部分的故事。

麥科明克掛冠求去

一九九〇年三月，麥科明克與莫菲兩人對雷斯頓調查產生意見分歧，麥科明克終於辭去「特殊病理部」的工作，轉往「人類免疫不全病毒／愛滋病研究部」。多年來，麥科明克一直徘徊在兩個部門，一個是他的畢生最愛、投注青春歲月研究的病毒性出血熱病，一個是讓無數非洲人死亡、無藥可醫的愛滋病。一九八九年七月，「全球防治愛滋計畫」的負責人曼恩邀請麥科明克一起投入「人類免疫不全病毒」疫苗測試計畫，並開發研究抗愛滋病的藥物。他們選擇的研究地點主要在開發中國家，亟需麥科明克的經驗。早在雷斯頓事件之前，「世界衛生組織」與「疾病控制中心」就已經針對這個計畫公文往返許久。

所以，報章媒體揣測麥科明克是因為雷斯頓事件辭去原有工作，完全是子虛烏有。但是麥科明克匆促辭去「特殊病理部」的職務，讓病毒性出血熱病田野研究經驗失去傳承。「疾病控制中心」失去他與卡爾．強森，可說是損失重大。

對我而言，更是一大損失。多年來在病毒性出血熱病研究上，麥科明克都是我的明師。他走了，我變成孤軍奮戰。

31 猴子遠征隊

雷斯頓事件後，中心湧進了一堆猴子血清等待化驗，我們不知道美國境內居然有這麼多實驗猴，最後，我們針對所有實驗機構的猴子做一次血清調查。血清調查是以特定族群（此案例為猴子）為樣本，調查牠們最常罹患哪種疾病，可以讓我們知道帶有伊波拉抗體的猴子有多少。

我們面臨了障礙，我們現在所用的抗體試劑，是一九七六年伊波拉熱病爆發時做出來的，它適用於疫病大爆發，那種狀況下的病人抗體指數很高，但是碰到從大樣本區抽取出來的少數樣本，加上感染高峰已過，以及無明顯伊波拉熱病史時，抗體化驗結果都很不清楚。強森開始做伊波拉抗體試劑測試時，是以中美洲的山巴拉斯（San Blas）印地安人做樣本，化驗結果，感染比率為百分之二。其他的研究者用阿拉斯加原住民做樣本試驗，感染比率也是百分之二。這些化驗結果曖昧不明，我們都不知道該如何解釋這些數據。

據我們所知，只有伊波拉抗體測試會如此曖昧不明（碼柏葛病毒不會），「美國陸軍傳染病醫學研究所」的湯姆・凱茲薩克（Tom Kzaisek）找出了一個尚可接受的化驗方法，是用「酶素免疫檢驗法」發展出來的一種複雜方法，比原先的「免疫螢光測試法」好。我向中心建議使用凱茲薩克的測試法，但是未被接受。

我們也試用了其他方法，包括用來檢驗愛滋病的西方墨點法，都毫無進展。更麻煩的是抗體化驗枯燥乏味，冗長重複，需要耐心與專業技術。全靠裴拉茲的努力不懈，我們終於化驗完數百隻猴子的血清樣本，發現百分之十有伊波拉抗體，但是反應極其低微。

有伊波拉病毒抗體的獮猴來自印尼

我們進一步追查這些有反應的猴子，發現牠們全是來自菲律賓或印尼的獮猴。獮猴遍布全亞洲，雖是野生，但也經常成群出現在觀光勝地，向遊客討食物吃。獮猴狀似可愛，其實脾氣不佳、破壞力極強、繁殖迅速、經常成群出沒破壞農作物，因而被當作是「有害的動物」。

我們發現那些帶有神祕絲狀病毒（不是有抗體的）的獮猴全來自馬尼拉的一家貨運公司，那為何許多來自其他地區、看似健康的猴子卻帶有抗體呢？真是一個謎！

我們再仔細檢查數據，赫然發現含有抗體比例最高的猴子，不是來自菲律賓，而是來自印尼。

我馬上和一位資深的印尼病毒學家聯絡，我們是老朋友了，以前一起在泰國調查登革熱。我也和美國駐雅加達大使館聯絡。由於印尼猴子出口帶來大宗外匯，所以印尼當局也很關切此事，正式邀請我們到印尼調查。

一九九〇年五月，我與歐斯妥夫一同前往印尼，此時他已在痢疾研究上頗有成就。歐斯妥夫很聰明，學語言很快，馬上就學會辨識餐館標記，知道哪家餐館有賣猴子肉。猴子肉在亞洲、非洲都被當作美食。

懂得猴語的獵猴人

「美國陸軍傳染病醫學研究所」的杰瑞・江寧斯（Jerry Jennings）前來接機，他現正在爪哇研究登革熱。海軍雖安排我們住在一家美麗的古老旅館，但是我們無心享受，因為雅加達的交通阻塞讓美國相形見絀，每天我們必須趕在清晨六點前出門，下午四點前回到旅館，否則就會塞在路上寸步難行。

在江寧斯的陪伴下，我們走訪了四個猴子出口商，發現大部分的猴子來自蘇門答臘，看起來頗健康。不過，經理人告訴我們如果有猴子病了，就會與其他病猴一起關在大籠子裡，每個大籠子約莫關二十到三十隻猴子。這很容易讓一隻病猴把病毒傳染給所有的猴子，尤其是這些猴子本來就因生病而抵抗力減弱。如果猴子在大籠子裡熬過來，病癒後會和其他健康猴子一起賣到國外，這也讓病癒的猴子有機會傳染病毒給整個貨艙的猴子。

美國境內那批猴子有絲狀病毒抗體，但是雅加達的猴子都很健康，我們只好走訪牠們的原產地蘇門答臘一探究竟。我們在晚上搭渡輪前往，停留在蘭朋（Lampung）港，住在一間可以俯瞰港口點點漁火的美麗旅館。第二天我們前去拜訪當地的衛生官員，我們想要知道兩件事情：野外的猴子有死於伊波拉熱病例的嗎？獵猴者有人感染嗎？

衛生官員指派了一名嚮導帶我們進入猴子棲息區，沿途都是叢林，大部分是棕櫚樹。我們不時停車，詢問有沒有人聽說猴子得了怪病，人們說此地的獵猴人全來自同一個部落，據傳他們有魔法可以和猴子溝通，每天晚上，他們會到猴子棲息的樹下，和猴子說話，勸牠們放棄樹棲生活，他們在樹下布網，第二天早上，就會有猴子自投羅網。聽起來有趣，不過我猜獵猴人只是用食物誘騙猴子。

獵猴人神出鬼沒

此次的叢林之旅是我有生以來最辛苦的一次，一晚沒睡，又連續二十四小時在滿布坑洞的路上顛簸後，我們終於抵達了一處猴子棲息區。獵猴者住在用木頭、竹子與香蕉葉蓋起來獵屋，與高采烈地展示他們最近的收穫，是一隻帶著幼猴的母猴，牠的溫柔母性觸動了我們。後來我們知道幼猴在送往雅加達途中死亡，只有最強壯的猴子可以熬過長途旅行，飛越太平洋，抵達另一個國家，送進實驗室。

整件事情令我沮喪，我厭恨看到受虐的動物，牠們痛苦的眼神在在令我想起當年的黑奴就是這樣。

歐斯妥夫負責訪獵猴者，我與江寧斯則為他們採取血液樣本。獵猴人說，如果我們想去最大的猴子棲息地，必須再往北走。我們又在泥巴路上顛簸了四小時，經過大片的甘蔗園，才到了主要的猴子棲息地。

抵達時，天色已黑，獵猴人突然自黑暗中現身，我們看不清他們的臉孔，只有前車燈依稀照出他們的輪廓，整個景象就像一幅超現實的畫。雖然獵猴人吃驚於我們的到來，但是相當合作。

此地唯一的照明就是我們的車燈，所以我們的動作要快。他們知道有猴子染病死亡嗎？有沒有人得了高燒出血死亡？一次又一次，答案是沒有。在我們問完問題後，獵猴人又沒入夜色中，一如現身時的神出鬼沒，讓我覺得好似一場夢。

剩下的時間不夠我們做任何調查，只好連夜開車回旅館。清晨四點，我終於躺上床補了幾個小時的睡眠，醒來時發現我珍愛的一件蠟染衣服，已經因昨日在叢林跋涉而破損不堪，只好忍痛丟進垃圾桶。

第二天我們回到雅加達去化驗獵猴人的血液樣本，連最微量的抗體都沒有！以我們有限的時間與資源，我們只能得到下列結論：印尼野生猴子不會傳染出血熱病給人類，因為最接近牠們的獵人均無感染。更重要的，印尼猴子身上化驗不出有絲狀病毒。

我們的發現令印尼政府很高興。

亞洲病毒株對人體無威脅

回到亞特蘭大後，我還有兩個疑問要解決。第一，這個新的亞洲絲狀病毒株是不是確定對人體無致病性？第二，帶有伊波拉病毒抗體的猴子到底安不安全？一旦發現猴子有抗體，還能用來做實驗嗎？如果可以，安全措施是什麼？實驗室技師、獸醫對這些問題特別關切，通常他們當下的反應是應該處決這些猴子，我就經常接到動物學家的電話，焦急地問道：「我一定要殺死牠嗎？我的實驗做到一半，這個藥物實驗花了很多錢耶！」通常我們會建議他沒關係，除非發現猴子病了，否則繼續做下去，因為體內有抗體不代表牠就有傳染的危險。

但是我們還是需要可信度高、完整的調查報告，所以我找來了巴比·布朗加入我們的小組進行實驗。我們用了十六隻亞洲獼猴及十六隻非洲綠猴子，這兩種猴子均常見於野外，對農作破壞力甚強。我們將牠們分為兩組，一組注射雷斯頓的伊波拉病毒株，一組注射非洲伊波拉病毒株。結果一如所料，注射了非洲病毒株的那一組幾乎全死光了，雷斯頓病毒株那一組雖然全生病了，但是死亡率遠低於非洲那組，而且病勢輕微，多數在一個月後就痊癒了。

現在證據顯示，當初雷斯頓實驗室的猴子會大量死亡，主要原因是合併感染了伊波拉亞洲病毒株與「類人猿出血熱病毒」，後者的殺傷力或許還大些。我們也可以結論說，猴子如感染亞洲伊波拉病毒株，痊癒後體內不會再有病毒，而且這些病毒也不會傳染給人。我們繼續觀察那批猴子長達兩年，始終在牠們體內找不到絲狀病毒蹤跡，儘管牠們仍帶有大量抗體，但對人類絕無影響。

發展伊波拉疫苗太危險

最後一個問題是，我們有可能發展出伊波拉病毒疫苗嗎？疫苗的原理是一次感染後可以保證對第二次感染免疫。如果我們無法保證，那麼製造疫苗形同浪費。問題是伊波拉熱病痊癒者不會製造中和抗體、防止病毒侵襲新的細胞。

就我來看，雷斯頓實驗室出現的絲狀病毒倒是可以發展出適用於猴子的疫苗，我為兩隻雷斯頓實驗室痊癒的猴子注射薩伊病毒株，結果一隻活下來，另一隻死掉了。顯示貿然生產疫苗，太不保險。後來我放棄繼續實驗，我變得十分喜歡這些實驗猴，不忍心再做。

當我結束了這部分工作，又有一種比伊波拉病毒更神祕的病毒等待我去解謎，那就是「克里米亞剛果熱」病毒。

32 沙漠熱

當麥加聖地與鄰近的吉達市發生數起「克里米亞剛果熱」時，沙烏地阿拉伯政府惶恐了。該國沒有專家熟知這個疾病，所以「疾病控制中心」負責「沙烏地阿拉伯流行病田野訓練計畫」（Saudi Field Epidemiology Training Program）的巴布．方丹（Bob Fontaine）就建議他們請我前去。

當時正是世界各國朝聖徒蜂擁至麥加時，朝聖有一個規矩，每個朝聖徒必須奉獻一隻動物，讓貧苦大眾分食。麥加每年有幾百萬的朝聖徒，大型屠宰場也就應運而生。方丹已經先追蹤出病毒與屠宰場有關，所有發病的人都碰觸過新屠宰的肉，大部分病患是屠宰場工人。沙烏地阿拉伯人不做這種「低賤」的工作，屠宰場工人都是鄰近貧窮國家的外勞。這些屠宰工人有一個不好的習慣，如果雙手空不出來，他們會把帶血的屠刀含在嘴裡。

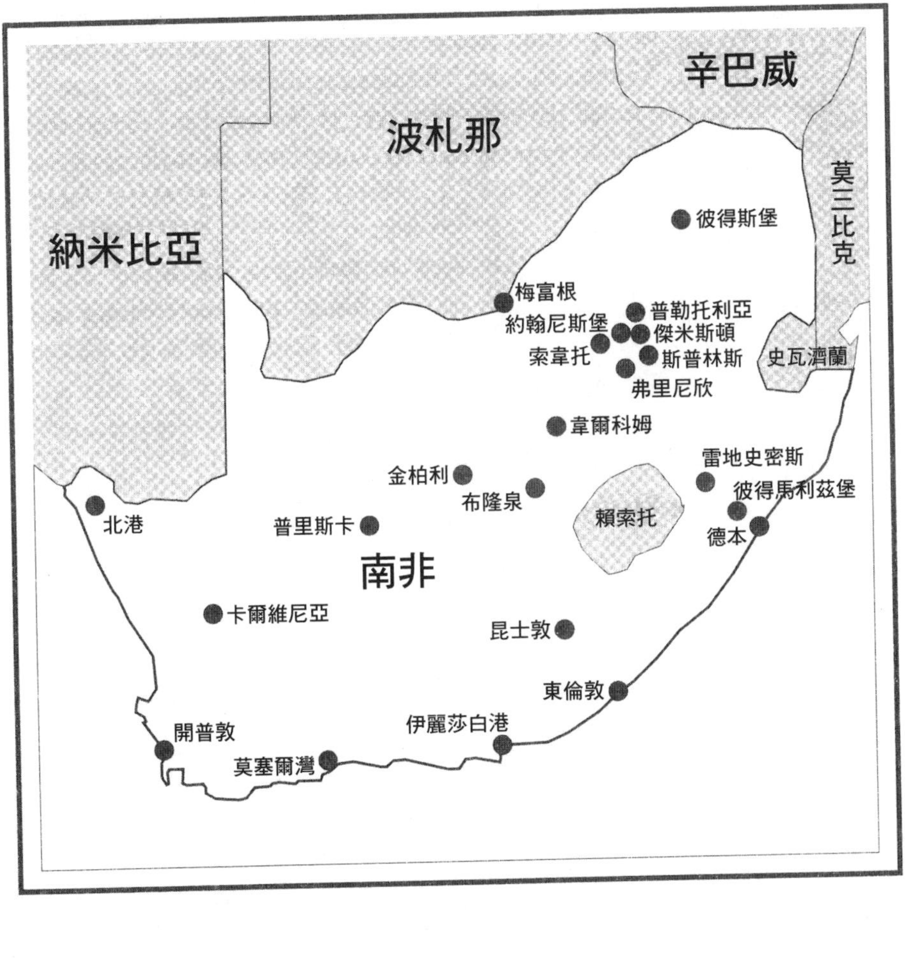

辛巴威
波札那
莫三比克
納米比亞
彼得斯堡
梅富根
普勒托利亞
約翰尼斯堡
傑米斯頓
索韋托
斯普林斯
史瓦濟蘭
弗里尼欣
韋爾科姆
雷地史密斯
金柏利
布隆泉
彼得馬利茲堡
北港
普里斯卡
賴索托
德本
南非
卡爾維尼亞
昆士敦
東倫敦
開普敦
伊麗莎白港
莫塞爾灣

「克里米亞剛果熱」最早出現在蘇聯

受邀前去麥加演講「克里米亞剛果熱」，我不知道會受到什麼待遇，幸好聽眾都很專注，他們知道麥加與吉達都有病例，急於對這種病毒有多一點認識。我先講杜拜（Dubai）一家醫院的例子，一位拚命出血、陷入休克的病人被送進急診室，醫師們忙著搶救他，甚至用了人工呼吸，但最後病人還是死了。幾天後，急診室醫師也病倒了，陷入休克、大量出血，最後死了。

我又講了一個發生於巴基斯坦的病例，我說：「一九七六年在巴基斯坦的拉瓦爾品第（Ravalpindi）地區，有個牧人被送進醫院，同樣也是大量出血。醫師搞不清楚他得了什麼病，幫他開刀急救，但是救不了他。幾天後，那個幫他開刀的醫師也死了。」

突然間，演講廳後排有一個人站起來說：「我認識那個醫師，真是可怕極了。」剎時間，群眾一陣騷動。我等待著，看他還要說些什麼。但顯然他沒有別的要說的了。

我繼續說，這種病最早發現於二次大戰後的蘇聯，一群士兵被派去克里米亞半島助耕，不久後，就有許多士兵病倒，出血、休克，死亡率很高。這種病毒跨越黑海到了保加利亞，造成嚴重的疫情，保加利亞甚至發展出疫苗來對付它。據說這種疫苗是由受感染的老鼠腦部提煉出來的，一次我在保加利亞接近希臘邊界的一家旅館，看到一位資深的保加利亞病毒學家洋洋得意握住一個「安培」（注一），許多國際知名的病毒學家團團將他圍住。

他驕傲地宣布：「這就是疫苗！」彷若一個安培就可以證明它的效果。他說，所有派駐前線的士兵都接受這種疫苗注射，全部健健康康，此外，他拒絕進一步透露有關疫苗的詳情。這位病毒學家是個狂熱的共產主義信徒，我們對他的宣布頗感懷疑。

繞了半個地球到新疆

後來「克里米亞剛果熱」病毒再度現身，此次是繞了半個地球來到新疆。新疆沙漠是全世界最不適合人居住的地方，隱藏在惡劣沙漠中的是古絲路城市遺跡，中國政府利用此地沙漠暗藏最機密的核彈設備。在當地研究黃熱病的湯姆．莫南（Tom Monath）和我有相同經驗，他說中國官員也曾拿出一個安培，自傲地說那是「克里米亞剛果熱」疫苗。儘管我們充滿懷疑，但必須記住「克里米亞剛果熱」雖是一種威力甚強的疾病，但也是疫苗可以克制的，或許中國政府與保加利亞真的研究出什麼名堂來也說不定。事實上，中國政府與前蘇聯一直對出血熱病研究很感興趣，不見得是要嘉惠人類，據傳，他們是想將這些病毒發展成致命的生化武器。

一直到一九五六年，這種病毒才在非洲的剛果被分離出來，所以才會取名「克里米亞剛果熱」。它是巴尼亞病毒（bunyavirus）的一種，巴尼亞病毒透過壁蝨媒介，可以自多種動物傳染給人，尤其是綿羊與山羊。「克里米亞剛果熱」病毒的媒介是硬蝨，常見於乾燥的沙漠地區。人類的感染途徑包括被硬蝨叮咬、接觸到感染動物的血，或者是接觸了感染者的血與組織。

當我簡報完「克里米亞剛果熱」的歷史後，接著報告我在非洲的調查。一九八六年我與麥科明克接獲消息，指出非洲喀拉哈利（Kalahari）沙漠地區出現幾起不明出血熱病，其中一些病例和附近的牧羊場有關。一九八九年，我們兩個也到塞內加爾調查「克里米亞剛果熱」，起因是一位在荒遠的沙蘇（Sahel）區做調查的研究者馬克·威爾森（Mark Wilson）發現羊隻感染「克里米亞剛果熱」病毒的比率高得嚇死人，人類的比率呢？無從知道。

不可清點阿拉真神的羊

沙蘇是那種百物不生的沙漠，沒有醫院、醫師、旅館、商店與大眾交通，只有無際的沙、刺棘與少數水坑，水坑附近就是牧人紮營處。此地狂沙撲面，細小的砂粒無情地鑽進衣服、眼睛與口鼻。

此地居民多是遊牧部落，沿著撒哈沙漠南邊千里遊牧到水源青草處。他們多數是伊斯蘭徒，過著刻苦自勵的生活，男人負責放牧，女人負責汲水、舂米，看到她們極有韻律地舞動著六呎長的木杵舂米，真是賞心悅目。

此地的男人可以三妻四妾，但是不可清數自己的羊隻，原因是所有的羊隻全屬於阿拉真神所有，只有祂才知道數目，清數羊隻會帶來厄運。這種信仰讓威爾森的工作倍加困難，如要研究資料正確，他必須確知研究羊隻的數目，他又不能問牧人他們有多少羊，這會嚴重觸怒他們，只好每天到羊隻過夜的刺棘處，清點糞便。雖然這不是個準確的方法，但也沒有其他辦法了。

我與麥科明克到了沙蘇區，與牧人住在一起，他們幫我們搭建了兩棟草屋，還有蔓藤涼亭，但我們都寧可紮營睡在草地上，原因是我們那兩棟草屋緊臨著雞棚，天天聽著公雞熱鬧啼叫，簡直是酷刑，恨不得把牠們煲成「白蘭氏雞精」。

我們花了數個星期的時間仔細訪談牧人，發現沒有人感染「克里米亞剛果熱」，但是動物身上倒是發現不少這種病毒。

我向聽講的觀眾說：「或許此區的病毒不同，它只傳染給動物，對人沒有影響，也或許這些遊牧民族已經培養出抵抗力，也有可能有人死亡，但是他們不願讓我們知道。」這些遊牧民族防禦心很強，很能保守祕密。無論如何，我們是無從解謎了。「克里米亞剛果熱」病毒現身已經半世紀了，依然是個謎！

性別隔離的阿拉伯社會

前往麥加前，我先到利雅達再到吉達，就是在吉達，我碰上了麻煩。我是單身旅行，一直到要住進旅館才知道有問題，旅館櫃台問：「對不起，女士，妳的男伴呢？」

我問：「什麼男伴？我為什麼需要男伴？」

櫃台人員有一點窘迫，這時我才想到在這個國家，女人不應該一個人出遊，一定要有男伴，更何況，是要單身住進旅館？我只好請他們把經理叫出來。

幸好，這是家全球連鎖旅館，經理曾在獅子山共和國的旅館做過，認識我。他萬分抱歉地說，無法讓我住進來，警察會讓他關門大吉。

我說：「那我該怎麼辦呢？沙烏地阿拉伯政府邀請我來，難道要我睡在街上？」

最後他還想辦法竄改了房客紀錄，才收容了我。稍晚，我到旅館的咖啡廳吃中飯，侍者趕過來，禮貌地要求我移到「家庭房」吃飯。我說，我又沒有家人隨行，移過去幹嘛？那位侍者提心吊膽地上菜，顯然，他奉命看到落單的女人都要移去「家庭房」，不能與男客混在一間。情況如此，我也不必夢想到游泳池鬆弛一下了，那也是「女士止步」！

第二天，我與沙烏地阿拉伯衛生部的幾位醫師碰頭，他們問：「住得可好？」

我大笑不已：「很好！很好！沒問題。這可是次有趣的經驗。」

「妳說經驗是什麼意思？」

「現在我知道南非黑人是什麼滋味。」（以前南非實施黑白種族隔離政策）

他們終於聽懂我的意思。雖然住房意外很不愉快，接下來的行程倒還頗順利，但我發誓絕不再踏進這個國家。

隔離檢疫預防「克里米亞剛果熱」

方丹完成了調查，結論是沙烏地阿拉伯地區可能本來就有「克里米亞剛果熱」，但是病例不多，是透過朝聖徒奉獻牲畜才散布開來。每逢朝聖季節，沙烏地阿拉伯必須自蘇丹、伊拉克、葉門、伊朗甚至紐西蘭大量進口動物，這些動物都在屠宰場裡關上個好幾週才被屠宰，所以伊拉克羊身上的病毒很容易就傳給紐西蘭羊，等到屠宰時，這些羊可能全都染上病毒了。

在方丹的建議下，沙烏地阿拉伯政府規定所有進口動物都須檢疫，讓朝聖季節的「克里米亞剛果熱」不再猖獗。後來我到巴基斯坦調查，和那裡的男人（當然是伊斯蘭教徒）說我曾到麥加演講，他們都大吃一驚，白種女人到麥加演講？

到南非追蹤「克里米亞剛果熱」病毒

為了追蹤「克里米亞剛果熱」病毒，我與麥科明克在一九八六年到了南非，普利托里亞（Pretoria）省「衛生暨人口發展部」（Department of Health and Population Development）的主任賀斯特．卡斯特納（Horst Kustner）邀請我們前去調查。該機構的功能有點像美國「疾病控制中心」，只是沒有那麼好的配備與資源，卡斯特納曾在「疾病控制中心」工作過，現在他看起來憂心忡忡，因為除非掌握了「克里米亞剛果熱」對人體可能的影響，否則他無法確立一套防疫措施。「克里米亞剛果熱」病毒是一種非常不容易研究的病毒，因為病例總是非常分散（不管是地理位置上，或者是發病時間上）。

我們決定去拜訪一位老友巴布．史汪納普（Bob Swanepoel），他是有名的出血熱專家，在約翰尼斯堡有一個「第四級病毒隔離實驗室」，可能是僅次於美國境內最好的實驗室了。史汪納普幾年前離開辛巴威到南非工作，以膽敢進入動物保留區為各式動物採取血液樣本聞名。調查結果連他都吃了一驚，除了巨羚以外，所有的動物都有「克里米亞剛果熱」抗體！他所蒐集的資料彌足珍貴，顯示「克里米亞剛果熱」病毒分布得多麼廣泛。

沒想到史汪納普與我們通電話時表現得很不情願，在我們的一再堅持下，他才同意碰面。卡斯特納派了助理蜜德庫普（Annamik Middlekoop）隨行，在我們等待史汪納普時，蜜德庫普有點侷促不安。史汪納普現身後，顯得充滿敵意，過了一會兒，他才表明他與卡斯特納早已不說話，起因於兩人互爭研究的領先。

我們的困境是我們需要史汪納普的協助，尤其是他的專業加上有水準的實驗室；但是我們也需要卡斯特納支援我們流行病研究員。我們應邀來此，卻陷入兩邊的拉鋸戰。科學界裡這種戰爭並不乏見，痛苦的是此次戰役，兩邊都是我們的朋友。

營地裡的小男孩

當史汪納普訴完苦水後，心情好多了，開始敘述他的研究發現。他自一九八一年便開始在南非做「克里米亞剛果熱」調查紀錄。他找到的第一個病例是個十二歲男孩，剛與朋友到「拓荒者營地」露過營。南非學童的課程規定他們必須出外露營，認識自己的國家。這個男孩回家沒多久就病了，檢查發現他頭上有一個包，可能是蝨子咬的。

男孩的病況惡化，大出血後死亡。

分離完男孩血液中的病毒後，史汪納普帶了一條毯子到「拓荒者營地」，找到男孩露營的地點，把毯子鋪在草地上。第二天，毯子上滿是蝨子，這是流行病學家捕捉蝨子的方法。

我們與史汪納普達成協議，我們帶著蜜德庫普與其他卡斯特納提供的研究員前往金柏利（Kimberley），但是我們採集來的樣本則送到他的實驗室化驗，如此一來，他和卡斯特納不必碰頭。

我們總共抽取了六百份血液樣本，有的來自牧羊場，有的來自當地醫院。此外，當地技術熟練的獸醫也幫我們採了近兩千隻動物的血清。

雖然金柏利以鑽石礦聞名，但醫院裡的「克里米亞剛果熱」病患多是北喀拉哈利沙漠偏遠地區的牧羊人，去年，金柏利醫院共有九名病例，其中一人死了。該醫院有「克里米亞剛果熱」專門病房，病人受到良好照顧，不少人痊癒出院，這很少見，因為「克里米亞剛果熱」非常致命。

十年未下一滴雨

獲得醫院的合作後，我們將調查員分成兩個小隊，一支在院內調查，另一支到三十六個牧羊場調查。此地地廣人稀，有時一畝內只有一隻羊，景觀宏偉卻單調至極，不是人人都可以在這種地方生存下去。我發覺南非白種牧人十分好客，但是有時粗魯不文，令人無法理解。一次，我們到一個牧場，一直有兩對眼睛躲在門後窺視，是牧場主人的兒子。他們的表情與言語，看得出來他們嚴重智障，令我們懷疑這些偏遠地區牧場的人似乎有近親通婚行為。大部分的牧場都是一家白人與幾名黑人幫手組成，牧場與牧場間距離遙遠，近親通婚似乎也是不得已。這些牧人刻苦耐勞到極點，一個牧場主人拿出他登錄雨水的本子指給我看，上一次下雨是一九七七年，現在是一九八七年，整整十年間，此地一滴雨都沒下。一進入屋內，就彷彿到了另一個世界，外面的荒漠幾乎不存在了。起居間裡有著舒服的躺椅，鋪著漂亮的椅套，還有可愛的咖啡桌。四下張望，到處都擺滿了飾物，一雙荷蘭木屐，一支小小的艾菲爾塔，訴說著主人的海外之旅。此間居民甚少有訪客，因此總是熱情招待，毫不例外，主菜會是一大碗燉羊肉。我想起了在福克蘭群島上，羊肉的綽號叫「三六五」，因為一年三百六十五天都吃羊肉，此地大概也一樣。

此地與外界的聯絡全都仰賴老式電話，都是聽筒對著耳朵，然後對話筒大聲喊話的那種，麥科明克說，令他想起了五〇年代的家鄉，那個只有五千人的美國印地安那州小城。

一位牧人形容他如何感染上「克里米亞剛果熱」，當時他打死了手上一隻蝨子，不幸的是，他的手掌有傷口。三天後，他感覺到輕微頭痛、肌肉痠痛與寒冷，必須躺下來。這在他來說可真稀奇，因為他從來不生病的。幾個小時後，他又勉強爬起身來幫兩個兒子做事，突然間，鼻子大量出血。當時他的血小板一定接近零，所以才會完全無法凝血。他馬上被送進金柏利醫院，他還算運氣，活了下來。

「克里米亞剛果熱」與牧羊有關

我們在後來發表的調查報告中指出，「克里米亞剛果熱」危及人類通常是與牧羊有關。

同時我們也認為金柏利醫院的「克里米亞剛果熱」死亡率是異常的，因為該醫院的消毒、安全措施都做得很好。該院一位技師更是奇怪，她被化驗出體內有抗體，但是她在實驗室裡都很小心，永遠戴上手套，也不曾發生意外，此外，她也從未發病過。很有可能，她體內含有抗體與她的工作背景無關，可能是無意中被蝨子咬了。他們的結論是，儘管牲畜間病毒傳染率頗高，人們也經常被蝨子叮咬，或者接觸到家畜的血液，但是感染「克里米亞剛果熱」的比率甚低。

可是人們一旦感染了「克里米亞剛果熱」，就極可能致命，我們應該發展出一種抗病毒的藥。麥科明克曾成功地用「雷巴抗病毒素」治癒拉薩熱病患，「克里米亞剛果熱」是我們下一個目標。

我們沒法用動物實驗，因為動物就算感染了「克里米亞剛果熱」病毒也若無其事。我與麥科明克只好又寫了一份厚厚的臨床實驗議定書，才申請獲准做人體實驗。後來證明「雷巴抗病毒素」治療「克里米亞剛果熱」有奇效，史汪納普在柏林一次研討會中指出，他手中三十名服用「雷巴抗病毒素」的病人，只有一人死亡，死亡原因還是其他併發症。在這之前，「克里米亞剛果熱」的死亡率在百分之三十以上，這表示我們的努力有了成果。

注一：安培，密封的小瓶，用來存放注射劑或者疫苗、血清。

33 大教堂

我離婚了，蘇珊則比我早幾年在八〇年代末就離婚了。自從我離開「特殊病理部」後，我們比以前更常見面，也發現我們有許多共同的興趣，尤其是熱愛戶外生活與音樂，我們經常與我的三個孩子到懷俄明州的風河山滑雪。我們也擴大了研究領域，不再侷限於病毒性出血熱，我開始跨進「人類免疫不全病毒」領域，後來在肯亞西部工作。蘇珊則在「疾病控制中心」的「細菌疾病部」（Division of Bacterial Diseases）研究。

一九九二年三月我們計畫到科羅拉多州維爾山（Vail）滑雪，幾年前我曾和孩子去過，舊地重遊很棒。也就是在那次度假，我向蘇珊求婚，提議我們在維爾山頂舉行結婚儀式。

她說，山巔上的教堂！

我發現其實每年都有幾對情侶舉行登山婚禮，福證法官巴克．艾倫（Buck Allen）就住在滑雪小屋附近，也是個滑雪高手。我和三個孩子輪流開車，以創紀錄的速度從亞特蘭大連夜趕到維爾山。我的七十三歲老母也搭機前來參加，先是搭乘空中纜車，我們再用登山繩幫助她攀爬兩百呎高峰，到達舉行婚禮的山巔。

當天是聖人紀念日（Saint Patrick's Day），雖是天色昏暗，但在無垠天空襯托下，婚禮簡短而感人。我們步行下雪坡，在結婚證書上簽名，然後大家齊聚滑雪小屋開香檳慶祝。隨後，我們一點時間也不肯浪費，馬上出去痛痛快快地滑雪，我們是當天所有滑雪客中唯一外套上別有花朵的。

結婚不是我們生命中唯一的變化，不久後，我們攜手在一個從未想過的地方工作。現在我讓蘇珊來說這段故事。

匪夷所思的工作機會

一九九一年九月，麥科明克接到一通意想不到的電話，是巴基斯坦「阿格汗醫學院」（Aga Khan University Medical School）院長吉米・巴列特（Jim Bartlett）打來的，說不到兩句話，電話就斷了。隔了一會兒，他又打來：「別擔心，我們這裡的電話老是這樣。」

原來麥科明克的一位老友大衛・佛瑟（David Fraser）告訴巴列特，麥科明克可能會對喀拉蚩一份工作感興趣。巴列特還來不及講述工作的內容，電話又斷了。我說：「喀拉蚩？瘋了！」

我對亞洲還算熟悉，知道喀拉蚩以人口眾多、骯髒、空氣污染聞名。何況，巴基斯坦是個嚴格實施伊斯蘭教戒律的國家，女人在那裡會很慘，我在沙烏地阿拉伯的經驗就是一個明證。麥科明克對前往喀拉蚩也沒什麼興趣，我們兩人還嘲笑了一陣子。

但是到海外工作的確很吸引我們，我們都希望再到疫病第一線工作，尤其是夫婦倆並肩奮戰，我甚至還夢想著設立自己的實驗室。

幾天後，佛瑟從巴黎打電話來，他剛辭去巴黎的工作，到巴基斯坦為阿格汗（Aga Khan）服務。阿格汗是伊斯蘭教伊思梅里支派（Ismailis）的領袖，這個支派在全世界有數百萬的信徒。佛瑟的工作是為阿洛汗籌畫衛生、住屋與社會福利工作。

他說「阿格汗醫學院」一九八三年才成立，阿格汗設立這所學校的目的，是希望以西方的方法訓練巴基斯坦年輕醫師。佛瑟與巴列特希望麥科明克接掌的工作是「社區衛生科學系」（Community Health Science）主任，教導學生流行病學的知識。阿格汗在亞洲、東非等伊思梅里教徒遍布的地方，開設有醫院、學校、診所和農村發展計畫，「阿格汗醫學院」畢業的學生將到這些機構服務。顯然，阿格汗的計畫不但非常有組織，而且普惠大眾。

恐怖的喀拉蚩街頭

這時我們至少燃起前去喀拉蚩一看的興趣，結果喀拉蚩一如外界風評，燠熱不堪、塵土蔽天、暴力處處，但同時它也充滿活力。喀拉蚩的街道上擠滿人類史上各個階段的交通工具，有驢子、駱駝、自行車、摩托車、吉普車、噗噗生煙的三輪拼裝車、色彩鮮豔的貨車與豪華奢侈的進口轎車。街道狹小，馱重動物與車輛經常困在街頭數小時寸步難行。街上常可見到職業乞婦，手抱著「借來的孩子」，衣衫襤褸地討錢。西方世界的遊民在這裡不是個問題，再怎麼窮的人，都可以在親戚家找到片瓦棲身。但是極端不平等的貧富差距，讓喀拉蚩的商業區巨富與窮人肩並肩活在同一個世界裡。

雖然我們不是那麼喜歡喀拉蚩，但是「阿格汗醫學院」卻提供了一個可貴的機會，我們可以把公共衛生的觀念傳授給學生，這些未來的醫師將會使這個國家大為改觀。就和許多新興大城市一樣，喀拉蚩的公共衛生問題嚴重，政府既沒有公共衛生計畫，也沒有專門的人員訓練。想到一個私人醫學院要來推動公共衛生計畫，實在叫人感動。

這個計畫充滿潛力，「阿格汗醫學院」的學生充滿求知欲，企圖有所表現。「社區衛生科學系」專注於流行病學研究也是吸引我們的地方，如果說喀拉蚩有什麼不虞匱乏之處，那就是傳染病。如果麥科明克答應接掌該系，他們也會讓我接掌微分子醫學實驗室，這個實驗室將與流行病田野調查相輔相成。

經過長時間考慮後，我們決定接下這份工作。一九九三年六月一日，麥科明克飛往喀拉蚩，我則在數個月後辭去「疾病控制中心」的工作，一起到巴基斯坦工作。這些年來「疾病控制中心」已日趨政治化，辭去工作，我一點也不感惋惜。

轉往巴基斯坦工作

「阿格汗醫學院」的外觀像座雄偉的教堂，全部由粉紅色的大理石蓋成，與喀拉蚩景觀形成強烈對比。我們在住宅區找到一個可愛的房子，每天在市區與惡劣的空氣交通奮鬥後，我們就回到這個可愛的避難所恢復元氣。雖然我們知道巴基斯坦霍亂、傷寒嚴重，但是沒想到另外一種悄無聲息的疾病席捲全國，比霍亂傷寒更危險。為了追蹤這個疾病，我們深入旁遮普省（Punniab）的海得拉巴市（Hafizabad）調查。

旁遮普省農村裡的狹小街道上，不時可以看到一支宛若嘉年華的熱鬧隊伍，帶隊的是史帝夫・路比（Steve Luby），睜著閃閃發亮的雙眸，頂著一頭漂亮的金髮，跟在他後面的是四個「阿格汗醫學院」學生，再後面則是小孩、山羊、雞，還有穿著沙瓦卡米茲（Shalwar Kamiz）（巴基斯坦男人的傳統長袍）遊手好閒的年輕人。對他們來說，路比正在做的工作可是平淡生活的一大高潮。

我們又開始追蹤病毒，這一次是肝炎病毒，路比是麥科明克自「疾病控制中心」吸收來的助手，因為此地沒有人懂疫情調查。有趣的是，路比從未來過巴基斯坦，卻興致勃勃，把它當作挑戰。一九九三年九月他與太太珍妮、四個年紀很小的孩子、一隻年紀很大的貓一起飛到喀拉蚩。

為了不在調查時迷路，路比製作了大型地圖，上面標注許多記號，這可是海得拉巴唯一的地圖。海得拉巴是個十二萬人的農業小城，位於古代蒙兀兒帝國首都拉合爾（Lahore）的外圍，約三小時車程。據報當地有居民得了黃疸，那是肝炎的病徵，會讓病患的皮膚、眼白發黃，還會噁心、疲倦。肝炎病毒分很多種，按照英文字母排列，大部分的肝炎病患不只感染一種病毒，經常是A型肝炎合併E型肝炎，這兩種肝炎都和環境衛生條件有關。以巴基斯坦來說，此地唯一的衛生設備就是沒加蓋的水溝，家家戶戶的廢水、排泄物都直接排放到水溝，然後再與其他垃圾緩緩漂流到溪河中。

用可口可樂瓶做調查工具

光是衛生設備的闕如，不足以解釋此地肝炎的盛行，所以我們決定前來調查，做抽樣檢查、抽血。我們必須克服一些困難，譬如巴基斯坦自一九八一年後就沒做過人口普查，我們手中的人口資料早就過時了。傳染病調查需要精準的隨機取樣，畢竟我們不可能對十二萬人全部抽血化驗，因此都是用抽樣調查的結果來推衍到全部人口，就像選情或電視收視率調查一樣。

路比決定我們自己來設計一個抽樣方法，他把海得拉巴劃分為二十七個區，以每區的第一戶做為樣本調查戶。當我們抵達他根據自用地圖畫出來的區域後，又面臨了一個問題，彎彎曲曲的小巷內，哪一戶才算第一戶呢？這時流行病學家最不可或缺的工具就派上用場了——一個空的可樂瓶。

其實其他代用品也行，但是可口可樂通行全世界，最是好用。我們將可樂瓶放在地上，旋轉它，瓶子停下來後，瓶口向著哪一戶，那一戶就是我們的樣本戶。

現在我和路比可以休息，讓巴基斯坦學生上場。此地的居民大都使用信德（Sindhi）語或俾路支（Baluchi）語，這兩種語言，我們都不會。做流行病學調查最重要的關卡是突破閉門羹，一旦居民讓你進入他的大門，調查就成功了一半，這時你才有機會詳盡解釋調查的目的，請他們同意讓我們抽血。達成這些目標需要技巧、耐心與如簧之舌，幸好我們的學生都有這些天賦。不過，此地居民也有充分配合的動機，他們知道很多人生病了，這個病和黃疸有關。有時我們必須婉拒此地居民的熱情好客，以免時間拖太晚，趕不回去。此地沒有旅館，所有的調查員都必須通車一個小時到鄰近的大城。兩地公路狹小，車輛又多，隨時要擔心被迎面的車子撞上，是此次調查最令人心驚膽跳的地方。

C型肝炎罹患比率驚人

經過三個星期的調查，我們一共訪談了三百二十人。我們認為有黃疸現象的病人多數應是感染了E型肝炎，這是一種透過糞便、飲食傳染的病毒，以此地飲水的污染狀況而言，E

型肝炎是很合理的猜測。當然，還是要血液樣本化驗出來才知道。

不管化驗結果如何，我們都勸告此地居民注意飲食安全，要喝乾淨的水、吃煮熟的食物。慢慢的，我們發現居民願意傾聽我們的勸告，而且為了表達他們的好客之道，總是招待我們豐盛的大餐——肉飯、新鮮水果與醇厚的奶茶。雖然我們深知飲食傳染肝炎的嚴重性，在這之前我們都盡量回到旅館才吃東西，但是此時也不能違逆主人的好意，只好又吃又喝，然後等著看我們會不會出現黃疸。幸好，我們在此調查都保住了我們的肝臟。

一直到我們坐在電腦前分析血液化驗資料後，才真正大吃一驚。此地居民罹患肝炎的比率為百分之七，如果罹患的是E型肝炎，我們不會太擔心，因為病人會痊癒，可怕的是他們感染了另一種肝炎病毒。

像「人類免疫不全病毒」一樣，這種病毒透過血液傳染，靜悄悄地進占病患的身體，破壞重要細胞，在有時長達十年的潛伏期後，它緩慢地摧毀病人的肝臟，病人的肚子會腫起來，大量出血。當病毒的侵略戰爭完成，病患不是死於肝功能瓦解，就是肝癌。它是C型肝炎病毒。

百分之七的比率令我們吃驚，在美國，一千人中不過一人罹患C型肝炎，到底怎麼回事？我們有幾個推論。第一，它和「人類免疫不全病毒」一樣，會因共用針頭傳染，普遍存在於毒癮患者。但是，海得拉巴並沒有吸毒者。

追蹤C型肝炎盛行原因

雖然C型肝炎病毒不像「人類免疫不全病毒」般常見於性行為傳染，但我們也不能排除這種可能性，可是此地是個社會規範嚴厲的農村社會，幾乎沒有娼妓存在，因此複雜的性行為傳染也是不可能，何況病患中有些是家庭主婦與小孩。為了追查原因，我們必須再做一次家戶訪談，問一些「私人問題」。一些巴基斯坦朋友勸我們算了吧！此地的風俗絕不會容許我們「窺探隱私」。但是路比堅持一試。

他們說：「我們還是試一下，沒什麼好損失的？」

令我們訝異的，我們果然沒有吃閉門羹，儘管人們對我們的問題感到侷促不安，甚至有點憤怒，但是他們知道我們的工作是在幫助他們，因此很配合。

我們的第一個線索來自當地醫院的實驗室，我們將抽取的血液樣本送到該處分離，然後送往喀拉蚩。比起很多落後地方的醫院，這家醫院還算很乾淨，但是設備很差，只有一台老舊的離心機、一具老骨董顯微鏡、幾個破玻片、一個木頭架上插著幾個破裂的試管。此外還有三隻針頭、三個注射筒。門前就有六個病人等著抽血。

儘管此地居民生活困窘，但是醫藥人員不少，其中一些是正規醫師，有些人只是在門口掛個招牌，自稱是醫師，病人也就源源上門。有人嘲笑說，只要有一塊招牌、一罐油漆，就可以當醫師了。此外，正規醫師還要和伊斯蘭教傳統療者競爭，一般來說，如果病況輕微，病人就到療者處請他念咒，給點藥水；如果病況嚴重或者「身體虛弱」，才會去找醫師。此地居民深信如果你想「恢復體力」就必須「打一針」，不管那是什麼針，最好是點滴注射！結果這些針大部分是維他命，有的只是糖水。此地醫師喜歡推銷打針，因為可以賺錢。

醫院重複使用注射針頭

診所裡當然有針頭、針管，令我們大吃一驚的是數目奇少，和此地居民注射數量不成比例。我們也看不到消毒器具，一家醫院雖然有「電子高溫消毒機」，但是那裡卻沒有電。

此地醫院大部分都使用塑膠製的「拋棄型」注射器，不可能高溫消毒，因為高溫會讓針筒上的刻度消失，無法測量劑量，所以「拋棄型」的針頭都是在溫水中清洗一下後重複使用，C型肝炎就是在這種狀況下大肆傳播。

我們將資料做交叉分析，馬上發現兩者顯著相關，感染C型肝炎的人經常到醫院「打一針」，輸血也是傳染途徑之一。儘管C型肝炎篩檢劑在一九九二年就出來了，但是此地沒有醫療院所做輸血的C型肝炎病毒篩檢，因為篩檢試劑是美國藥廠專利，一劑要二十美元，比「人類免疫不全病毒」篩檢還貴，貧窮的巴基斯坦人根本負擔不起。當我們向藥廠代表反映此事時，他露出抱歉的笑容，送了我們幾劑，就是這樣了！

做為傳染病學家，我們該盡些什麼責任呢？我們可以調查出C型肝炎的傳播方式，也可以在醫學期刊發表我們的調查，呼籲全世界的人注意。但當時舉世焦點集中在愛滋病，C型肝炎的嚴重性便被掩蓋住了。

貧窮世界的法則

海得拉巴是單獨個例嗎？還是巴基斯坦境內其他地方也有相同隱憂？為了知道C型肝炎分布有多普遍，路比率領「阿格汗醫學院」的學生開拔到喀拉蚩近郊二十哩處的穆罕莫德哥德（Mohammed Goth）村調查，雖然許多方面它就像巴基斯坦無數小村鎮一樣，但是該村卻有一個診所、一個家庭計畫中心，還有兩所學校。此地的學童大部分操信德語、嗚魯都（Urdu）語（巴基斯坦的官方語），但在學校裡還要學習英文與俾路支語。當路比的調查隊抵達該鎮後，社區工作者驕傲地展示各種小冊，顯示即使是個小小村鎮，此地的人民還是擁有頗高的生活水平。

路比開始做家戶拜訪，如果村民曾在醫院「打一針補身體」的，路比就幫他抽取血液樣本。此地多數人上過醫院，有的還一個星期去一次，一些病人不過是發燒、頭疼、抽筋或拉肚子，根本不需要「打一針」的，一樣照打不誤。調查結果出來，此地居然有高達百分之八十二的人曾到醫院「打一針」。

當晚，我和麥科明克正在看 CNN 新聞，電話響了，我們最好的一個學生阿米・賈汗（Aamir Javed Khan）說：「我現在和米夏（Shaper Mirza）在一起，我們有問題了。」他說的是薛普・米夏，實驗室裡的技術員。

我說：「什麼問題？」

「米夏正在化驗那批血液樣本，居然有高達百分之六十的人感染C型肝炎，一定有什麼錯誤。」

百分之六十？匪夷所思！我叫米夏聽電話，我想知道化驗過程有沒有出錯。

米夏說：「沒有錯，為了保險起見，我還抽了賈汗的血液化驗，他的就是陰性反應。」

我們帶著一肚子狐疑上床，第二天，我們決定重做一次化驗，結果仍是超過百分之六十的人呈陽性反應，唯一的解釋是當地醫師沒有消毒針頭，便重複為病人注射。這真是個噩夢。

當我們比較其他傳染病學者所做的類似調查後，發現穆罕莫德哥德村不是個特例，只要到醫院走一遭，看看那些肝病患者的嚴重狀況，就知道C型肝炎在這個國家肆虐的程度。

就像非洲的伊波拉病毒、拉薩病毒肆虐一樣，兩地的醫師都是在最惡劣的狀況下行醫，忘記考量衛生安全，濫用醫學器材，才讓疫病擴散開來。C型肝炎病毒不像伊波拉病毒、拉薩病毒，它會靜悄悄地在寄主身上潛伏，一舉擊垮主人的肝臟。我們所訪談的醫師很多不知道C型肝炎的嚴重性，他不知道他們為了省錢重複使用針頭，會造成這麼嚴重的後果。

總而言之，因陋就簡就是貧窮世界的法則。

34 染病的醫師

一九九五年十二月，我與李絲莉・哈薇蒂茲還有兩位巴基斯坦的年輕醫師在旅館大廳聊天，麥科明克高燒在床上休息。那兩位醫師分別是傑米汗（Jamil Khan）與沙非格・雷曼（Shafiq Rehman），都在俾路支坦（Baluchistan）山區的奎塔（Quetta）城行醫。俾路支坦位於巴基斯坦北邊，緊臨阿富汗和伊朗邊界，是個破敗且人口稀少的地區。此次我來奎塔是為了調查「克里米亞剛果熱」，這兩位醫師十分熟悉該病，他們差一點死於它的魔掌。整個過程，我很清楚，因為是我治療他們的。

三十出頭的傑米汗醫師為我們陳述整個故事，他的英語有一種輕悅的韻律，但是條理清晰。他說：「我記得那是去年十二月十五日的事，我突然接到醫院的急診傳呼，說有一個病人嚴重腹痛且吐血，請我趕快過去看一下。到了醫院後，我找來腸胃科的醫師會診，他說，吐血原因不明，需要照胃鏡。

「第二天下午，他們照完胃鏡後，通知我晚上為病人開刀，他們研判他是胃潰瘍吐血。

「手術時間排在晚上十一點，因為擔心他手術時會大量出血，我們幫他準備了五到六個單位的血。沙非格醫師是我的助手，還有其他手術房人員。」

聽到這裡，沙非格醫師不安地在座位上扭動了一下，他比傑米汗要年輕幾歲，身材高大，異常英俊。傑米汗繼續說：「當我一打開他的肚皮，赫然發現他所有的器官都在出血，簡直止不住。我們開始懷疑病人是不是服用了什麼止痛劑，嚴重腐蝕了胃壁，因為出血量這麼大，絕不是因為胃潰瘍。」

病人出血不止

我一點都不覺得訝異，獅子山共和國、拉瓦爾品第、南非、杜拜、中國大陸都分別傳出醫師感染的例子，最近的一個例子是薩伊的奇威特（Kikwit），一個醫師在手術時感染了伊波拉病毒，病人也是出血不止。傑米汗的病人雖不是伊波拉熱病患，但症狀很像，他繼續說：「我們決定摘除整個胃，遏止出血狀況。當我打算將胃拿出來時，不小心碰到了脆弱的脾臟，它破掉了，只好也將它摘除掉。那個脾臟原本就已經腫大了，肝臟也一樣，成灰紅色，不像一般正常的肝臟有漂亮的紅色光澤。整個手術足足花了兩個半小時，沙非格被灌滿病人血液的針頭刺破手指，我的手套也破了好幾雙。

「第二天我去看那個病人，他神智清醒但血壓奇低。下午三點，當我再去看他時，病人的哥哥卻告訴我他已經死了。

「我仔細回想手術過程，唯一的疑點是當麻醉師將導管插進他的鼻腔時，他的鼻子冒出血來，麻醉師控制不住出血，曾說他懷疑這個病人到底得的是什麼病，而且他還發燒。」

聽到此處，我背脊冰涼，一切的描述都很吻合。這個病患來自以病毒性出血熱病聞名的巴基斯坦山區，高燒、大量出血、血壓過低、肝臟脾臟腫大、吐血腹痛。這類病人經常被誤診為急性腸胃病，然後推進開刀房，搞得四處是血，讓血中致命病毒得以傳播。

開刀醫師病倒了

這時傑米汗指著沙非格說：「第五天上午，沙非格的太太打電話告訴我，說他發了高燒，而且頭疼、全身肌肉痠痛，希望我去看看他。我見到他後還開玩笑說，老兄，你是不是得了瘧疾？我陪了他三小時，其間大概有三個親戚朋友去探望他，他痛得直掉眼淚。

「他說這不是高燒的疼痛，而是死亡的疼痛，我還嘲笑他誇大其詞。沙非格很喜歡一種甜肉，他對兄弟說，死前他想再吃一次甜肉，要他出門去買，這是他最後的心願。」

講到此處，兩人不禁微笑起來。

「沙非格找了一位醫學院老師來看診，我回去醫院。第二天那個老師說沙非格發了一夜的高燒，而且全身疼痛，他認為沙非格可能得了傷寒，讓他服了『阿莫喜亞』（Amoxil），但是沙非格後來開始拉肚子，只好幫他打點滴補充水分。

「我去找幫那位病人做內視鏡（endoscope）的醫師，告訴他開刀時我找不到病人有潰瘍的現象，病人卻出血不止。現在一起執刀的醫師病了，我覺得很害怕，是不是可以一起去看沙非格。他看了沙非格後，判斷他得的是瘧疾。」

這時我打斷他：「你已經將沙非格的發病與那位病人聯想在一起嗎？」

他搖搖頭說：「沒有，我沒想到。」

我讓他繼續說，但是我懷疑他的說詞。他們應該知道「克里米亞剛果熱」，它已經讓兩位巴基斯坦醫師死亡，第二個醫師還是傑米汗的朋友。

另一個醫師也病倒了

傑米汗繼續說：「沙非格發病的第二天下午，我正出外診，突然感到身體有點痛，我量了一下體溫，華氏一百零二度（攝氏三十九度），當天下午我還有兩個私人門診的病人等著開刀，我沒有那種體力，所以下午只開了一床，另一個病人延到晚上才開。

「晚上當我正在開刀時，突然感到一陣發冷與顫抖，勉強開完刀，我就返家休息。告訴我弟弟說要睡一下，晚一點再到醫院。晚上我吃了幾顆止痛劑後，覺得好一點，就到醫院上班。當晚我有一個膽囊切除手術（cholecystectomy）要做，事前我擔心自己體力不支，曾打電話拜託同事晚上前來支援，同事來時，我已經開始動力了，但是我實在受不了身體的痛楚，只好請他完成手術，自己退下來休息。躺在床上，我發現我和沙非格一樣，痛到止不住眼淚直流。

「我已經沒有力氣自己開車回家，只好打電話請家人來載我回去。臨走前，我請同事幫我看一下。他問我哪裡痛，我指指背部，他觸診了一會兒後說，沒什麼大不了的，別擔心，回家休息一下就好。

「第二天，病況沒有改善，我請一位同事幫忙驗血，發現我的血小板數目很少，沙非格也一樣。這時我才想到，完了，我們得的是『克里米亞剛果熱』。

早就有醫師死於「克里米亞剛果熱」

「我知道我們要死了，我有一個要好的朋友替病人開刀，感染了『克里米亞剛果熱』死亡，那是一九八七年的事，距離現在七年多，但我仍記憶猶新。

「我那位朋友死前三天才和奎塔醫院一位女醫師訂婚，而我得病時，也剛訂婚三個月。我和沙非格說，這真是那位朋友的翻版。

「我那位朋友在訂婚的前一天跑來找我，說他們有點發燒，脈搏一分鐘一百二十下。他提及前幾天才在奎塔幫一個病患開刀，那個病人第二天就死了。講完後，我倆相對無言。第二天我去參加他們的訂婚儀式，儀式結束後我們就將他送進『阿格汗醫院』，醫師開了一些止痛劑——普拿疼給他們吃，幫他做了胸部X光，才一照完，他就倒了下來。我們都沒想到他病得那麼嚴重。」

我聽了傑米汗的話，不斷搖頭，臨床診斷要正確，病史查問很重要。他們都沒想過要問他替什麼病人開過刀。

傑米汗繼續說：「我還記得很清楚第二天是四月一日愚人節，同事突然跑來說我的朋友死了，剛開始我還以為是愚人節惡作劇，兩天前，他還好好的，怎麼一下子就死了？我去弔唁時，他的家人說他已經下葬了，他得的是『克里米亞剛果熱』，死於大量內出血。

「當我發病時，就不斷想起我這位朋友的遭遇，我和教授說，我和沙非格一定是得了『克里米亞剛果熱』，因為血小板數目低又高燒不退，我們決定明天就到喀拉蚩求醫，因為那裡的醫院才有血小板輸血，或許有醫師知道如何治療我們。當晚我和沙非格就住在醫院裡，因為如果有狀況，還可以急救。我打電話拜託在『阿格汗醫院』服務的派費茲（Shahid Pervez）醫師幫我們安排就診，到時才不會在急診室裡耗時間。

轉往「阿格汗醫院」

「那天晚上我和沙非格都很沮喪害怕，無法成眠。我曾一度睡著了，隨即因呼吸困難醒了過來，我請看護我的弟弟替我量血壓，高血壓才九十、低血壓六十，很低。他連忙衝去找我的教授，告訴他我的狀況危急。他們在清晨四點趕到，幫我打了點滴，血壓才慢慢回升。

「因為第二天報上登出我們感染病毒，不到七點，就有成群的醫師、護士、朋友趕來探望我們，最起碼有五、六百人。我和沙非格說，我們兩人血小板這麼低，訪客絡繹不絕，萬一傳染什麼給我們，我們可擋不住，得趕快戴上面罩。」

噢！這時我才知道為什麼他們住進「阿洛汗醫院」時臉上都戴了手術口罩。我不知道他們在奎塔的醫院裡居然訪客絡繹不絕，在「阿洛汗醫院」，我們都嚴格控制病房出入人數。

傑米汗繼續說：「當天下午我們搭機到了喀拉蚩，已經有兩輛救護車等在機場了，派費茲醫師和我的妹婿在車上等我們。我們在七點鐘左右到達了醫院，值班醫師來看過診，但是沒有顧問醫師來詢問病情。

「第二天上午，顧問醫師來了，我向他表示我們可能得了『克里米亞剛果熱』，但他一點都不相信，只說會幫我們做尿液培養、喉嚨與血液化驗，他認為我們可能是細菌或病毒感染，不是什麼嚴重的病。我跟派費茲醫師說，顧問醫師搞不清楚狀況，拜託他務必想想辦法，否則我和沙非格鐵定一命嗚呼，他就去找他的教授克須德（Khurshid），克須德聽了後知道情況嚴重，馬上找來蘇珊．費雪賀區博士。」

確定染上「克里米亞剛果熱」

我永遠也忘不了那天的情景，當時我正在桌前打電腦，克須德教授與派費茲醫師衝進我的辦公室，告訴我兩位病人的狀況，一聽完兩位醫師的開刀經過，以及過低的血小板數量時，我就抱住頭說：「天啊，那是『克里米亞剛果熱』！」

我趕去他們的病房，正在記錄他們的病史時，麥科明克走了進來，我們兩人都覺得病人情況危急，因為高燒不退、血液狀況不佳，身上也出現了「克里米亞剛果熱」的特徵——瘀斑。根據我們對「克里米亞剛果熱」的認識，他們預後不佳，可能會死。

他們的病房裡擠滿人，我們連忙展開隔離措施，讓傑米汗醫師的妹婿負責把關，除了醫護人員外，閒雜人等一律不准進入。這是全喀拉蚩最好的醫院，如果因隔離措施不佳，而讓報紙刊出「克里米亞剛果熱在阿洛汗醫院造成六人死亡」，那實在非常難看。

我和麥科明克特別擔心的是他們已經病了四、五天，雖然我們在南非的經驗顯示，「雷巴抗病毒素」對「克里米亞剛果熱」有療效，但是病發初期療效較好，以傑米汗與沙非格的病況來看，恐怕要靜脈注射「雷巴抗病毒素」比較有希望。

傑米汗說：「當我們聽到費雪賀區博士說，他們百分之百是得了『克里米亞剛果熱』時，我突然如釋重負，至少現在有人確切知道我們得了什麼病。她說，我們必須趕快弄到一些『雷巴抗病毒素』。於是所有人都動員了起來，但是全巴基斯坦都沒有『雷巴抗病毒素』注射劑，只有口服藥，費雪賀區博士就叫我們趕快先服口服劑。」

這時，我仍是不放棄尋找「雷巴抗病毒素」注射劑，我們聯絡了全巴基斯坦的醫療機構，都沒有；我們甚至打電話到新加坡、歐洲詢問，依然一無所獲。

傑米汗說：「費雪賀區博士對我的妹婿說，如果有注射劑，他們就有一線希望，如果只有口服劑，我就不敢保證了。只要我們一找到注射劑，馬上幫他們換過來。我的妹婿聯絡了美國『雷巴抗病毒素』製造藥廠，他們說要三、四天才能寄到，當注射劑寄到時，我和沙非格已經慢慢好起來。當我問妹婿，費雪賀區博士說些什麼時，他並沒有告訴我實話，只叫我放心。等我病癒後，他才說連費雪賀區博士也沒有信心我們可以治癒。」

救回兩個醫師、一個清潔工

儘管只服用口服劑，兩位病人還是復原得不錯，不過我們聽說奎塔醫院那天負責清洗手術房的清潔工也因為重病返家了。我馬上想起了奈及利亞阿巴城裡，不是也有一個實習護士因清洗手術衣而染病嗎？那一次意外，死了兩個醫師。

我打電話到奎塔醫院，院長親自尋找到清潔工的下落，帶他到喀拉蚩就醫。我根本不必詢問這位病人的病史，一看就知道他得了「克里米亞剛果熱」，他已經開始便血了，身上也出現大塊瘀斑。

幸運的，我們及早發現了他，也治療得不錯。這位清潔工病癒後，發誓不再回到「危險的」奎塔醫院服務。不過，我們後來聽說他還是回去捧老飯碗了。

傑米汗說：「現在回想起來，能活下來真是奇蹟。當時我們病得好嚴重，不但出血、肚子手臂都出現斑點。不敢上廁所，生怕拉出血來，大量出血死亡，連刮鬍子都不敢，因為可能會出血。整整三天，我完全沒有意識，我的妹婿必須不時弄醒我，以確保我還活著。我看到尿液成黃色，擔心是黃疸，但是費雪賀區博士說別擔心，那是因為我們沒喝水，尿液顏色比較重。又有一天我突然肚子痛，想起那個病人腫大的肝臟，擔心自己也會和他一樣。

「七、八天後，腹痛的感覺消失了，費雪賀區博士進來病房向我握手道喜說，你已經痊癒，可以出院了。不過你要繼續服用『雷巴抗病毒素』十天，然後徹底休息六個星期。那六個星期裡，我經常感到疲倦，有時與朋友坐著聊天，不到一個小時就累了。我瘦了好多，有時一天要吃五、六餐才補得回來。

兩個半月後我結婚了，一直擔心會不會傳染給我的太太，不過費雪賀區博士說沒關係。」

整個談話過程，沙非格一直保持沉默，我們請他發表意見，他說：「我比傑米汗更沮喪，我不但結婚了，還有三個孩子，要是我死了，他們怎麼辦？」

我們陷入沉默，是啊！生死一線之隔。不久後我們就道珍重，各自回旅館房間。

35 兩個世界之間

蘇珊自死神手中搶救下來的兩名醫師，對開發中國家而言是珍貴無比的資產，他們聰明努力、不吝奉獻、改善落後地區，象徵了國家的希望與驕傲。我們在「阿洛汗醫院」培訓的年輕學生也一樣，他們飢渴好學、不畏困苦，更重要的，他們願意留在家鄉服務。巴基斯坦有許多醫學院畢業生到西方進修，一去不回。我們總是鼓勵學生留在國內，為公共衛生打前鋒。他們如果到美國做實習醫生，能救治多少病人呢？留在國內，即使只做個衛生所人員，都能服務無數貧苦大眾。如有許多人願意投入「事前預防」的公共衛生領域，總有一天，國家的醫學資源將不再浪擲在「事後治療」上。

蘇珊在「阿洛汗醫院」裡設立了病毒學系，訓練年輕學生加入推動公共衛生計畫，包括痢疾、肺炎與肺結核研究，以及鄉下地方貧苦大眾的醫療救濟。第一年我們培訓了六名學生，鼓勵他們自己出去追蹤病毒，其中一名學生阿米．賈汗被派到最荒僻的俾路支坦山區沙漠，追蹤「克里米亞剛果熱」病毒。這是個艱苦任務，但是阿米．賈汗欣然接受挑戰。

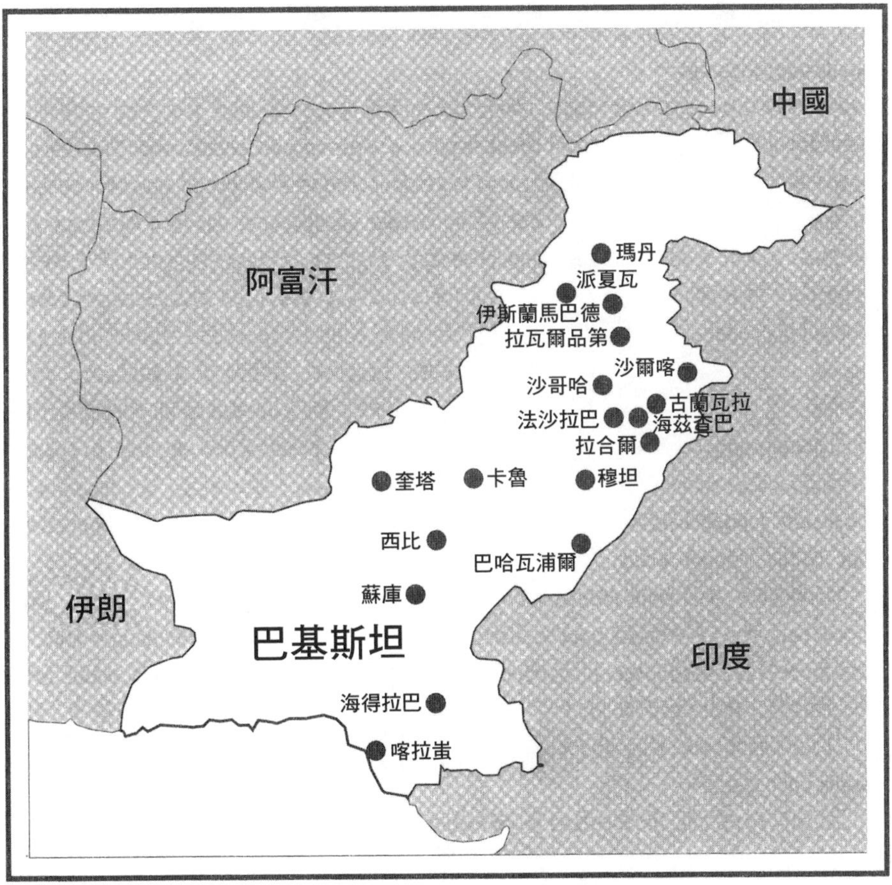
中國
瑪丹
阿富汗
派夏瓦
伊斯蘭馬巴德
拉瓦爾品第
沙爾喀
沙哥哈
古蘭瓦拉
法沙拉巴
海茲查巴
拉合爾
奎塔
卡魯
穆坦
西比
巴哈瓦浦爾
蘇庫
伊朗
巴基斯坦
印度
海得拉巴
喀拉蚩

我和蘇珊讀著阿米・賈汗寫回來的報告：「一九九五年八月最後一週，俾路支族牧羊人塔家・穆汗默德（Taj Mohammad）照例出外放牧，回來後和家人說覺得疲倦，有點發燒。」

毫無疑問，阿米・賈汗是我們最出色的學生之一，他放棄了移民美國做實習醫師的機會，留在家鄉服務。阿米・賈汗有著中亞烏茲別克（Uzbek）血統，在這之前，他已經參與了多次大型調查，包括在辛得監獄調查愛滋病，並參與我們的C型肝炎調查。

我們的學生到偏遠山區調查「克里米亞剛果熱」

到山區遊牧部落調查「克里米亞剛果熱」，是蘇珊、傑米汗與沙非格那天在奎塔旅館大廳聊天後的構想。我們以前的調查顯示「克里米亞剛果熱」與畜養羊隻有關，前幾天一位俾路支族牧羊人又告訴我們說，那裡的山區有不少人死亡。

因此阿米・賈汗就被派到山區一個叫作卡魯（Kholu）的村落調查，他在報告中寫道：「從奎塔到達此處約需十二個小時，路況很差也很狹小，僅可容身，一伸手就可以碰到兩邊的山壁。這裡沒有旅館，幸好我們找到國民旅舍棲身。此地是乾漠氣候，荒蕪而美麗，白日豔陽高照，夜晚卻極冷，溫度降到零度以下。這裡沒有糧食作物，但是山谷裡羊群遍布，牧人帳篷處處。這塊山區橫跨巴基斯坦、阿富汗與伊朗，有些部落民族會編織美麗的掛氈。

「此地飲水稀少，沒有電力供應，也沒有瓦斯與燃油，實在諷刺，因為此地離巴基斯坦最大的天然氣田不過兩百哩，卻一點生活便利也享受不到。此地牧人原本夏天都會到高山草地放牧，但是現在邊界上的阿富汗戰亂卻讓他們卻步，只能在風沙處處的低地過著困苦的生活。連世界各地處處可見的西方象徵——可口可樂廣告，卡魯村也看不到。」

阿米．賈汗顯然既驚豔於此地的原始之美，又心驚於居民的赤貧如洗。他們的同情心其來有自，烏茲別克人來自北阿富汗與蘇聯，緊臨俾路支山區，這兩個部族長久以來有著共同命運。

發現一個病例

他們的報告繼續寫道：「接下來的兩、三天，塔家．穆汗默德愈發虛弱，嚴重背痛，原本他只想在家調養，但是八月二十八日他開始牙床出血，家人終於決定送他去巴坎城（Barkhan）的公立醫院，約莫半小時車程。那裡的醫師檢查後表示，是毒蛇咬傷，需要抗毒血清，但是巴坎城沒有，他們建議把病人送去卡魯，又是半小時車程，此時病人已經開始流鼻血了。

「八月三十日下午，塔家．穆汗默德終於抵達卡魯城，到烏司曼醫師（Dr. Usman）的診所就醫。烏司曼醫師替病人清洗了出血的牙齦，但是到了第二天，病人開始吐血，烏司曼醫師連忙找來兩位同業會診，他們一致認為病人是遭蛇噬，為他施打了抗毒血清，並建議病人前往穆坦（Multan）就醫，那裡有大醫院，但是塔家．穆汗默德要求家人送他回家，不久後，他就死了。他的弟弟可汗．穆汗默德（Khan Mohammad）記得病人死前身上滿布青紫色的瘀斑，肚上則有血紅的斑點。

「塔家．穆汗默德生病時，他弟弟可汗一直隨侍在側，三天後，他也開始發燒、腹痛、背痛與關節痛，肚上出現紅斑，但是三天後，他痊癒了。

「烏司曼醫師則在九月二日發病，雖然感到疲倦、身體痛，他還是繼續替病人看病，直到五日上午，烏司曼醫師的牙齦開始出血，此時，他才告訴家人他可能是自塔家．穆汗默德身上感染了什麼病毒。家人送他到蓋茲汗（Dera Ghazi Khan）城的醫院就醫，負責治療他的是約蘇夫醫師（Dr. Yousuf），他發現烏司曼的血小板只有一萬六（正常指數為二十萬），建議病人趕快到穆坦城的尼斯塔醫學院就醫。等到烏司曼抵達尼斯塔醫學院時，已是六日半夜，根本找不到醫師看診，醫院將他安排在家醫科的病房，當作瘧疾治療，毫無療效。他高燒持續不退，血小板數目不斷滑落，雖然尚未陷入昏迷，也還能吃點東西，但是七日上午，他開始便血，醫院緊急為他輸了五個單位的血，並安排他前往『阿洛汗醫院』就醫，但是已經來不及了，烏司曼開始大量吐血，下午八點三十分，溘然長逝。

地理並非阻隔病毒的屏障

「在他去世前兩個小時，約莫有五十個親友到他病床前探病（巴基斯坦與非洲一樣，死亡沒有隱私可言），那時床邊到處都是血，許多訪客都接觸了含有大量病毒的血液。五天後，烏司曼醫師的一個親戚賈汪沙（Jawand Shah）也開始發燒，醫師的診斷仍是被蛇咬傷。第二天賈汪沙開始牙床出血，轉診到蓋茲汗城醫院時血小板數目很低。九月十九日，他開始流鼻血、吐血，當天中午過世，屍體送回卡魯下葬，下葬前由他的叔叔艾辛汗（Azim Khan）為他洗身入殮。」

這時我暫停閱讀阿米．賈汗的報告，清數他此次調查發現的死亡人數，共有十名病人，其中四人死亡。阿米．賈汗的結論是遊牧部落裡，壁蝨寄生羊群駱駝，疫病擴散似不可免，極有可能從穆坦城傳染到喀拉蚩，兩地搭飛機只要一個小時而已。從喀拉蚩到歐洲，又只要八個小時，到美國，也只需三十個小時。地理屏障不足為恃，忽略開發中國家的傳染病疫情，到頭來，西方世界可能會付出慘痛代價。

喀拉蚩的「市民醫院」

前往喀拉蚩的「市民醫院」（Civil Hospital）必須先經過一場奮戰，狹小的邦達街上塞滿轎車、公車、拼裝車、三輪貨車、驢子與駱駝拉的板車。邦達街直通港口，沿途是大片斷垣殘垣、搖搖欲墜的房子與滿地淹流的糞便，「市民醫院」就位於港口邊。

三十多歲的班茲米（S. N. Bazmi Inam）醫師是「阿洛汗醫院」小兒科醫師，專攻公共衛生，或許是長年與底層貧困、官僚體系奮鬥的結果，他的臉上總是露出一種憂國憂民的神情。雖然他在「阿洛汗醫院」創建之初就轉任該醫院，他還是將「市民醫院」視為恩師，因為他是在這裡完成醫師的訓練，三不五時會回去看看。此時班茲米醫師一邊開車，一邊對窗外的氣味緊皺眉頭說：「我一向都是關窗的。」

窗外的空氣因車陣排放出的陣陣黑煙，愈發惡臭難當。班茲米說，人口暴增，此地空氣污染日漸嚴重，最近一項調查指出，儘管緊臨海邊，四季海風不斷，喀拉蚩在世界大城市空氣含鉛量排名中卻高居第一，原因是這裡的汽油裡含鉛量最高。

「市民醫院」破敗得就像具披掛著爛布的骷髏，不但外牆斑剝，灰暗的大廳也需要重新油漆。班茲米說，「市民醫院」和巴基斯坦境內許多公立醫院一樣，在過去幾年裡，快速老舊殘破。班茲米認為此地醫療系統大有問題，醫療人員不是憑醫術好壞升遷，而是靠關係；醫學院的訓練也不強調預防醫學與家庭醫學，而是以做專科醫師為榮，以開業為要務。更糟糕的是，巴基斯坦的醫療與教育預算占不到國民生產毛額的百分之一，軍事預算卻高達百分之三十五，另外百分之三十用來清償外債。

第三世界超級都市裡的貧苦民眾

班茲米說：「已開發國家與未開發國家的兩種壞處，我們統統都有。」

就像薩伊金夏沙的「雅莫媽媽醫院」、獅子山共和國自由城裡的「康若特醫院」，「市民醫院」是喀拉蚩數以千萬計貧窮百姓的最後求醫所在。也和無數第三世界的公立醫院一樣，「市民醫院」的急診室入口迴盪著小孩驚惶哭聲及大人的無助呻吟。有些女病人穿著鮮艷的沙瓦卡米茲，有的一身黑，但不約而同的，臉上都罩著面紗。有的男病人穿著西方服飾，有的身著傳統長袍。不管何種穿著，這些男男女女都因貧困與疾病亟需醫療照護，因為「市民醫院」看病雖然不要錢，但是病人還是得自己購藥，往往負擔不起。

「市民醫院」共有一千七百個床位，是全巴基斯坦最大的醫院，大部分病人是罹患傷寒與霍亂，顯示在這個國家，清潔的用水與飲食仍是不可得。

醫療用品與血漿都來源奇缺，因此針頭重複使用，輸血血漿也未經過篩檢。「喀拉蚩醫學院」的學生最近才為貧苦病患發起募捐，募款標語「我們在乎！」高高地懸掛在血庫的牆上。

就像所有亞洲、非洲的超級大都市一樣，喀拉蚩也是在短短的時間內擴張成一個大都市，巴基斯坦一九七四年獨立時，喀拉蚩不過是個三十萬人的小城，現在人口卻高達一千兩百萬，每年仍以百分之六速度成長。自從一九八〇年代初，巴基斯坦政府便不曾做過人口普查，因為該國的公務員空缺、預算、民意代表席次，全都依族群比例分配，由於族群衝突不斷，政府很不願意再做一次普查。巴基斯坦的族群緊張反映在每天晚上都有警民衝突，受傷、拘留、死亡不斷，班茲米稱之為「小規模內戰」。這樣的族群衝突在世界各地新興大都市都可看到，暴力往往是貧窮者與被壓迫者的最後手段。

非洲、南美洲的狀況也一樣，愈來愈多的農人放棄耕地，到大都市尋找工作。喀拉蚩因為是中亞樞紐，更吸引了中亞、南亞甚至蘇聯人前來討生活。無數的遊民住在此地人叫作「蠶食物」的違章建築裡，警察拆了，他們又蓋。

人口激增，公共衛生付之闕如

都市人口日增，原本已經無法承負的基層建設就崩潰得更徹底，譬如喀拉蚩的夜風總是帶來陣陣惡臭，因為此地沒有下水道，所有的糞便都直接排放到沒有加蓋的水溝裡。自來水不僅無法生飲，許多地方還需要靠卡車運水，因為不是沒有鋪設水管，就是「水管待修中」。缺乏衛生設備，排泄物直接進入食物與飲水中，居民經常感染沙門氏菌（salmonella）、志賀桿菌（shigella）、霍亂、傷寒或其他腸胃病，然後大量服用各式抗生素，使得許多病菌都對抗生素產生抗藥性。過去十年裡，喀拉蚩醫院最常見的傷寒桿菌

（salmonella typhi），原本用最便宜的抗生素即可治療，現在卻對兩、三種抗生素產生抗藥性。同樣的，南亞洲產生了一種新的霍亂〇一三九，一般的磺胺劑（sulfonamides）已經治不了它。

但是這些遊牧民族又能如何？待在家鄉，長年的戰亂讓他們無法生存，不是死於饑饉就是死於各式傳染病。還是到喀拉蚩這樣的大都市碰碰運氣？

社會經濟破產讓肝炎肆虐

「阿洛汗醫院」和「市民醫院」簡直就是天壤之別，它座落在高級的住宅區裡，可能是全中亞地區設施最完善的醫療機構，十年前興建時費用就高達三億元巴基斯坦幣，全部建材都是大理石、裝飾灰泥。雖然醫院裡有一些病床是保留給貧戶的，但是主要還是在為有錢人服務，巴基斯坦根本沒有健康保險這回事。「阿洛汗大學」校區裡有醫學院、「教育發展所」和醫院，這些紅牆建築採用沙漠設計，即使日正當中，仍能遮蔭，病患和家屬經常待在庭院中聊天。就和許多高級醫院一樣，「阿洛汗醫院」也陷入濟世救人與平衡收支的兩難。這是社會經濟人格分裂症，沒有簡單的療方。

薩依德．哈米（Saeed Hamid）是個口氣溫和的腸胃科醫師，在英國進修後返國行醫，由於肝炎是此地一大公共衛生隱憂，他比任何人都了解此地肝炎病患與其說是病毒的受害者，不如說是社會經濟破產的犧牲品。他每個星期有五天必須帶領一群住院醫師巡房，今天，我們加入他的巡房隊伍。

我們視察的第一個病人是個六十多歲的老頭，罹患B型肝炎。B型肝炎與C型肝炎一樣都是病毒感染，會緩慢破壞肝臟功能，不同的是，B型肝炎有疫苗，問題是巴基斯坦並未推動疫苗注射。就和許多病人一樣，這位老頭在過去幾年已經數度進出醫院，現在只能做消極性的治療——幫他抽腹水、為他注射一劑售價高達一百美元白蛋白（albumin）。薩依德．哈米憤憤地說，這個錢足夠幫五十個人注射B型肝炎疫苗。

第二個病人是個才四十二歲的女人，也是肝炎末期，同樣的，過去數年她也不停進出醫院，每次都找不同的醫師。這是此地醫療另一個問題，居民根本沒有固定的家庭醫師，因此往往錯過肝炎最佳治療時機。第三個病人不僅肝臟失去功能，腎臟也一樣，這在此地並不少見，經常輸血或洗腎的病人，感染肝炎的機率也大增。

薩依德．哈米說：「我們一直告訴洗腎中心，要為B型、C型肝炎病人準備不同的洗腎機器，但是他們經費不足，只有B型肝炎患者專用洗腎機，C型肝炎患者沒有。」

這又是一個濫用西方科技的例子，沒有肝炎疫苗，卻有洗腎設備。

薩依德．哈米走進急診室探望另一個病人，也是一位肝炎末期病患，兩天前住進來，現在已經在吐血了。薩依德．哈米回憶說，這個病人住進醫院後，第二天覺得病況稍好了一些就出院，出院後又開始吐血，只好又進來。

薩依德．哈米說：「當初他若不出院，醫藥費還比現在省得多。可是也不能怪他，住院，每一秒都在花錢。」

第三世界未來的希望

就在喀拉蚩市銀行、精品店蝟集的商業區數哩外，有一個地方叫「伊莎納吉里」（Essa Nagri），是巴基斯坦語貧民窟的意思，「阿洛汗醫學院」的「社區衛生科學系」在喀拉蚩五個貧民窟服務，「伊莎納吉里」是其中之一。「阿洛汗醫學院」派駐在此的代表是莎菲雅（Safia Dhouri）與夏絲塔（Shaista John）。二十九歲的夏絲塔是個漂亮且精力旺盛的社工人員，五十出頭的莎菲雅是衛生所護士，在巴基斯坦，只有女人才能出入別人家中做健康檢查，男人不行。

整個「伊莎納吉里」共有六條泥巴路，路上擠滿了孩童、推車、驢子、水牛與毒癮患者。一九八七年社區中心剛成立時，六條泥巴路全布滿著糞便，必須踩著路上鋪的木板才能行走。現在，泥巴路中央仍不時洋溢著惡臭，但是兩旁已經有一些可以「扎實踏腳」，看起來稱得上是「路」的地方。所謂的社區中心不過是個兩層樓的水泥建築，裡面擺著幾張木頭桌子、椅子、鐵皮公文櫃，還有一個供訪客取用的茶盤。

剛開始，社區中心的功用在提供民眾保健常識，慢慢的，它的功能擴張到社區發展上，夏絲塔特別以她推動的「孩子照顧孩子」（Chidren to children）計畫為傲。此地的大人都要外出工作，大孩子要照顧弟妹，夏絲塔以有趣的簡章、戲劇教導這些大孩子如何照顧弟妹的健康。

如果說喀拉蚩的小孩有任何希望，他們的希望就在夏絲塔這樣的人身上，可惜的是，這樣的人還不夠多。

愛滋病的重心已移轉到亞洲

每年的十二月一日是「世界愛滋日」（AIDS Day），但直到最近，巴基斯坦都忽略這個防治愛滋活動，無視愛滋病對人民的威脅。好多年來，我與蘇珊不斷地到各地宣導防治愛滋的重要性，可惜聽得進去的人太少，人們拒絕相信亞洲即將面臨愛滋浩劫。不是危言聳聽，我看過非洲百姓受苦於愛滋病，極不願意看到另一個地方的百姓重蹈覆轍，亞洲人愈早開始防治愛滋，愈能減少傷害。一九八五年我曾在美國德州聖安東尼（San Antorio）市一次國際學術會議上，提醒與會代表注意愛滋病蔓延的可能性，泰國代表憤憤指控我侮辱他的國家，只因為我指出曼谷激增的妓女與毒癮人口，將會讓愛滋病蔓延開來。一直要到一九八九年，泰國的愛滋病帶原者暴增，當局才正視到當年與會科學家的苦口婆心。

今日，全亞洲都知道愛滋病的恐怖，唯獨巴基斯坦政府無動於衷，每次的反應總是：「我們和別的國家不一樣，這不會發生在我們身上。」但是「世界衛生組織」最近才發布一個報告，指出愛滋病的感染重心已由非洲轉到亞洲，由於世界百分之六十的人口集中在亞洲，未來，亞洲的愛滋帶原人數將是各洲之冠，到了公元兩千元年，印度的愛滋病患人數將是世界第一。

因為極度貧窮，亞洲許多國家的社會特別容易瓦解，譬如柬埔寨、越南與印度都是在這種情況下變成愛滋病高風險國家。一九九五年，巴基斯坦一共公布了八百名愛滋病例，但是大家心知肚明，隱藏數字一定遠超過於此。這個國家百分之七十的人口是文盲，在他們的心目中，愛滋病是「侮辱」的，公共衛生人員如果詢問病患是否可能罹患愛滋病，憤怒的病患有可能會給他一刀，因此調查頗為不易。一次，一個愛滋病患威脅衛生所人員，如果他膽敢再踏進他家一步，就要用阿富汗刺刀讓他「身首異處」。這種刺刀是在阿富汗戰後，傳入巴基斯坦境內。

努力不懈防愛滋

儘管困難重重，但是我們不願輕言放棄，依然企圖在愛滋病大舉侵襲這個國家之前，完成宣導防治愛滋病的計畫。我們搞了一個非正式的基金會，讓醫學院剛畢業的席拉・貝姬

（Shehla Baqui）主持這個計畫，剛開始，運作得很辛苦，因為大家都對愛滋病防治很陌生。現在信德省的「愛滋病防治計畫」主任阿里沙（Sharaf Ali Shah）也加入我們的陣容，加上我們尋求到美國阿拉巴馬大學與美國政府的「佛格提計畫」（Fogarty program）的資助，已有經費可以訓練更多的年輕人投入愛滋防治陣營。

我們推動了「為愛滋而走」（AIDS Walk）活動，非常成功。阿里沙主任是個偉大的「外交家」，他知道如何在政治、宗教與推廣愛滋防治間取得平衡。我們找來了許多小學生參加「為愛滋而走」活動，愛滋防治要從小做起，小孩子不像大人那麼僵化，他們懂得吸收新觀念。

除了愛滋，巴基斯坦人民還要面對許多「怪獸」，包括營養不良、污染、文盲與環境惡化。人口過剩與貧困是底層人民無法擺脫厄運的兩大原因，也是傳染性疾病得以寄生的溫床。如果我們亟思改變人類命運，就不能忘記這兩大「敵人」。

紓解生命苦難需要實實在在的行動

當然，人類還是有許多突破，科學家可以把人送上太空、解開人類的基因密碼，甚至解開最小物質粒子之謎，但是我們深信，如果無法解決人口過剩與貧窮兩大課題，所有人類的成就，到頭來，即使不致付諸流水，也只能造福少數人。人類的悲劇，不能只靠漂亮的外交辭令解決，而是需要實實在在的行動，科學家必須誠摯奉獻所學，跨越國家界線，尋求政治合作，數以千萬計的底層民眾因貧窮而扛負的生命苦難，才有希望稍得紓解。

不管是巴基斯坦境內的牧羊人，或者是本書走訪過的無數第三世界貧苦百姓，他們的生命到底有什麼選擇？待在家鄉，忍受伊波拉熱病、克里米亞剛果熱病的侵襲？還是在擁擠污染的大都市裡承受感染愛滋病的風險？不管是他們，或者是我們，都生活在兩個世界的痛苦抉擇中。或許，在病毒的世界裡，我們不過是可笑的入侵者。

國家圖書館出版品預行編目資料

第四級病毒：一對病毒學家與致命病毒的戰爭 / 約瑟夫・麥科明克（Joseph B. McCormick）、蘇珊・費雪賀區（Susan Fisher-Hoch）著；何穎怡 譯. -- 四版. -- 臺北市 : 商周出版, 城邦文化事業股份有限公司出版 ; 英屬蓋曼群島商 : 家庭傳媒城邦分公司發行, 2021.08
面： 公分
譯自：Level4: Virus Hunters of the CDC
ISBN 978-626-7012-22-2（平裝）
1.麥科明克(McCormick, Joseph B.) 2.傳記 3.傳染性疾病 4.病毒學 5.通俗作品
412.409
110010903

第四級病毒：一對病毒學家與致命病毒的戰爭

原著書名 / Level4: Virus Hunters of the CDC
作者 / 約瑟夫・麥科明克（Joseph B. McCormick）、蘇珊・費雪賀區（Susan Fisher-Hoch）
譯者 / 何穎怡
責任編輯 / 陳伊寧、陳靜芬、陳璽尹、楊如玉

版權 / 黃淑敏、劉鎔慈
行銷業務 / 周佑潔、周丹蘋、黃崇華、賴晏汝
總編輯 / 楊如玉
總經理 / 彭之琬
事業群總經理 / 黃淑貞
發行人 / 何飛鵬
法律顧問 / 元禾法律事務所 王子文律師
出版 / 商周出版
臺北市中山區民生東路二段141號9樓
電話：(02) 2500-7008 傳真：(02) 2500-7759
E-mail：bwp.service@cite.com.tw
發行 / 英屬蓋曼群島商家庭傳媒股份有限公司城邦分公司
臺北市中山區民生東路二段141號2樓
書虫客服服務專線：(02) 2500-7718・(02) 2500-7719
24小時傳真服務：(02) 2500-1990・(02) 2500-1991
服務時間：週一至週五09:30-12:00・13:30-17:00
郵撥帳號：19863813 戶名：書虫股份有限公司
E-mail：service@readingclub.com.tw
歡迎光臨城邦讀書花園 網址：www.cite.com.tw
香港發行所 / 城邦（香港）出版集團有限公司
香港灣仔駱克道193號東超商業中心1樓
電話：(852) 2508-6231 傳真：(852) 2578-9337
E-mail：hkcite@biznetvigator.com
馬新發行所 / 城邦(馬新)出版集團 Cité (M) Sdn. Bhd.
41, Jalan Radin Anum, Bandar Baru Sri Petaling,
57000 Kuala Lumpur, Malaysia
電話：(603) 9057-8822 傳真：(603) 9057-6622
E-mail：cite@cite.com.my

封面設計 / 李東記
排版 / 新鑫電腦排版工作室
印刷 / 高典印刷事業有限公司
經銷商 / 聯合發行股份有限公司
電話：(02) 2917-8022 傳真：(02) 2911-0053
地址：新北市231新店區寶橋路235巷6弄6號2樓

■2021年（民110）8月四版
定價 480元

Printed in Taiwan
城邦讀書花園
www.cite.com.tw

ISBN 978-626-7012-22-2

商周出版

廣　告　回　函
北區郵政管理登記證
台北廣字第000791號
郵資已付，免貼郵票

104台北市民生東路二段141號2樓

英屬蓋曼群島商家庭傳媒股份有限公司　城邦分公司

請沿虛線對摺，謝謝！

商周出版

書號：BU0174　**書名：**第四級病毒　**編碼：**

請於此處用膠水黏貼

商周出版

讀者回函卡

感謝您購買我們出版的書籍！請費心填寫此回函卡，我們將不定期寄上城邦集團最新的出版訊息。

不定期好禮相贈！
立即加入：商周出版
Facebook 粉絲團

姓名：＿＿＿＿＿＿＿＿＿＿ 性別：☐男 ☐女

生日：西元＿＿＿＿年＿＿＿＿月＿＿＿＿日

地址：＿＿＿＿＿＿＿＿＿＿

聯絡電話：＿＿＿＿＿＿＿＿ 傳真：＿＿＿＿＿＿＿＿

E-mail：

學歷：☐ 1. 小學 ☐ 2. 國中 ☐ 3. 高中 ☐ 4. 大學 ☐ 5. 研究所以上

職業：☐ 1. 學生 ☐ 2. 軍公教 ☐ 3. 服務 ☐ 4. 金融 ☐ 5. 製造 ☐ 6. 資訊
☐ 7. 傳播 ☐ 8. 自由業 ☐ 9. 農漁牧 ☐ 10. 家管 ☐ 11. 退休
☐ 12. 其他＿＿＿＿＿＿＿＿

您從何種方式得知本書消息？

☐ 1. 書店 ☐ 2. 網路 ☐ 3. 報紙 ☐ 4. 雜誌 ☐ 5. 廣播 ☐ 6. 電視
☐ 7. 親友推薦 ☐ 8. 其他＿＿＿＿＿＿＿＿

您通常以何種方式購書？

☐ 1. 書店 ☐ 2. 網路 ☐ 3. 傳真訂購 ☐ 4. 郵局劃撥 ☐ 5. 其他＿＿＿＿

您喜歡閱讀那些類別的書籍？

☐ 1. 財經商業 ☐ 2. 自然科學 ☐ 3. 歷史 ☐ 4. 法律 ☐ 5. 文學
☐ 6. 休閒旅遊 ☐ 7. 小說 ☐ 8. 人物傳記 ☐ 9. 生活、勵志 ☐ 10. 其他

對我們的建議：＿＿＿＿＿＿＿＿＿＿

＿＿＿＿＿＿＿＿＿＿

＿＿＿＿＿＿＿＿＿＿

請於此處用膠水黏貼